"十四五"职业教育国家规划教材

供中职药剂、制药技术、中药制药、药品食品检验及相关专业使用

# 药物化学基础

## （第三版）

主　编　钟辉云
副主编　梁永坚
编　者　（按姓氏汉语拼音排序）

| 郭子靖 | 梧州市卫生学校 |
| 何福龙 | 桂东卫生学校 |
| 黄　敏 | 沈阳市化工学校 |
| 蒋超意 | 桂林市卫生学校 |
| 李　杰 | 四川卫生康复职业学院 |
| 梁永坚 | 桂林市卫生学校 |
| 刘　峰 | 重庆市医药学校 |
| 刘　娜 | 本溪市化学工业学校 |
| 刘　艳 | 安徽省淮南卫生学校 |
| 罗翠婷 | 湛江中医学校 |
| 孟婷婷 | 石河子卫生学校 |
| 谢新然 | 长治卫生学校 |
| 张志勇 | 广东省新兴中药学校 |
| 钟辉云 | 四川卫生康复职业学院 |
| 左　倩 | 太原市卫生学校 |

科学出版社

北　京

# 内 容 简 介

药物化学基础是中职药剂专业核心课程之一。本书共 14 章，第 1 章为绪论，第 2～12 章为各论，第 13～14 章为通论。本书重点介绍临床常用基本药物的基本结构、结构特点、理化性质、作用或临床主要用途，探讨结构与药物性质、药物制剂、药品调剂、合理应用、贮存养护等的联系，为正确使用药物提供理论依据。本书立足于实用性药剂专业技术技能型人才的培养，从药剂专业人才岗位的职业能力和素质出发，引入链接，设置案例，提示考点，提供课堂活动内容和自测习题，全面培养学生的职业综合能力和素质。

本书供中等卫生职业教育药剂、制药技术、中药制药、药品食品检验及相关专业使用，也可作为相关专业培训或药学人员参考用书。

**图书在版编目（CIP）数据**

药物化学基础 / 钟辉云主编. —3 版. —北京：科学出版社，2021.1
"十四五"职业教育国家规划教材
ISBN 978-7-03-066811-0

Ⅰ. 药… Ⅱ. 钟… Ⅲ. 药物化学–中等专业学校–教材 Ⅳ. R914

中国版本图书馆 CIP 数据核字（2020）第 221478 号

责任编辑：邱　波　谷雨擎 / 责任校对：杨　赛
责任印制：赵　博 / 封面设计：蓝正设计

科学出版社 出版
北京东黄城根北街 16 号
邮政编码：100717
http://www.sciencep.com

北京华宇信诺印刷有限公司印刷
科学出版社发行　各地新华书店经销
\*

2010 年 6 月第 一 版　开本：850×1168　1/16
2021 年 1 月第 三 版　印张：12 3/4
2025 年 1 月第十七次印刷　字数：386 000
**定价：46.00 元**
（如有印装质量问题，我社负责调换）

# 前　言

党的二十大报告指出："人民健康是民族昌盛和国家强盛的重要标志。把保障人民健康放在优先发展的战略位置，完善人民健康促进政策。"贯彻落实党的二十大决策部署，积极推动健康事业发展，离不开人才队伍建设。党的二十大报告指出："培养造就大批德才兼备的高素质人才，是国家和民族长远发展大计。"教材是教学内容的重要载体，是教学的重要依据、培养人才的重要保障。

本次教材修订旨在贯彻党的二十大报告精神，以及《国家职业教育改革实施方案》《教育部关于进一步深化中等职业教育教学改革的若干意见》等文件精神，坚持为党育人、为国育才，紧扣中等职业教育药剂专业人才培养目标，依据药剂专业岗位职业能力和素质需求编写。

药物化学基础是药剂专业核心课程，是重要的应用课程和桥梁课程。该课程直接为药品生产、合理用药、药物贮存养护等工作提供理论支持，同时也为后续药物分析基础、药物制剂技术、药事管理与法规等课程的学习提供支撑。因此，本教材重点介绍临床常用基本药物的基本结构、结构特点、理化性质、作用或临床主要用途，探讨结构与药物性质、药物制剂、药品调剂、临床合理应用、贮存养护等的联系，为正确使用药物提供理论依据。

本教材在编写中，严格遵循"三基"（基础理论、基本知识、基本技能）、"五性"（思想性、科学性、启发性、先进性、实用性）基本原则，力求做到思路清晰、言简意赅、深入浅出，努力使本教材真正成为特色鲜明、教师好用、学生喜爱的好教材。

本教材符合学生认知规律，注重学生能力与素质的培养，体现对学生职业能力、职业道德、分析解决问题能力及创新精神的培养，并与药师资格考试和执业药师资格考试内容有效衔接。设置了"课堂互动""链接""案例""考点""自测题"等栏目，增强了趣味性和实用性。其中"案例"栏目，由药学事件及用药实例、案例引出问题，培养学生分析问题解决问题的能力；"考点"栏目则对接药师资格考试和执业药师资格考试内容，以便于学生进行有针对性的复习。

本教材由基础模块、实践模块和选学模块三部分构成。总学时为 80 学时，其中理论教学 56 学时，实践教学 20 学时，学生活动及机动 4 学时。

敬请广大读者及同行专家针对本教材提出宝贵意见，以便进一步修订完善。

编　者

2023 年 3 月

# 配 套 资 源

欢迎登录"中科云教育"平台，**免费** 数字化课程等你来！

本系列教材配有图片、视频、音频、动画、题库、PPT 课件等数字化资源，持续更新，欢迎选用！

## "中科云教育"平台数字化课程登录路径

### 电脑端

▶ 第一步：打开网址 http://www.coursegate.cn/short/UEFE4.action

▶ 第二步：注册、登录

▶ 第三步：点击上方导航栏"课程"，在右侧搜索栏搜索对应课程，开始学习

### 手机端

▶ 第一步：打开微信"扫一扫"，扫描下方二维码

▶ 第二步：注册、登录

▶ 第三步：用微信扫描上方二维码，进入课程，开始学习

**PPT课件，请在数字化课程中各章节里下载！**

# 目 录

# 第1章 绪 论

药物是指能影响机体生理功能及生化反应过程，用以预防、治疗、诊断疾病的物质。根据来源和性质不同，药物可以分为天然药物、化学药物和生物药物。其中，化学药物是指从矿物、动植物中提取而来的单质或化合物以及经化学合成或生物合成而来的化合物。化学药物是目前临床上最常用的一类药物，也是药物化学研究的主要对象。

> **链接** 化学药物与化疗
>
> 化疗是化学药物治疗的简称，是利用化学药物阻止癌细胞的增殖、浸润、转移，直至最终杀灭癌细胞的一种治疗方式。它是一种全身性治疗手段，和手术、放疗一起，并称为癌症的3大治疗手段。由此可见，化疗是一个专用名词，主要针对癌症患者治疗而言，而非所有的化学药物治疗，如对乙酰氨基酚解热镇痛治疗，莫西沙星抗感染治疗一般不称作化疗。

## 一、药物化学的概念与定位

药物化学是应用化学的理论和方法来研究化学药物的一门学科，主要研究化学药物的合成制备、化学结构、理化性质、转运代谢、构效关系、合理应用以及新药的寻找开发等内容。

> **课堂互动**
>
> 药物化学的研究对象是什么？主要研究哪些内容？

药物化学是药学（药剂）专业的核心课程，是可以直接指导药学专业人员进行药品生产、贮存、养护、合理应用的应用性学科，同时还是后续学习药物分析学、药剂学等课程的桥梁学科。

中等卫生职业教育药剂专业学习药物化学，应重点围绕药物的化学结构、结构特点，掌握结构与理化性质、结构与药物疗效、理化性质与合理应用之间的关系，确保药物质量和合理用药。

## 二、药物化学的重要意义

> **案例 1-1**
>
> 某医院一内科住院患者，有病毒感染和出血症状，医生为其开具了阿昔洛韦注射剂和酚磺乙胺注射剂。护士在给该患者用药时，先使用了阿昔洛韦注射剂，之后在没有用生理盐水冲洗输液器的情况下通过同一输液器继续输注酚磺乙胺注射剂，结果酚磺乙胺注射剂很快发生了变色反应。
>
> **问题：** 1. 酚磺乙胺注射剂为什么会发生变色反应？
> 2. 阿昔洛韦注射剂和酚磺乙胺注射剂能配伍使用吗？在使用这两个药物时应该采取什么措施以避免药物变质？
> 3. 通过此案例，你认为学好药物化学是否重要？有无必要学好药物化学？

药物化学可以直接指导药学专业人员进行化学药物合成生产、贮存养护、合理应用、新药开发等工作，意义重大。

1. **为合理应用现有化学药物提供理论基础**　通过研究药物的化学结构与理化性质（含稳定性）、理化性质与合理应用、结构与药物疗效等关系，为药物的贮存保管、分析检验、剂型的选择与制备、化学结构改造、临床合理应用、药品质量保证等提供依据。

2. **为生产化学药物提供科学合理、经济实用的方法和工艺**　通过研究和改进化学药物现有的合成路线和工艺条件，寻找并优化新原料、新试剂、新技术、新工艺和新方法，不断提高药品的质量和产量。

3. **为寻找和开发新药提供途径和方法**　通过研究药物的构效关系、体内代谢及药物与受体的作用，为新药开发提供理论基础。

# 三、药物的质量与评定

药品作为一种特殊商品，其质量直接关系到人们的身体健康甚至生命安全，所以，作为药学工作者，务必树立药品质量第一的意识，无论任何时候都应该将药品质量放在第一位。

**链接**　　　　　　　　　　刺五加事件

2008年10月，红河州第四人民医院6名患者在使用黑龙江完达山制药厂生产的刺五加注射液后出现严重不良反应，其中3人死亡。事件发生后，国家食品药品监督管理局与卫生部组成联合调查组对事件原因展开调查，原因很快被查明——部分批号的刺五加注射液被细菌污染。

## （一）药品的质量标准

为确保药品质量，各国都制定了各自的药品质量标准。我国国务院药品监督管理部门颁布的《中华人民共和国药典》（简称《中国药典》）和药品标准为我国的国家药品标准，是我国药品生产、检验、销售和使用等方面都必须遵循的法定的强制性标准。

药品质量不分等级，只有合格与不合格之分，只有符合国家药品标准的药物才能作为合格的药品供药用。

## （二）药品的质量评定

评定药品质量，主要从两个方面考虑：

一是药物的疗效和不良反应。一个好的药物应该疗效确切，效力高，不良反应小。

二是药物的纯度。药物纯度是指药物的纯净程度，又称药用纯度或药用规格，可由药物的性状、物理常数、有效成分的含量、杂质限量等多方面来体现。

**课堂互动**

如何评定药品质量？

杂质是药物在生产和贮存过程中可能引入的药物以外的其他化学物质。其来源主要有两方面：①生产过程中引入。药物生产时，原料不纯、反应不完全而残留的原料或试剂、反应的中间产物或副产物以及生产过程中使用的设备等均可能产生杂质。②贮存过程中产生。如保管不当，药物在外界条件影响下，发生水解、氧化、聚合等化学变化而产生杂质。

**考点：**药物纯度的概念，杂质的概念和来源

杂质是反映药物纯度的一个重要方面。杂质的存在可能产生不良反应，从而影响药物的疗效。所以质量好的药物应该是达到一定的纯度且杂质的含量越少越好，但除尽杂质势必增加生产成本、降低产量。从生理角度上看，一定量杂质的存在并不影响药物疗效和机体健康，因此，药物中允许某些杂质存在，但不得超过药品标准规定的限量。

需要特别注意的是，药物纯度首先考虑杂质对人体健康和疗效的影响，而分析纯、化学纯只考虑杂质对试剂的稳定性和使用目的的影响，不考虑杂质的生理作用（是否对人体有毒等），所以，只

有药物纯度才能供药用，绝对不能以其他规格的化学试剂代替药物使用。

**课堂互动**

与药物同名的化学试剂可以供药用吗？为什么？

## 四、化学药物的名称

化学药物的名称包括通用名、化学名和商品名三种。

**1. 通用名** 即列入国家药品标准的药品名称，又称为药品法定名称。一个药物只有一个药品通用名。《中国药典》收载的药品通用名以《中国药品通用名称（CADN）》为依据。我国《处方管理办法》规定，医师开具处方应当使用经药品监督管理部门批准并公布的药品通用名称、新活性化合物的专利药品名称和复方制剂药品名称。

**2. 化学名** 是根据药物的化学结构式命名而得到的名称。该名称具有规律性、系统性和准确性的特点，不会发生混淆，但由于冗长和复杂，不易记忆掌握，使用不方便。

**3. 商品名** 又称专利名，是制药企业在生产销售中自己选择确定的名称。这种名称只能是某一企业生产的某一种药品专门使用，受到保护。

**考点**：根据《处方管理办法》规定，医师开具处方时应书写药物通用名

## 五、我国药物化学事业的发展概况

中华人民共和国成立以前，我国的药物化学事业非常落后，没有自己的制药工业。1949 年全国生产的原料药仅 40 余种，产量不足百吨。此后，我国药物化学事业有了长足的发展，形成了药物研发、生产、质量控制等比较全面的医药工业体系。

1949 年到 1969 年的 20 年间，我国完成了临床常用十二大类原料药物的生产。我国在 20 世纪 50 年代主要发展了青霉素类、四环素类、氯霉素类等抗生素药、磺胺类抗菌药、解热镇痛药、抗结核药、维生素等药物，在 20 世纪 60 年代主要发展了计划生育药、甾体激素药，在 20 世纪 70～80 年代在半合成青霉素和头孢菌素类抗生素、抗肿瘤药、心血管药、消化系统药和喹诺酮类抗菌药方面有了很大发展。20 世纪 80 年代以后，我国制药工业开始从单纯原料药向原料药-制剂一体化方向发展，并逐渐成为医药行业全球最大的新兴市场。

我国药品生产逐渐从仿制转向创新，我国对新药研发的投入逐年增大，新药创制工作取得了可喜的成绩，特别是从天然药物中分离有效成分发展新药方面成绩显著，如青蒿素、山莨菪碱和石杉碱甲等药物的发现和应用。与此同时，合成药物的研究也取得了明显成效，特别是近 20 年来，计算机辅助药物设计、药物定量构效关系研究、组合化学以及高通量筛选技术都取得了较快的发展。

## 自 测 题

**一、名词解释**

1. 药物化学 2. 化学药物 3. 药品质量标准
4. 药物纯度 5. 杂质

**二、选择题**

**（一）A 型题（单项选择题）。说明：每题的备选项中，只有一个最佳答案。**

1. 药物化学的研究对象是（　　）
   A. 天然药物　　B. 中药　　C. 化学药物
   D. 生物药物　　E. 草药

2. 关于药物的名称，中国法定药物名称为（　　）
   A. 药物的通用名　　　　B. 药物的化学名
   C. 药物的商品名　　　　D. 药物常用俗名
   E. 英文名

3. 与药物化学的主要任务无关的是（　　）
   A. 为开发新药提供途径和方法
   B. 从药动学、药效学角度分析药理作用
   C. 为合理利用现有化学药物提供理论基础
   D. 为生产化学药物提供经济合理的方法和工艺

E. 探讨药物的结构与稳定性的关系

4. 关于药物质量，下列说法不正确的是（　　）

A. 药物中允许存在不超过药品标准规定限量的杂质

B. 评定药物的质量好坏，只看药物的疗效

C. 药物的质量不分等级，只有合格与不合格之分

D. 只有药用纯度才能供药用，绝对不能以其他规格的化学试剂代替药物使用

E. 药品的质量必须达到国家药品标准

（二）B 型题（配伍选择题）。说明：备选项在前，题干在后。备选项可重复选用，也可不选用，每道题中有一个最佳答案。

（5~7 题共用备选答案）

A. 杂质　　　　　　B. 国家药品标准

C. 化学药物　　　　D. 药用纯度

E. 中药

5. 《中国药典》为（　　）

6. 药物在生产和贮存过程中可能引入药物以外的其他化学物质为（　　）

7. 药物化学的研究对象为（　　）

（三）X 型题（多项选择题）。说明：每道题备选项中至少有 2 个正确答案。

8. 药物化学研究（　　）

A. 化学药物的结构和理化性质

B. 合成制备

C. 构效关系

D. 体内代谢和寻找新药

E. 合理应用

9. 药物的杂质主要来源于（　　）

A. 生产过程　　　　　B. 体内代谢过程

C. 贮存过程　　　　　D. 体内吸收过程

E. 口服过程

## 三、填空题

1. 我国国务院药品监督管理部门颁布的_____和_____为我国的国家药品标准。

2. 药品质量评定主要从_____和_____两个方面。

## 四、简答题

1. 你认为学习药物化学有哪些重要意义？

2. 药物中的杂质来源主要有哪些？

（钟辉云）

# 第2章 麻醉药

麻醉药能使整个机体或机体局部暂时、可逆性失去知觉特别是痛觉，以利于手术进行。根据作用部位不同可分为全身麻醉药和局部麻醉药。

**链 接**

麻醉药与麻醉药品

麻醉药与麻醉药品截然不同，二者在用途、成瘾性、管理等方面有明显差异。麻醉药在药理上虽具有麻醉作用，但一般不易产生成瘾性。而麻醉药品是指列入麻醉药品目录的药品或其他物质，连续使用后易产生身体依赖性和精神依赖性，能成瘾癖。麻醉药没有特殊管理要求，而麻醉药品必须严格按照《麻醉药品和精神药品管理条例》进行管理。

## 第1节 全身麻醉药

全身麻醉药，简称全麻药，是一类作用于中枢神经系统，能可逆性地引起意识、感觉和反射消失，特别是痛觉消失的药物。临床用于外科手术前麻醉，以消除疼痛，松弛骨骼肌。根据给药方式的不同，全麻药分为吸入性麻醉药和静脉麻醉药。

### 一、吸入性麻醉药

吸入性麻醉药是通过呼吸道吸收入人体后发挥由浅入深的麻醉作用的药物。通常为一些脂溶性较大、化学性质不活泼的气体或挥发性液体，主要包括烃类、卤烃类、醚类及无机化合物等，如麻醉乙醚、氟烷、异氟烷、恩氟烷、甲氧氟烷、氧化亚氮等。

**考点：**吸入性麻醉药的常用药物

**链 接**

吸入性麻醉药的发展史

乙醚于1842年被用作吸入性全麻药，具有镇痛及肌松作用，但易燃易爆，对呼吸道刺激性较大，不易控制麻醉深浅，现已少用。1844年，人们开始使用氧化亚氮（笑气），其镇痛作用良好，不易燃、不易爆，但麻醉作用较弱，故通常不单独使用。1847年，氯仿被用于外科手术麻醉，但因其心、肝、肾毒性较大，现已不用。随后，人们发现在烃类及醚类分子中引入氟原子得到的氟烷类和氟代醚类麻醉药燃烧性降低，麻醉作用增强，毒性更小，现已成为临床常用的麻醉药。

**氟烷 Halothane**

$C_2HBrClF_3$ 197.38

本品为无色澄明、易流动的重质液体。挥发性强，有类似氯仿的香气，味甜。微溶于水，可与

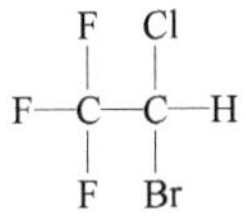

乙醇、乙醚、氯仿或非挥发性油类任意混合。相对密度为 1.871～1.875。

本品性质稳定，不易燃。但遇光、热、湿空气可缓慢分解，生成氢卤酸（氢氟酸、盐酸、氢溴酸），因此常加入 0.01%（g/g）麝香草酚作为稳定剂。

本品不溶于浓硫酸，相对密度大于浓硫酸。加入等体积浓硫酸混合后，本品沉于底部分层（可与甲氧氟烷区别）。

本品结构上有有机 F（F 元素以单键等有机键直接连接在有机结构上，这样的 F 为有机 F。有机 F 不等同于 F⁻，有机 F 经过有机破坏后可以转变为 F⁻），经有机破坏后显 F⁻ 的鉴别反应，即用氧瓶燃烧法进行有机破坏，用氢氧化钠溶液吸收，吸收液加茜素氟蓝试液和醋酸-醋酸钠缓冲液，再加硝酸亚铈试液即显蓝紫色。

本品的麻醉作用为麻醉乙醚的 2～4 倍，对黏膜无刺激性，麻醉诱导期短，可用于全身麻醉及诱导麻醉，但可暂时性引起肝肾损害及心律失常。本品可透过胎盘，孕妇慎用。

本品应遮光、密封，阴凉处保存。

**考点：** *有机 F 的概念及鉴别*

### 甲氧氟烷 Methoxyflurane

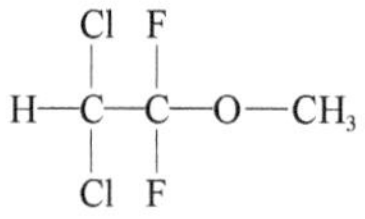

$$C_3H_4OCl_2F_2 \quad 174.96$$

本品为无色澄明液体，有芳香气味。挥发性较低，沸点 104.6℃。

本品不易燃不易爆，空气中较稳定。

本品肌松作用明显，全麻和镇痛效果较好，但诱导期较长，苏醒较慢，毒性较大，肝肾功能不全者禁用。

本品应避光，冷暗处保存。

# 二、静脉麻醉药

静脉麻醉药是直接通过静脉注射后产生全身麻醉作用的药物。其优点为麻醉作用迅速，对呼吸道黏膜无刺激作用，不良反应少，为目前临床上用得最多的全麻药。

根据结构不同，静脉麻醉药可分为巴比妥类和非巴比妥类。巴比妥类如硫喷妥钠、海索比妥钠，起效迅速，但持续时间较短，仅能维持数分钟，常用于小手术或诱导麻醉。近年来，非巴比妥类静脉麻醉药发展较快，已有多种药物用于临床，如氯胺酮、羟丁酸钠、丙泊酚、依托咪酯、丙泮尼地等。

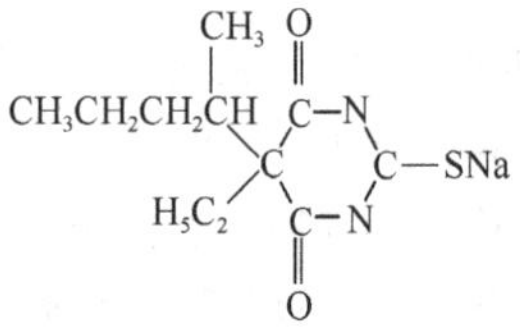

硫喷妥钠 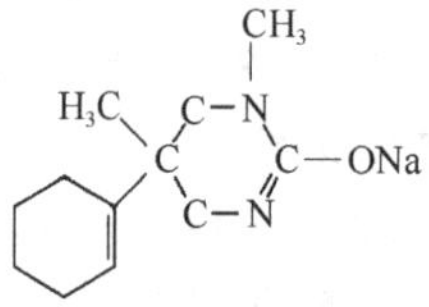     海索比妥钠     羟丁酸钠 HOCH₂CH₂CH₂COONa

### 盐酸氯胺酮 Ketamine Hydrochloride

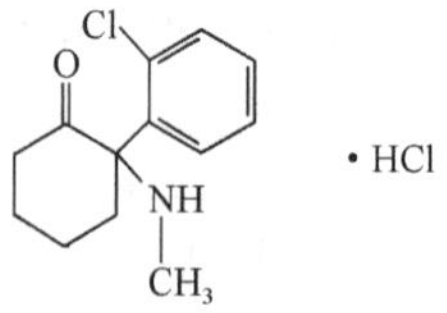

$$C_{13}H_{16}ClNO \cdot HCl \quad 274.19$$

本品又名凯他那，俗称 K 粉。

本品为白色结晶性粉末，无臭。易溶于水，可溶于热乙醇，难溶于乙醚和苯。熔点为 259～263℃，熔融同时分解。

本品分子中含手性碳原子，具旋光性，其右旋体的止痛和安眠作用分别是左旋体的 3 倍和 1.5 倍，不良反应也比左旋体少。临床常用其外消旋体。

本品水溶液在低温时加入 $K_2CO_3$ 溶液，可析出游离的氯胺酮。

本品水溶液显盐酸盐的鉴别反应。

本品麻醉作用迅速且具有镇痛作用，但维持时间短，临床上主要用于小手术或诱导麻醉。

**链 接**

### K 粉 之 害

氯胺酮外观呈白色结晶性粉末状，且英文名称的第一个字母是 K，故俗称"K 粉"。K 粉服用后遇快节奏音乐会条件反射般强烈扭动，产生意识和感觉的分离状态，导致神经中毒反应和精神分裂症状，表现为幻觉、运动功能障碍，出现怪异和危险行为，同时对记忆和思维能力造成严重损害。因其具有精神依赖性，可对心、肺、神经造成致命损伤，所以自 2004 年起我国已将其列为一类精神药品进行严格管制。

临床常见的静脉麻醉药见表 2-1。

表 2-1　常见的静脉麻醉药

| 药物名称 | 结构 | 用途 |
| --- | --- | --- |
| 丙泊酚 | 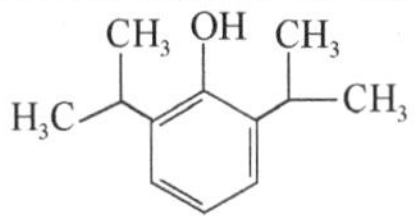 | 用于诱导和维持全身麻醉，常与镇痛药、吸入性麻醉药和肌松药合用 |
| 依托咪酯 | 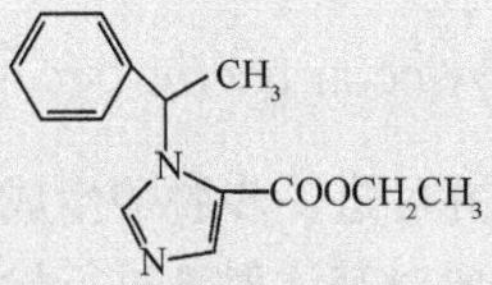 | 用于诱导麻醉，常与镇痛药、肌松药及吸入性麻醉药合用。仅右旋体有效 |
| 丙泮尼地 | 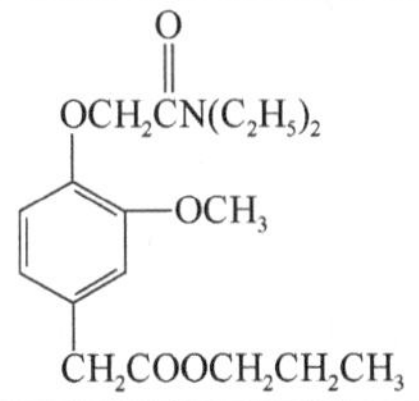 | 超短时静脉麻醉药，持续时间短，适用于小手术，也可用于诱导麻醉 |

# 第 2 节　局部麻醉药

局部麻醉药简称局麻药，是一类可逆性地阻断用药局部神经冲动的传导，在保持意识清醒的状态下使局部痛觉暂时消失的药物，临床多用于局部小手术。

**链 接**

### 局部麻醉药的发展史

16 世纪，秘鲁人通过咀嚼南美洲古柯树叶来止痛。1860 年 Niemann 从古柯树叶中提取出生物碱并命名为可卡因（古柯碱）。1884 年，Koller 发现了可卡因的局部麻醉作用并首先将其应用于临床。1890 年，对氨基苯甲酸乙酯（苯佐卡因）被发现具有局部麻醉作用，但不能注射应用。1904 年，盐酸普鲁卡因研制成功，局部麻醉药的基本结构得以确认。

根据化学结构的不同，局部麻醉药可分为对氨基苯甲酸酯类、酰胺类、氨基酮类及其他类局部麻醉药，其中对氨基苯甲酸酯类和酰胺类最为常见。

# 一、对氨基苯甲酸酯类

该类局麻药结构上具有对氨基苯甲酸酯基本结构，代表药物有盐酸普鲁卡因、盐酸丁卡因、二甲卡因等。

## 盐酸普鲁卡因　Procaine Hydrochloride

$$H_2N-\underset{}{\bigcirc}-\overset{O}{\underset{}{C}}-O-CH_2CH_2N(C_2H_5)_2 \cdot HCl$$

$C_{13}H_{20}N_2O_2 \cdot HCl$　272.77

**案例 2-1**

取盐酸普鲁卡因约 50mg 于试管中，加稀盐酸 1ml，振摇，滴加 0.1mol/L 亚硝酸钠试液 4～5 滴，充分振摇后，滴加碱性 $\beta$-萘酚试液数滴，产生猩红色沉淀。

**问题：**　1. 以上反应是什么反应？主要用于鉴别具有什么结构特点的药物？

　　2. 盐酸普鲁卡因为什么能发生以上反应？

　　3. 从以上反应所指向的药物结构特点，我们可以联想掌握盐酸普鲁卡因的哪些性质？

　　4. 盐酸普鲁卡因除了以上反应外还能发生哪些其他的鉴别反应？为什么？

本品又名盐酸奴佛卡因。

本品为白色结晶性粉末，无臭，味微苦，继有麻木感。易溶于水，略溶于乙醇，微溶于氯仿。熔点为 154～157℃。

本品结构上有酯键，可水解生成对氨基苯甲酸和二乙氨基乙醇而失效。其水解速率受 pH 和温度影响较大：在 pH 为 3.0～3.5 时最稳定；在 pH<2.5 或 pH>4.0 时易水解；pH 相同时，温度升高，水解速率加大。

$$H_2N-\bigcirc-\overset{O}{\underset{}{C}}-O-CH_2CH_2N(C_2H_5)_2 \xrightarrow{H_2O} H_2N-\bigcirc-COOH+HOCH_2CH_2N(C_2H_5)_2$$

盐酸普鲁卡因水解产生的对氨苯甲酸对人体有刺激性，并可进一步脱羧生成有毒的苯胺，苯胺易氧化成有色物质而使注射液变黄，故《中国药典》规定，要对其注射液进行检查，检查其中是否含有特殊杂质对氨基苯甲酸。

盐酸普鲁卡因溶液加氢氧化钠试液，析出普鲁卡因白色沉淀。加热，酯键水解生成碱性的二乙氨基乙醇（使湿润的红色石蕊试纸变蓝）和对氨基苯甲酸钠。加盐酸酸化，对氨基苯甲酸钠与盐酸反应生成对氨基苯甲酸难溶于水而出现白色沉淀，此沉淀与适量的盐酸成盐而溶于水。

$$H_2N-\bigcirc-COOCH_2CH_2N(C_2H_5)_2 \cdot HCl \xrightarrow{NaOH} H_2N-\bigcirc-COOCH_2CH_2N(C_2H_5)_2\downarrow$$

$$H_2N-\bigcirc-COOCH_2CH_2N(C_2H_5)_2 \xrightarrow[\triangle]{NaOH} H_2N-\bigcirc-COONa+HOCH_2CH_2N(C_2H_5)_2\uparrow$$

$$H_2N-\bigcirc-COONa \xrightarrow{HCl} H_2N-\bigcirc-COOH\downarrow \xrightarrow{HCl} HOOC-\bigcirc-NH_2 \cdot HCl$$

本品结构上含有芳伯氨基[伯氨基（$-NH_2$）连在芳香环如苯环、萘环上，这样的伯氨基即为芳伯氨基，常写为 $Ar-NH_2$，芳伯氨基具有弱碱性、还原性及重氮化-偶合反应三大性质]，易被氧化变色。pH 增大、温度升高、紫外线、重金属离子或露置空气中等均可加速其氧化变色，故本品及其制剂应避光保存，并在配制其注射液时，调节溶液 pH 为 3.5～5.5，通入惰性气体，加入抗氧剂及金属离子络合剂，以 100℃流通蒸汽加热灭菌 30 分钟为宜。

**课堂互动**

盐酸普鲁卡因稳定性好吗？为什么？配制其注射液时应注意哪些问题？

本品结构中含芳伯氨基，可发生重氮化-偶合反应。本品在稀盐酸中与亚硝酸钠反应生成重氮盐，

加碱性 $\beta$-萘酚试液发生偶合反应，生成猩红色或橙红色的偶氮化合物沉淀。

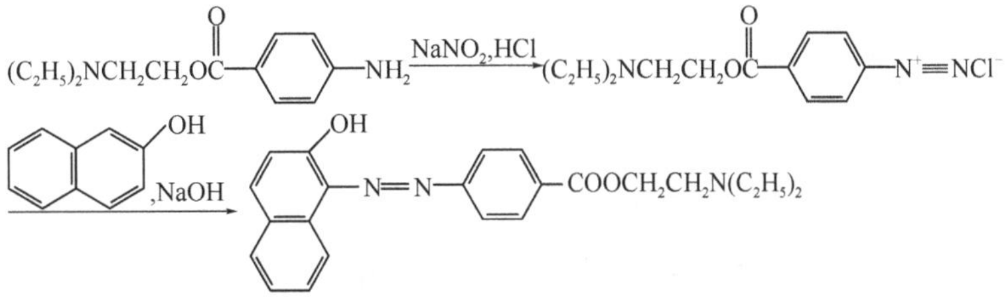

本品具有叔胺结构，有类似生物碱的性质，其水溶液能与碘化铋钾、碘化汞钾及三硝基苯酚（苦味酸）等生物碱沉淀试剂反应生成沉淀。

本品水溶液显氯化物的鉴别反应。

本品为局麻药，作用较强，毒性较小，时效较短。临床主要用于局部浸润麻醉、传导麻醉及封闭疗法等。

**考点：** 盐酸普鲁卡因的结构特点和理化性质；重氮化-偶合反应的鉴别对象、所用试剂、反应现象

### 盐酸丁卡因　Tetracaine Hydrochloride

$C_4H_9NH$———$COOCH_2CH_2N(CH_3)_2 \cdot HCl$

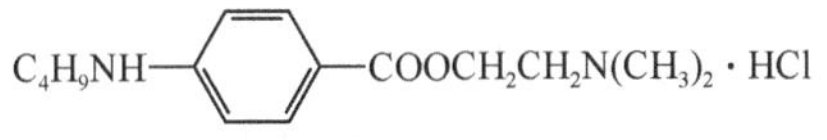

$C_{15}H_{24}N_2O_2 \cdot HCl$　　300.83

本品又名盐酸地卡因。

本品为白色结晶性粉末，无臭，味微苦。易溶于水，可溶于乙醇，不溶于乙醚或苯。熔点为 147～150℃。

本品结构中含酯键，可水解生成对丁氨基苯甲酸和二甲氨基乙醇。高温和碱性条件均能促使其水解，故配制其注射液时，调节溶液 pH 为 4.5～5.5，用 100℃流通蒸汽加热灭菌 30 分钟。

本品含芳仲氨基，在酸性溶液中与亚硝酸钠作用生成难溶性的亚硝基化合物。

**课堂互动**

盐酸丁卡因与盐酸普鲁卡因结构上有何差异？稳定性谁更好？为什么？应如何区别？

本品具有叔胺结构，其水溶液与多种生物碱沉淀试剂如碘化铋钾、碘化汞钾、苦味酸等均可生成沉淀。

本品为局麻药，作用比普鲁卡因强约 10 倍，但毒性也较大。临床主要用于浸润麻醉和眼角膜表面麻醉。

# 二、酰 胺 类

### 盐酸利多卡因　Lidocaine Hydrochloride

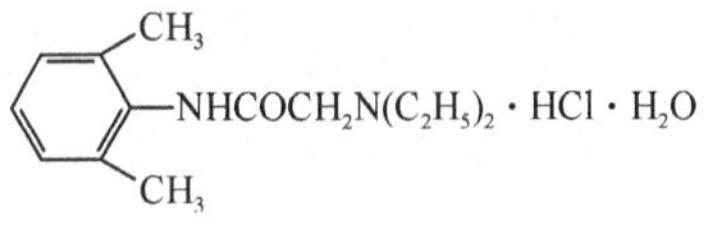

$C_{14}H_{22}N_2O \cdot HCl \cdot H_2O$　　288.82

本品又名盐酸赛洛卡因。

本品为白色结晶性粉末，无臭，味苦，继有麻木感。易溶于水和乙醇，可溶于氯仿，不溶于乙醚。熔点为 75～79℃。

本品结构上虽含有酰胺结构，但由于酰胺邻位有 2,6-二甲基苯基，具有空间位阻作用，故本品在酸性或碱性溶液中均不易水解，化学性质比较稳定。

**课堂互动**

盐酸利多卡因和盐酸普卡因稳定性谁更好？为什么？

本品游离碱可与金属离子反应生成有色的配位化合物，如与硫酸铜试液反应生成蓝紫色络合物，加氯仿振摇后放置，氯仿层显黄色；与氯化亚钴试液反应显绿色，放置后生成蓝绿色沉淀。

本品局部麻醉作用比普鲁卡因强约2倍，起效快，维持时间较长。临床主要用于各种局部麻醉，也可用于抗心律失常。

**考点：** 盐酸利多卡因的结构特点，稳定性，与氯化钴的鉴别反应，用途

## 三、氨基酮类及其他局部麻醉药

氨基酮类局部麻醉药主要代表为盐酸达克罗宁。

### 盐酸达克罗宁 Dyclonine Hydrochloride

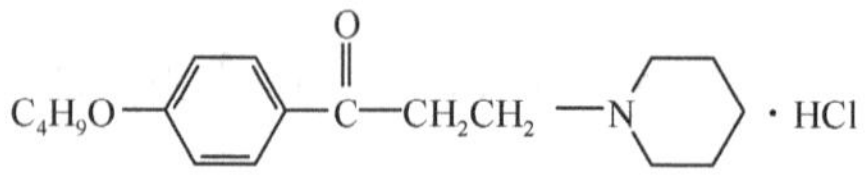

$$C_4H_9O-\text{〇}-\overset{\overset{O}{\|}}{C}-CH_2CH_2-N\text{〇} \cdot HCl$$

$C_{18}H_{27}O_2N \cdot HCl$   325.88

本品为白色结晶或结晶性粉末，略有气味，味微苦，继有麻木感。易溶于氯仿，可溶于乙醇，略溶于水。熔点为172～176℃。

本品具有叔胺结构，能与生物碱沉淀试剂反应生成沉淀。

本品结构中含有酮基，加二硝基苯肼试液振摇后，溶液显橙色。

本品穿透力和麻醉作用强，起效快，作用持久，毒性较普鲁卡因低。临床上主要用作表面麻醉及烧伤、擦伤、虫咬伤等的镇痛止痒。

临床常见的其他局部麻醉药见表2-2。

表2-2　临床常见其他局部麻醉药

| 结构分类 | 药物名称 | 结构 |
|---|---|---|
| 对氨基苯甲酸酯类 | 氯普鲁卡因 | 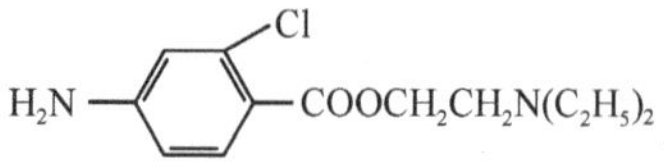 $H_2N-\text{〇(Cl)}-COOCH_2CH_2N(C_2H_5)_2$ |
| 酰胺类 | 布比卡因 | 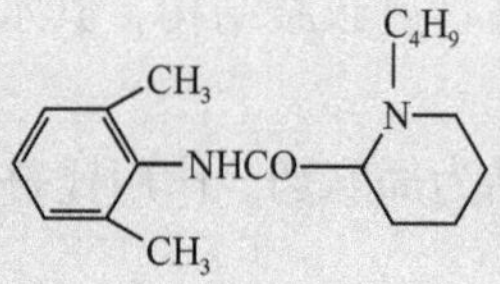 结构（含$CH_3$、$NHCO$、哌啶环、$C_4H_9$） |
| 氨基醚类 | 普莫卡因 | 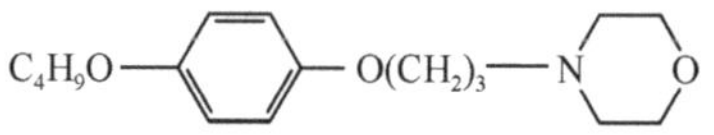 $C_4H_9O-\text{〇}-O(CH_2)_3-N\text{〇O}$ |

## 四、局部麻醉药的构效关系

局部麻醉药的化学结构类型较多，但大部分局部麻醉药结构可以归纳为以下基本结构：

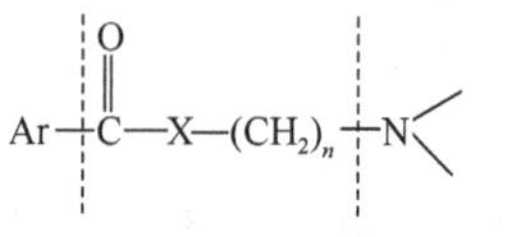

$$Ar-\overset{\overset{O}{\|}}{C}-X-(CH_2)_n-N<$$

亲脂部分　中间连接部分　亲水部分

局部麻醉药基本结构均由亲脂部分、中间连接部分、亲水部分三部分组成。

**1. 亲脂部分**　Ar是局部麻醉药的必需结构，可为芳环或芳杂环，以苯环最为常见。在苯环的对位引入氨基或丁氨基，麻醉作用增强。在苯环邻位引入氯原子或甲基时，可产生空间位阻效应，延缓酯或酰胺的水解，使活性增强，作用时间延长。

**课堂互动**

试分析氯普鲁卡因（表2-2）、利多卡因作用较强且作用时效较长的原因。

**2. 中间连接部分** 与局部麻醉药的作用持续时间和作用强度有关。当 X 分别为—O—、—S—、—NH—和—CH₂—取代时，其麻醉作用持续时间为：—CH₂—>—NH—>—S—>—O—；麻醉作用强度为：—S—>—O—>—CH₂—>—NH—；中间链部分的 $n$ 以 2～3 个碳原子最好，碳链增长，作用时间延长，但毒性增大。

**3. 亲水部分** 以叔胺为好，仲胺次之。当为叔胺时，以 2 个相同烷基最常见。烷基以 3～4 个碳原子时作用最强。也可为脂环胺，以哌啶的作用最强。

# 自 测 题

## 一、名词解释

1. 芳伯氨基　2. 有机 F

## 二、选择题

**（一）A 型题（单项选择题）**

1. 下列属于静脉全麻药的是（　　）
   A. 氟烷　　　　　　　B. 盐酸利多卡因
   C. 盐酸氯胺酮　　　　D. 麻醉乙醚
   E. 甲氧氟烷

2. 盐酸氯胺酮的化学结构是（　　）
   A.　　　　　　　　　　B.

   C.　　　　　　　　　　D.

   E.

3. 以下结构是哪个药物的化学结构（　　）

   A. 丁卡因　　　B. 利多卡因　　　C. 普鲁卡因
   D. 达克罗宁　　E. 苯佐卡因

4. 属于酰胺类的局麻药是（　　）
   A. 盐酸丁卡因　　　　B. 盐酸普鲁卡因
   C. 可卡因　　　　　　D. 盐酸利多卡因
   E. 盐酸达克罗宁

5. 下列哪个麻醉药具有旋光异构体（　　）
   A. 甲氧氟烷　　　　　B. 盐酸普鲁卡因
   C. 盐酸氯胺酮　　　　D. 盐酸利多卡因

E. 盐酸达克罗宁

6. 盐酸利多卡因化学性质比较稳定是由于分子中酰氨基的邻位有两个（　　）
   A. 甲基　　　　B. 乙基　　　　C. 丙基
   D. 丁基　　　　E. 甲氧基

7. 无色重质液体的吸入性麻醉药是（　　）
   A. 麻醉乙醚　　B. 氟烷　　　C. 甲氧氟烷
   D. 利多卡因　　E. 丁卡因

8. 下列局麻药的基本结构中，X 为哪个原子或基团时，麻醉持续时间最长（　　）

   $$Ar—\overset{O}{\overset{\|}{C}}—X—(CH_2)_n—N\overset{}{\diagdown}$$

   A. —S—　　　　B. —O—　　　　C. —NH—
   D. —CH₂—　　　E. —CO—

9. 下列俗称 K 粉，纳入了 I 类精神药品管理的药物是（　　）
   A. 氯胺酮　　B. 利多卡因　　C. 普鲁卡因
   D. 达克罗宁　　E. 甲氧氟烷

10. 盐酸普鲁卡因能够发生重氮化-偶合反应，是因为具有（　　）
    A. 酰氨基　　B. 芳伯氨基　　C. 氯离子
    D. 酯键　　　E. 甲氧基

**（二）X 型题（多项选择题）**

11. 属于全身麻醉药的有（　　）
    A. 氟烷　　　　　　　　B. 甲氧氟烷
    C. 麻醉乙醚　　　　　　D. 盐酸氯胺酮
    E. 盐酸布比卡因

12. 结构中存在空间位阻作用使其不易水解的局麻药是（　　）
    A. 普鲁卡因　　B. 利多卡因　　C. 布比卡因
    D. 丁卡因　　　E. 甲氧氟烷

13. 下列局部麻醉作用比普鲁卡因强的是（　　）
    A. 丁卡因　　B. 利多卡因　　C. 氯胺酮
    D. 甲氧氟烷　　E. 氟烷

14. 局麻药的结构类型有（　　　）
    A. 对氨基苯甲酸酯类　　　B. 酰胺类
    C. 氨基酮类　　　　　　　D. 吩噻嗪类
    E. 烃类

15. 下列属于对氨基苯甲酸酯类的局麻药是（　　　）
    A. 普鲁卡因　　　　　　　B. 利多卡因
    C. 丁卡因　　　　　　　　D. 达克罗宁
    E. 布比卡因

## 三、简答题

1. 简述局部麻醉药的构效关系。
2. 盐酸利多卡因注射液久置或高温灭菌为何不易失效？
3. 盐酸普鲁卡因的稳定性好吗？为什么？如若不好，可采取哪些措施以增强稳定性？

## 四、实例分析题

1. 实验员小张在养护试剂试药时，不小心将盐酸普鲁卡因和盐酸利多卡因的标签弄掉了，由于两瓶药外观没有差异，小张很是着急。
    （1）请帮小张想想办法，将外观一致的两瓶药区别出来。
    （2）区别两瓶药的依据是什么？
2. 试从药物化学角度分析下列处方是否合理。
    有位患者患有支气管哮喘，伴有神经官能症，医生开具下列处方：

    | ［处方］ | 氨茶碱注射液 | 0.125g | |
    |---|---|---|---|
    | | 盐酸普鲁卡因注射液 | 0.45g | iv. gtt |
    | | 地塞米松注射液 | 5ml | |
    | | 10%葡萄糖注射液 | 250ml | |

（刘　艳）

# 第 *3* 章

# 中枢神经系统药

中枢神经系统药通过影响中枢神经系统活动而发挥相应的疾病治疗作用，主要包括镇静催眠药、抗癫痫药、中枢兴奋药、抗精神失常药、镇痛药和神经退行性疾病治疗药。

## 第1节　镇静催眠药

镇静药能缓解患者紧张、烦躁等精神过度兴奋的症状，催眠药则在镇静作用基础上进一步抑制中枢神经系统的功能，使人体获得近似生理性的睡眠。二者药理作用无本质区别，均能抑制中枢神经系统，只与剂量呈正相关，同一药物小剂量产生镇静作用，中剂量产生催眠作用，大剂量则导致致死性的呼吸抑制、循环衰竭。因此，临床应用时要严格控制用药剂量。临床常用的镇静催眠药物按化学结构不同可分为巴比妥类、苯二氮䓬类和其他类。

## 一、巴 比 妥 类

### （一）基本结构

巴比妥类药物的基本结构是丙二酰脲（巴比妥酸），其中丙二酰脲由丙二酸与脲缩合而成。巴比妥酸本身无药理活性，只有当 5 位上的两个氢原子都被适当基团取代后才有活性。临床常用的巴比妥类药物包括苯巴比妥、司可巴比妥、异戊巴比妥、硫喷妥钠等（表 3-1）。

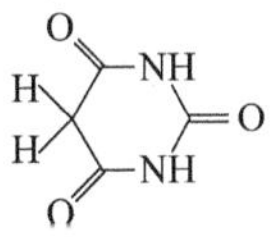

丙二酰脲（巴比妥酸） 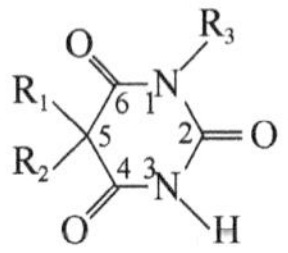　　　　巴比妥类药物通式

表 3-1　临床常用的巴比妥类药物

| 药物名称 | 药物结构 | 作用特点 |
|---|---|---|
| 苯巴比妥 | 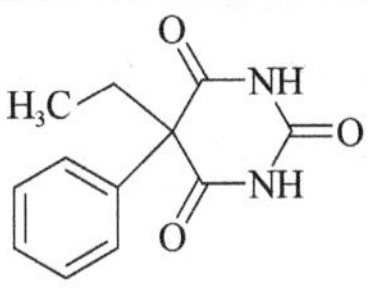 | 长效。中枢性抑制作用随剂量而异。镇静、催眠、抗癫痫 |
| 异戊巴比妥 | 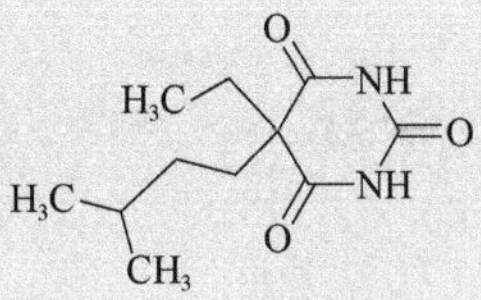 | 中效。作用与苯巴比妥相似 |
| 司可巴比妥 | 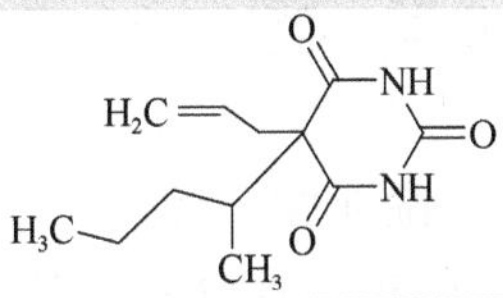 | 短效。催眠作用与异戊巴比妥相同，作用出现快，持续时间短 |

续表

| 药物名称 | 药物结构 | 作用特点 |
| --- | --- | --- |
| 硫喷妥钠 | | 超短效。用于静脉麻醉 |

### （二）构效关系

巴比妥类药物的作用强弱、起效快慢、持续时间长短主要取决于它们的理化性质、酸性解离常数、脂水分配系数等，这些均与 $C_5$ 及其他位置的取代基密切相关（图 3-1）。

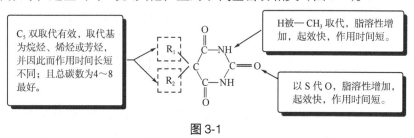

图 3-1

1. 巴比妥酸 $C_5$ 位上两个活泼氢原子全被取代，且两个取代基的碳原子总数为 4～8 时才有镇静催眠作用；无取代、单取代或两个取代基的碳原子总数少于 4 时无药效或药效极小；当碳原子总数超过 8 时可能会导致惊厥。

$C_5$ 无取代或单取代时其内酰脲结构能互变为三内酰亚胺，酸性较强，在生理 pH 7.4 条件下，99% 以上是离子状态，几乎不能透过细胞膜和血-脑屏障进入脑内，故无镇静催眠作用；$C_5$ 双取代时其内酰脲结构只互变为二内酰亚胺，酸性较弱，在生理 pH 条件下，50% 以上是未解离的分子，脂溶性大，易通过细胞膜和血-脑屏障进入脑内发挥镇静催眠作用；当两个取代基碳原子总数为 4～8 时，脂水分配系数适宜，能产生良好的镇静催眠作用。

三内酰亚胺      二内酰亚胺

2. $C_5$ 取代基为饱和直链烃或芳烃时，因不易被氧化代谢，作用时间较长，如苯巴比妥；反之，如果是具有还原性的不饱和烃，则容易被氧化代谢，作用时间较短，如司可巴比妥。

3. 1，3 位两个亚胺氮原子上必须至少保留一个氢原子，如两个氢原子都被甲基取代，则失去酸性，脂水分配系数不适当，易导致惊厥；仅一个氢原子被甲基取代，只能发生一级解离，酸性降低，脂溶性增加，起效快，作用时间短，如海索比妥，常作为超短时催眠药和静脉麻醉药。

4. 以硫原子代替 $C_2$ 位的氧原子，脂溶性明显增加，吸收和起效加快，但易被人体代谢，作用时间短，如硫喷妥钠，临床多用作超短时静脉麻醉药。

**课堂互动**

巴比妥类药物结构中 $C_5$ 位取代基对药物疗效究竟有何影响？

### （三）理化通性

1. **性状** 巴比妥类药物大多为白色结晶或结晶性粉末。难溶于水，易溶于乙醇等有机溶剂。熔点多在 90～205℃，加热时多能升华。含硫巴比妥有不适之臭。

2. **弱酸性** 本类药物结构上有丙二酰脲（内含碳二酰亚胺结构），存在着酮式-烯醇式互变异构，故本类药物显弱酸性，且酸性小于碳酸。本类药物的钠盐水溶液，遇 $CO_2$ 或酸性药物可发生置换反应生成沉淀，如苯巴比妥钠注射液可吸收空气中 $CO_2$ 或与酸性药物盐酸哌替啶、盐酸氯丙嗪注射液配伍析出游离的苯巴比妥沉淀。

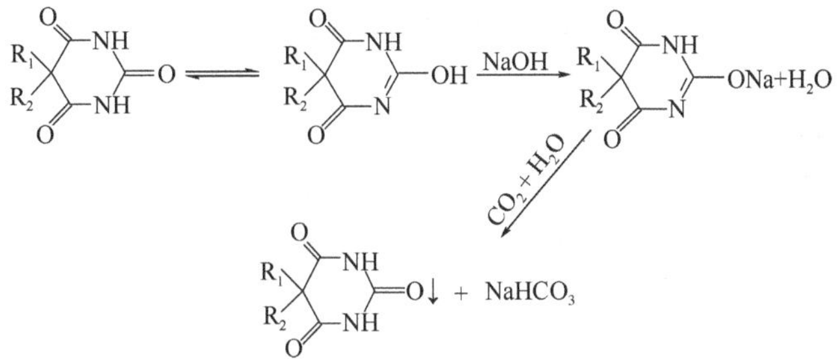

**3. 水解性**　巴比妥类药物具有酰脲结构（内含酰胺），可被水解。与氢氧化钠煮沸时，水解、脱羧生成双取代乙酸钠，并放出氨气，使湿润的红色石蕊试纸变蓝。

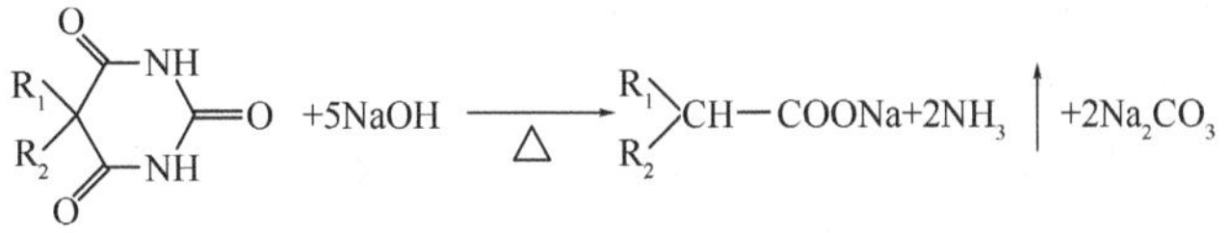

其钠盐更不稳定，在吸湿的情况下就可分解，甚至其水溶液在放置的情况下也能水解生成无效的酰脲类物质。如苯巴比妥钠水溶液放置过程中可水解产生苯基丁酰脲沉淀，故本品常制成粉针，临用现配。

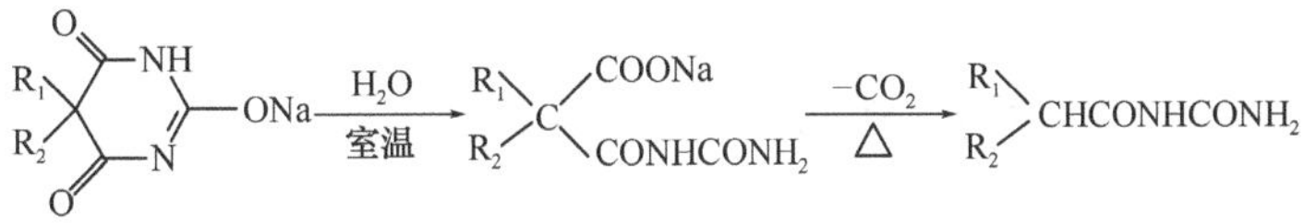

**4. 与重金属盐的反应**　本类药物具有丙二酰脲结构，能与重金属盐形成有色物质或不溶性盐沉淀。

（1）与硝酸银反应。本类药物在碳酸钠溶液中加入硝酸银试液先生成可溶性的一银盐，继续加入过量的硝酸银试液，可生成不溶性的白色二银盐沉淀。

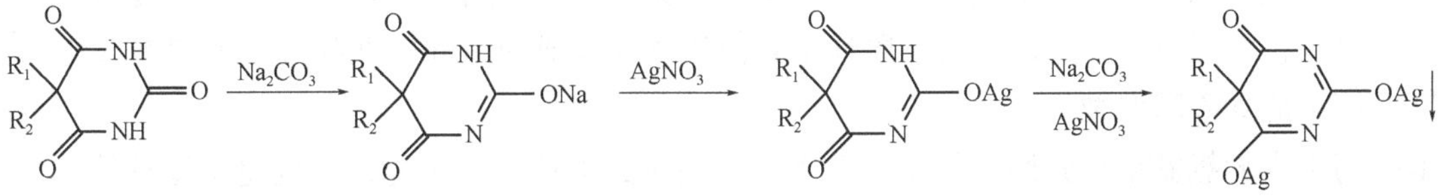

（2）与铜-吡啶试液的反应。巴比妥类药物与硫酸铜和吡啶试液反应生成紫堇色配合物，而含硫巴比妥药物则反应显绿色。

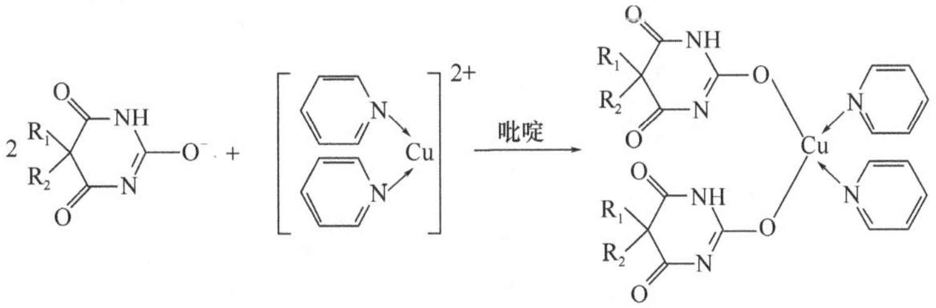

**课堂互动**

如何区别巴比妥与含硫巴比妥类药物？

**（四）典型药物**

**苯巴比妥　Phenobarbital**

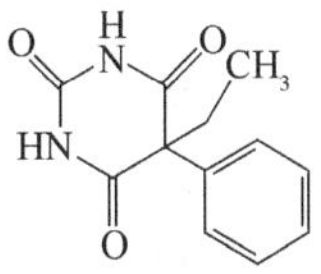

$C_{12}H_{12}N_2O_3$　232.24

**案例 3-1**

王某服用了过量的苯巴比妥片，随后出现昏迷、休克及呼吸衰竭等症状，被家人送到医院后，急诊科医生对其采取了人工呼吸、给氧、高锰酸钾溶液洗胃等常规急救措施，并静脉注射 5%碳酸氢钠注射液进行解救。

问题：1. 苯巴比妥的酸碱性如何？为什么？

2. 药物的酸碱性与药物的体内吸收、分布、排泄有什么关系？

3. 5%碳酸氢钠注射液为什么可以用于苯巴比妥中毒解救？

4. 苯巴比妥的主要用途是什么？随着剂量增大其药理作用会发生什么样的变化？

本品又名鲁米那。

本品为白色有光泽的结晶性粉末，无臭，味微苦。在乙醚、乙醇、氢氧化钠及碳酸钠溶液中溶解，氯仿中略溶，水中极微溶解。熔点为 174.5～178.0℃。

本品具有巴比妥类药物的理化通性。

本品含有苯环，与亚硝酸钠、硫酸反应，生成橙黄色亚硝基苯衍生物；与甲醛、硫酸反应，在二液层交界处生成玫瑰红色环。这两个反应可用以区别不含苯环的巴比妥类药物。

本品为长效的镇静催眠药。用于治疗失眠、焦虑、惊厥、癫痫大发作及麻醉前给药。

**课堂互动**

如何用化学方法区别苯巴比妥与异戊巴比妥？

考点：苯巴比妥的基本结构，结构特点，酸碱性，稳定性与主要的鉴别反应

# 二、苯二氮䓬类

苯二氮䓬类是 20 世纪 50 年代后期发展起来的一类镇静催眠药。其中以 1，4-苯二氮䓬类活性最强，应用最广，发展最为迅速，已几乎取代了其他传统药物成为镇静催眠和抗焦虑的首选药。

## （一）发展及结构类型

本类药物中的氯氮䓬首先用于临床。后来，人们对其进行深入研究，发现将氯氮䓬的苯二氮䓬环引入不同的取代基，可以合成得到一系列活性强弱不同的药物，如地西泮、硝西泮、氯硝西泮、氟西泮以及地西泮的活性代谢产物奥沙西泮、劳拉西泮等，见表 3-2。

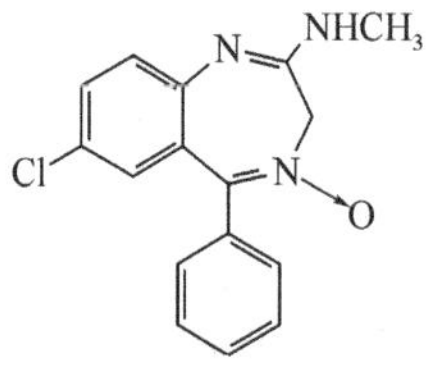

氯氮䓬 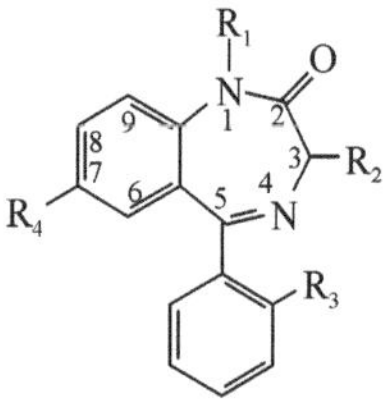　　　　苯二氮䓬结构通式

表 3-2　常用的苯二氮䓬类药物

| 药物名称 | $R_1$ | $R_2$ | $R_3$ | $R_4$ |
| --- | --- | --- | --- | --- |
| 地西泮 | —$CH_3$ | H | H | Cl |
| 硝西泮 | —H | H | H | $NO_2$ |
| 氯硝西泮 | —H | H | Cl | $NO_2$ |
| 氟西泮 | —$(CH_2)_2N(C_2H_5)_2$ | H | F | Cl |
| 奥沙西泮 | H | OH | H | Cl |
| 劳拉西泮 | H | OH | Cl | Cl |

在苯二氮䓬环 1，2 位并合杂环，使药物的代谢稳定性及对受体的亲和力增加，活性明显增强。将苯二氮䓬结构中的苯环用噻唑环置换，可得到一类新型镇静催眠药，见表 3-3。

**表 3-3　改造苯二氮䓬环结构得到的其他药物**

| 结构改造方式 | 药物名称 | 化学结构 |
|---|---|---|
| 苯二氮䓬环 1，2 位并合三唑环 | 艾司唑仑<br>阿普唑仑<br>三唑仑 | 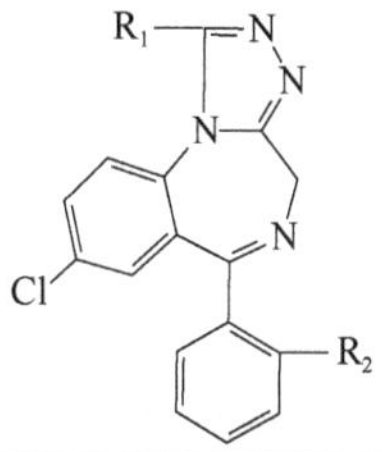<br>$R_1$　$R_2$<br>—H　—H<br>—$CH_3$　—H<br>—$CH_3$　—Cl |
| 苯二氮䓬环 1，2 位并合咪唑环 | 咪达唑仑 | 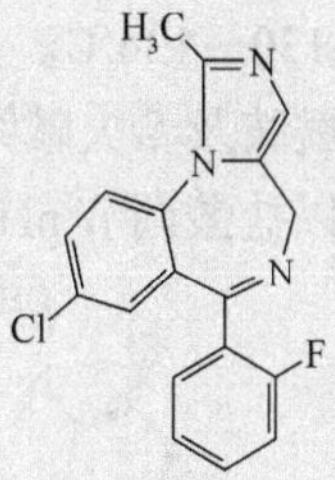 |
| 苯二氮䓬环结构中的苯环用噻唑环置换 | 依替唑仑 | 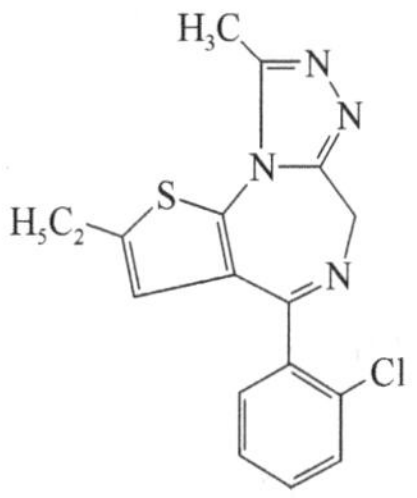 |
| | 溴替唑仑 | 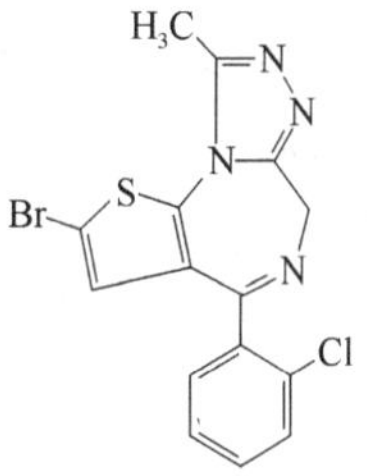 |

### （二）理化性质

**1. 弱碱性**　本类药物的苯二氮䓬环显弱碱性，可溶于盐酸等强酸。

**2. 水解性**　本类药物多具七元亚胺（即缩胺，烯胺，希夫碱，—C═N—）内酰胺结构，遇酸碱或受热易水解。水解可发生在 1，2 位的内酰胺或 4，5 位的亚胺开环，亚胺开环具有可逆性。

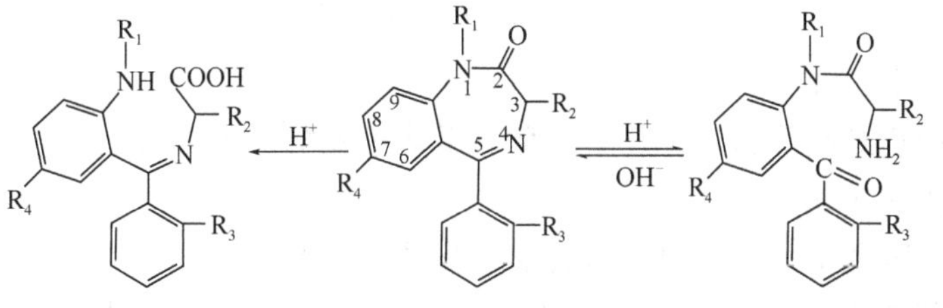

1,2位内酰胺开环水解产物　　苯二氮䓬结构通式　　4,5位亚胺开环水解产物

**链 接**

**口服给药对苯二氮䓬类药物疗效的影响**

苯二氮䓬类药物口服后，在体温和胃酸作用下，通常发生苯二氮䓬环 4，5 位亚胺开环的水解反应。该反应生成的亚胺开环化合物进入肠道后，在碱性肠液作用下，又环合成原药，因此口服不影响其生物利用度。地西泮、硝西泮、阿普唑仑等可能因此变化而作用增强。

### （三）典型药物

**地西泮　Diazepam**

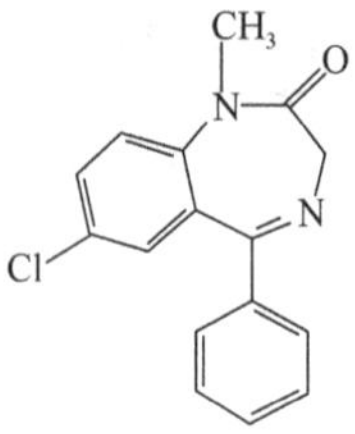

C$_{16}$H$_{13}$ClN$_2$O　284.74

本品又名安定。

本品为白色或类白色的结晶性粉末。无臭，味微苦。易溶于氯仿或丙酮，可溶于乙醇，几乎不溶于水。熔点为 130～134℃。

本品具有内酰胺及希夫碱结构，遇酸或碱及受热水解，生成 2-甲氨基-5-氯-二苯甲酮和甘氨酸。故本品注射液常以盐酸调节 pH 至 6.2～6.9，并用 100℃流通蒸汽进行灭菌。

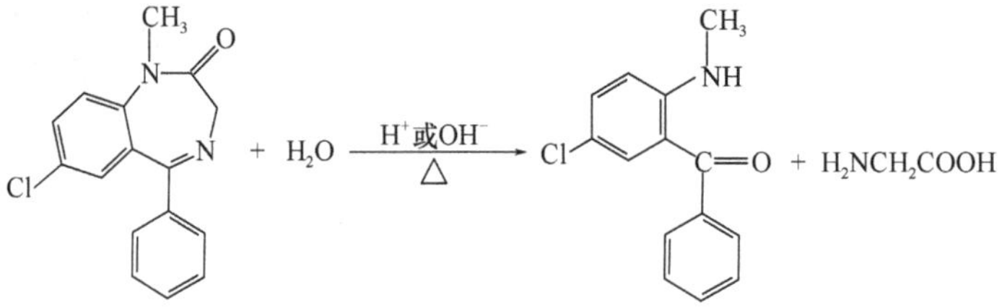

**课堂互动**

地西泮的稳定性好吗？为什么？在生产其注射液时应采取哪些措施？

本品结构上有有机氯，经氧瓶燃烧法进行有机破坏后，可以发生氯化物的鉴别反应。

本品溶于稀盐酸后，加碘化铋钾试液产生橙红色复盐沉淀，放置后颜色变深。

本品溶于硫酸后，在紫外光灯（365nm）下检视，显黄绿色荧光。

本品具有镇静、催眠、抗焦虑、抗惊厥、抗癫痫的作用。临床上主要用于治疗焦虑和一般性失眠症。静脉注射给药是控制癫痫持续状态的首选方式。

**奥沙西泮　Oxazepam**

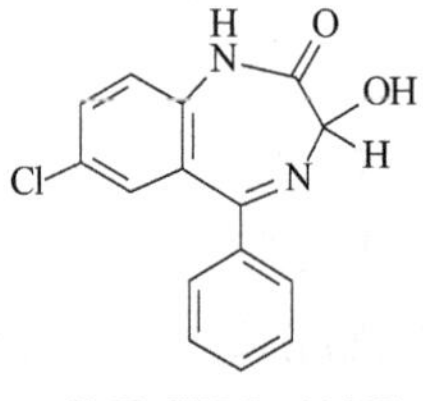

C$_{15}$H$_{11}$ClN$_2$O$_2$　286.72

本品又名去甲羟安定，舒宁。

本品为白色或类白色结晶性粉末。几乎无臭。微溶于乙醇、丙酮或氯仿，几乎不溶于水。熔点为 198～202℃，熔融时同时分解。

本品结构上有内酰胺及希夫碱结构，遇酸或碱及受热易水解。

本品结构上具有潜在芳伯氨基，水解后可发生重氮化-偶合反应，即本品在酸或碱溶液中加热水解，生成 2-苯甲酰基-4-氯苯胺，经重氮化后与碱性 $\beta$-萘酚发生偶合反应，生成橙红色的偶氮化合物。

**课堂互动**

如何区别地西泮与奥沙西泮？为什么？

本品经有机破坏后可发生氯化物的鉴别反应。

本品是地西泮在体内的活性代谢产物，疗效与地西泮相似。本品毒副作用小，半衰期较短，较适宜老年人和肝肾功能不良者使用。

考点：地西泮、奥沙西泮的别名，体内代谢关系；两药的结构特点与理化性质差异、化学区别方法

# 三、其 他 类

## 酒石酸唑吡坦　Zolpidem Tartrate

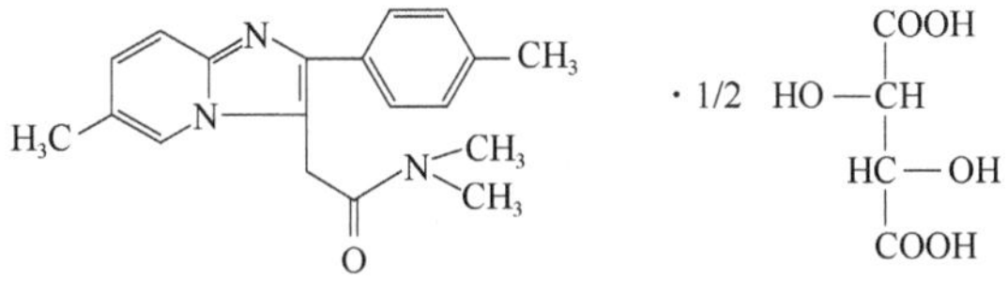

$(C_{19}H_{21}N_3O)_2 \cdot C_4H_6O_6$　764.88

本品为白色结晶。溶于水。熔点为 193～197℃。

本品具有较弱的碱性。

本品干燥状态下对光和热均稳定，水溶液在 pH 为 1.5～7.4 时稳定。

本品是第一个上市的咪唑并吡啶类镇静催眠药，具有选择性高、镇静作用强而不良反应小等特点，现为最常用的镇静催眠药之一。

## 佐匹克隆　Zopiclone

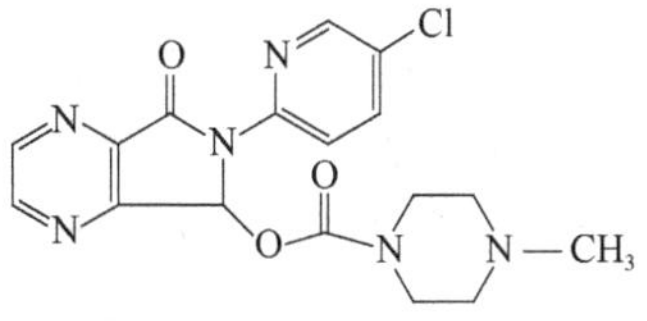

$C_{17}H_{17}ClN_6O_3$　388.81

本品为白色结晶。微溶于水。因其体内代谢物可从唾液中排泄，因而口服后口腔有苦味。

本品为吡咯烷酮类药物，催眠作用迅速且可提高睡眠质量，被称为"第三代催眠药"，主要用于治疗各种失眠症。需要注意的是，该药长期用药后突然停药会产生戒断症状。

# 第 2 节　抗 癫 痫 药

癫痫是由于多种原因引起的大脑细胞异常放电并向周围扩散而出现的大脑功能失调综合征。抗癫痫药通过抑制脑细胞异常放电或抑制异常放电向周围脑组织扩散而达到对症治疗、预防和控制癫痫发作的目的。常用的抗癫痫药包括乙内酰脲类、二苯氮䓬类和其他类，本节主要介绍前两类。

## 一、乙内酰脲类及其同形物

1921 年，苯巴比妥首先被临床用于治疗癫痫病。1938 年，人们发现去掉苯巴比妥结构中的一个羰基得到的 5, 5-二苯基乙内酰脲（苯妥英）具有良好的抗癫痫作用。随着苯妥英的发现，乙内酰脲类抗癫痫药取得长足发展，一系列乙内酰脲同形物先后出现（表 3-4）。

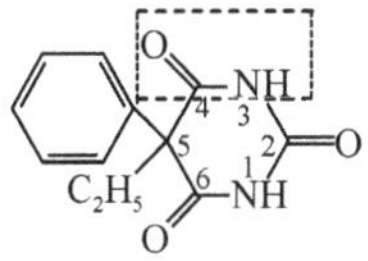

苯巴比妥 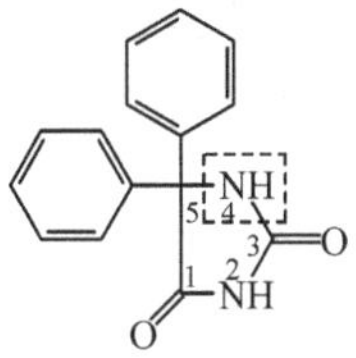　　　　苯妥英

表 3-4　乙内酰脲的同形物

| 类型 | 药物名称 | 化学结构 | 结构衍生方式 |
|---|---|---|---|
| 氢化嘧啶二酮类 | 扑米酮 | 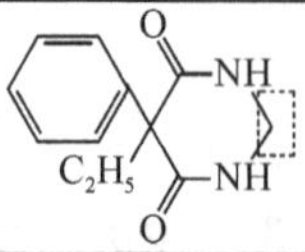 | 苯巴比妥的 $C_2$ 去氧衍生物 |
| 丁二酰亚胺类 | 乙琥胺 | 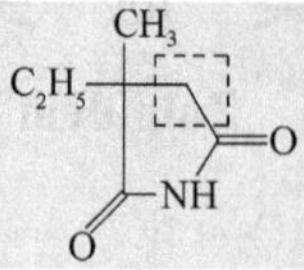 | 用—$CH_2$—取代乙内酰脲结构中的—NH— |
| 噁唑烷酮类 | 三甲双酮 | 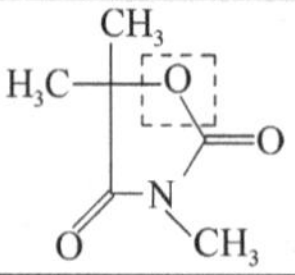 | 用—O—取代乙内酰脲结构中的—NH— |

## 苯妥英钠　Phenytoin Sodium

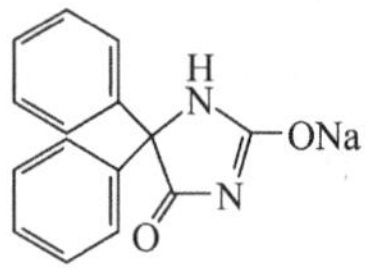

$C_{15}H_{11}N_2NaO_2$　274.25

**案例 3-2**

某医院药剂科的药师小李，发现药架上有 1 瓶掉了标签的白色粉针剂。据存放位置和存放要求推测，有可能是苯巴比妥钠注射剂，也可能是苯妥英钠注射剂。

**问题：** 1. 面对掉了标签的粉针剂，小李该怎么办呢?请你为小李想想办法。

2. 苯巴比妥钠与苯妥英钠化学性质上有何差异? 如何鉴别该药究竟是苯巴比妥钠还是苯妥英钠?

3. 该药能提前配置好并露置在空气中吗? 应该如何贮存?

4. 该药能与酸性药物配伍吗? 为什么?

本品又名大伦丁。

本品为白色粉末，无臭，味苦。易溶于水，在乙醇中溶解，在乙醚和氯仿中几乎不溶。

本品水溶液呈弱碱性，露置空气中吸收 $CO_2$ 后可发生置换反应析出苯妥英，产生白色浑浊，同时也可因结构上有酰脲结构水解而导致溶液变浑浊，所以本品常制成粉针，临用现配，且不能与酸性药物配伍使用。

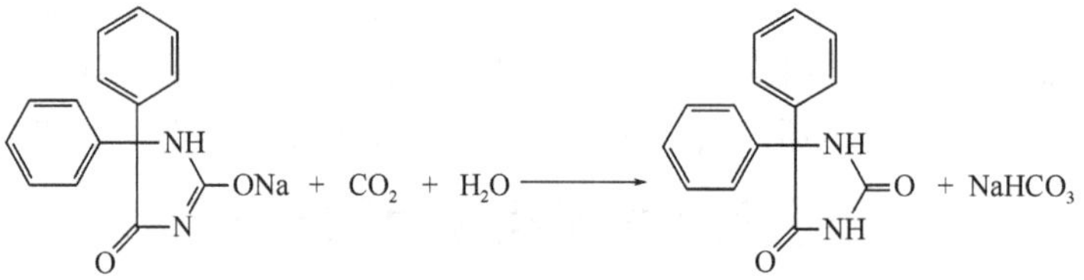

**课堂互动**

苯妥英钠的稳定性好吗? 为什么? 应采取何种措施?

本品与二氯化汞试液发生反应，生成白色汞盐沉淀，此沉淀不溶于氨试液。与此不同的是，巴比妥类药物的汞盐沉淀能溶于氨试液。

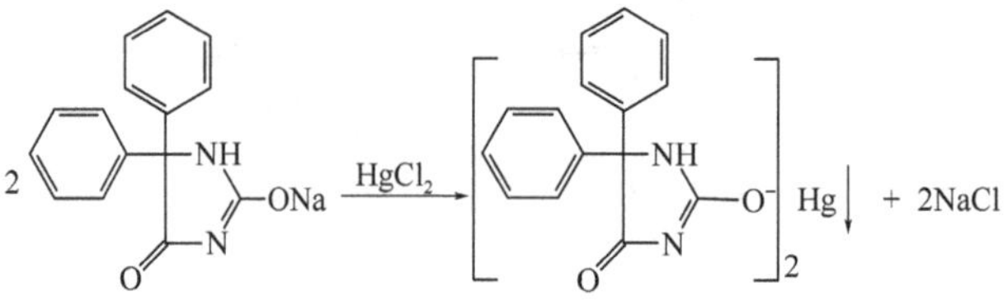

本品水溶液加酸酸化后，析出游离的苯妥英沉淀，加入氨试液转变成铵盐而溶解，再与硝酸银试液反应生成白色银盐沉淀。

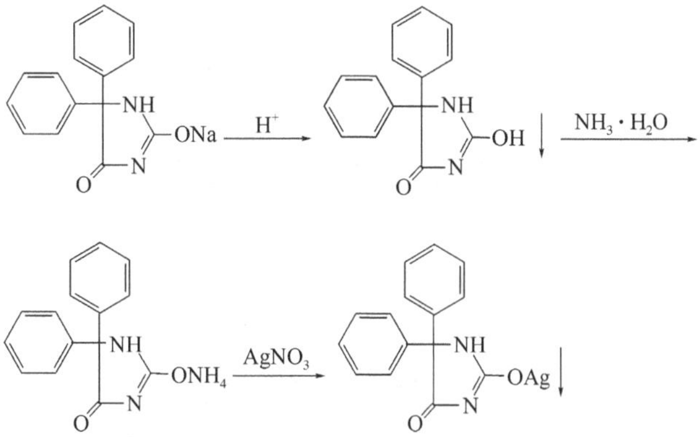

本品与吡啶–硫酸铜试剂作用，生成蓝色配合物。

本品可发生钠离子的焰色反应，显鲜黄色火焰。

本品具有抗癫痫、抗外周神经痛及抗心律失常作用，临床上作为治疗癫痫大发作的首选药，对局限性发作、精神运动性发作也有效，但对小发作无效。本品还可用于治疗三叉神经痛、坐骨神经痛及室性心律失常。

**考点**：苯妥英钠的别名，结构特点，酸碱性，稳定性，鉴别方法和主要用途

# 二、二苯氮䓬类

具有三环结构的二苯氮䓬类药物，如卡马西平及其 10-酮基衍生物奥卡西平，是目前临床上较为常见的抗癫痫药，主要用于其他药物难以控制的大发作。

## 卡马西平　Carbamazepine

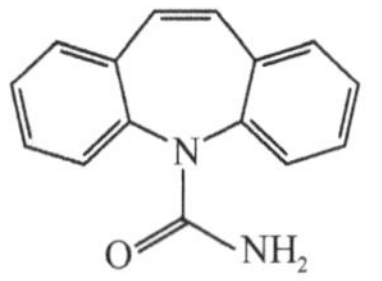

$C_{15}H_{12}N_2O$　236.27

本品为白色结晶性粉末，几乎无臭。易溶于氯仿，略溶于乙醇，几乎不溶于水或乙醚。熔点为 189～193℃。

本品干燥状态时性质较稳定，但在潮湿条件下可生成二水合物，使其片剂变硬，溶解和吸收变差，药效下降。本品对光敏感，光照时间过长，会发生颜色改变。因此，本品应遮光密闭保存。

**课堂互动**

卡马西平稳定性好吗？为什么？应如何贮存？

本品用硝酸处理加热数分钟后，显橙红色，可用于鉴别。

本品为广谱抗癫痫药，对精神运动性发作最有效，对大发作、局限性发作也有效。还可用于外周神经痛、三叉神经痛及糖尿病性周围神经痛等的治疗。

## 奥卡西平　Oxcarbazepine

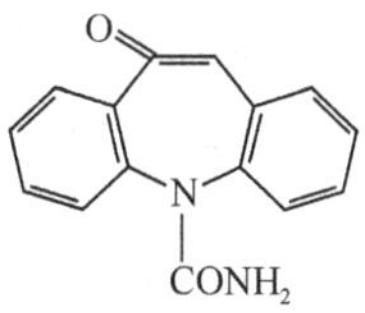

$C_{15}H_{12}N_2O_2$　252.3

本品又名卡西平，氧痛惊宁。

本品为白色至灰白色结晶粉末。熔点为 215～216℃。

本品加入硝酸，置水浴上加热，即显橙红色。

本品主要用于癫痫复杂部分性发作和全身强直阵挛性发作，不耐受卡马西平或用其治疗无效的三叉神经痛、情感精神性障碍，还可作为难治型癫痫的辅助治疗。

# 第3节　中枢兴奋药

中枢兴奋药是一类能够选择性兴奋中枢神经系统，促进并改善其功能活动的药物。根据化学结构的不同，中枢兴奋药可分为黄嘌呤类、酰胺类、其他类。

## 一、黄嘌呤类

黄嘌呤类药物中常用的药物有咖啡因、茶碱、可可豆碱，它们均为黄嘌呤的 N-甲基衍生物。本类药物均可从植物中提取，如咖啡豆中主要含有咖啡因，茶叶中含有 1%～5%的咖啡因和少量的茶碱及可可豆碱。

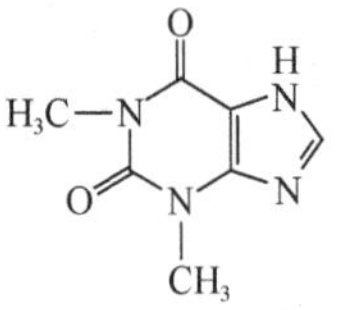

茶碱 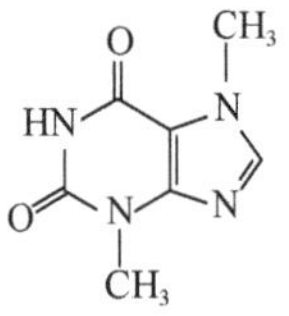　　　　可可豆碱 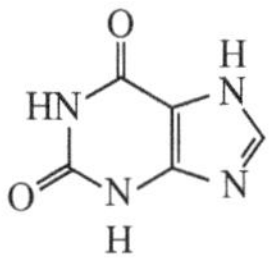　　　　黄嘌呤

咖啡因、茶碱、可可豆碱具有相似的药理作用，都能兴奋中枢神经系统，兴奋心脏，松弛平滑肌及利尿，但作用强度因化学结构的不同而有所差异。

兴奋中枢作用的强弱顺序为：咖啡因＞茶碱＞可可豆碱。

兴奋心脏、松弛平滑肌及利尿作用的强弱顺序为：茶碱＞可可豆碱＞咖啡因。

因此，咖啡因在临床上主要用作中枢兴奋药，用于中枢性呼吸衰竭，循环衰竭和神经抑制。茶碱主要作为平滑肌松弛药、利尿药及强心药，常与乙二胺制成复盐（氨茶碱）使用。可可豆碱现已少用。

**链接**

### 茶碱与氨茶碱

作为黄嘌呤类药物的茶碱，具有较弱的酸性，在水中溶解度很小。为增大其水溶性，便于注射给药，常将其与碱性的乙二胺反应生成复盐，得到氨茶碱。氨茶碱中由于茶碱酸性较弱，故不能与其他酸性药物配伍使用。氨茶碱常用于治疗支气管哮喘和哮喘样支气管炎。

### 咖啡因　Caffeine

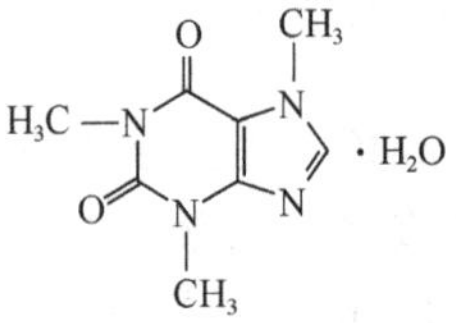

$C_8H_{10}N_4O_2 \cdot H_2O$　212.21

本品为白色或带极微黄绿色、有丝光的针状结晶，无臭，味苦。有风化性，受热时易升华。易溶于氯仿或热水，略溶于水、乙醇或丙酮，极微溶于乙醚。无水化合物的熔点为 235～238℃。

本品碱性极弱，接近中性。与盐酸、氢溴酸等形成的盐极不稳定，在水和酸中立即水解。

本品在水中的溶解度可因加入有机酸（如苯甲酸、枸橼酸、水杨酸等）或它们的碱金属盐（如苯甲酸钠、枸橼酸钠、桂皮酸钠）而增加。安钠咖是苯甲酸钠与咖啡因通过分子内氢键形成的复盐，其水溶性显著增强，临床上常用其制成注射剂。

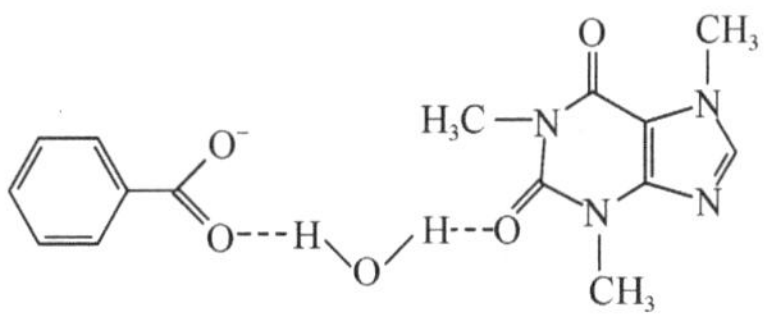

安钠咖

⚡ **课堂互动** ————

咖啡因的水溶性好吗？为什么？如要增大其水溶性，应该怎么办？

本品分子结构中具有酰脲结构，与碱共热，发生水解开环并脱羧生成咖啡亭。

本品与盐酸和氯酸钾在水浴上共热蒸干，残渣遇氨气发生缩合反应，生成紫色的四甲基紫脲酸铵，再加氢氧化钠试液数滴，紫色即消失。此反应称紫脲酸铵反应，是黄嘌呤类生物碱共有的反应。

| 链接 | 咖啡因的管控与检测 |

　　咖啡因被我国列为严格管制的精神药品，同时也被国际奥林匹克委员会列为禁用药物之一。接受检测的运动员，如果每毫升尿液中咖啡因超过 12 毫克，便会被禁赛。检测咖啡因的方法就是紫脲酸铵反应。

本品的饱和水溶液与碘试液不产生沉淀，但加入稀盐酸后，则生成红棕色的复盐沉淀，并能溶于过量的氢氧化钠试液。

本品具有中枢兴奋作用，临床上主要用于严重传染病及中枢抑制药过量所导致的呼吸抑制和循环衰竭。此外，可配伍解热镇痛药治疗一般性头痛，配伍麦角胺可治疗偏头痛。

**考点**：黄嘌呤类中枢兴奋药的主要代表；咖啡因的主要结构特点、增大水溶性的方法、紫脲酸铵反应、用途

# 二、酰 胺 类

酰胺类中枢兴奋药的代表药物为尼可刹米，衍生物代表药物为吡拉西坦。

## 尼可刹米 Nikethamide

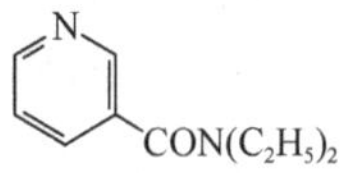

$C_{10}H_{14}N_2O$　178.23

本品又名可拉明。

本品为无色至淡黄色的澄清油状液体，放置冷处，即成结晶。有轻微的特臭，味苦。有引湿性。能与水、乙醇、氯仿或乙醚任意混合。

本品分子结构中虽含有酰胺键，但在一般条件下，水解倾向较小，其 25% 水溶液在 pH 为 3.0～7.5 时，经高压灭菌或存放一年，均未见明显水解，因此可制成注射液供临床使用。

本品与氢氧化钠试液共热时，酰胺键发生水解，产生二乙胺，具有氨臭，能使湿润的红色石蕊试纸变蓝。与钠石灰共热可脱羧，有吡啶臭。

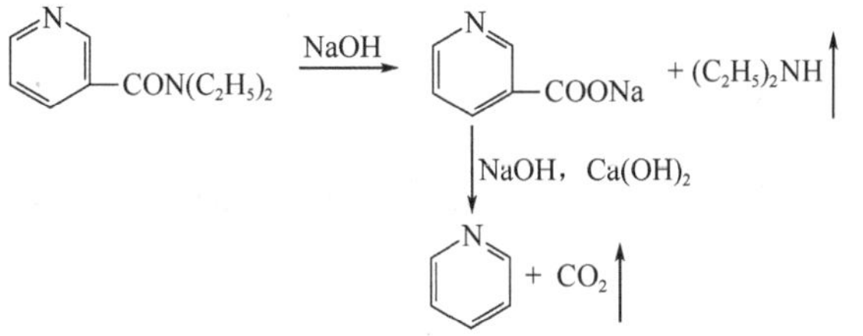

本品分子结构中的吡啶环可与重金属盐类形成沉淀，用于鉴别。如本品水溶液与硫酸铜及硫氰酸铵试液反应生成草绿色沉淀。

临床上用于各种原因引起的中枢性呼吸抑制，其中对吗啡中毒引起的呼吸抑制效果较好，对巴

比妥类药物中毒引起的呼吸抑制效果较差。

## 吡拉西坦　Piracetam

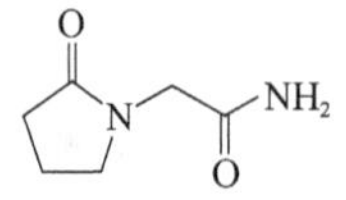

$C_6H_{10}N_2O_2$　142.16

本品又名脑复康。

本品为白色或类白色结晶性粉末。无臭，味苦。易溶于水，略溶于乙醇，几乎不溶于乙醚。熔点为 151～154℃。

本品 5%水溶液 pH 为 5.0～7.0。

本品水溶液加高锰酸钾试液和氢氧化钠试液，溶液呈紫色，逐渐变成蓝色，最后呈绿色。

本品可直接作用于大脑皮质，具有激活、保护和修复神经细胞的作用。临床用于治疗老年人精神衰退、老年痴呆，也可用于治疗脑外伤所致记忆障碍及智力障碍儿童等。

## 三、其他类中枢兴奋药

本类药物主要包括美解眠、洛贝林、哌甲酯、回苏灵等。

# 第 4 节　抗精神失常药

精神失常是以精神活动障碍为特点的一类疾病。治疗这类疾病的药物统称为抗精神失常药，包括抗精神病药、抗躁狂药、抗抑郁药和抗焦虑药。本节主要介绍抗精神病药。

抗精神病药能有效地控制患者的幻觉、妄想、思维障碍和奇特行为等精神分裂症，故又称抗精神分裂症药、强安定药。按化学结构不同，抗精神病药可分为吩噻嗪类及其他类。

## 一、吩 噻 嗪 类

吩噻嗪类药物是临床上使用时间最长、应用最广的一类重要的抗精神病药。其中，氯丙嗪最先用于临床，但毒副作用较大，对其 2 位及 10 位的侧链取代基进行改造，可得到奋乃静、三氟丙嗪、氟奋乃静、三氟拉嗪及长效抗精神病药氟奋乃静庚酸酯、氟奋乃静癸酸酯等。

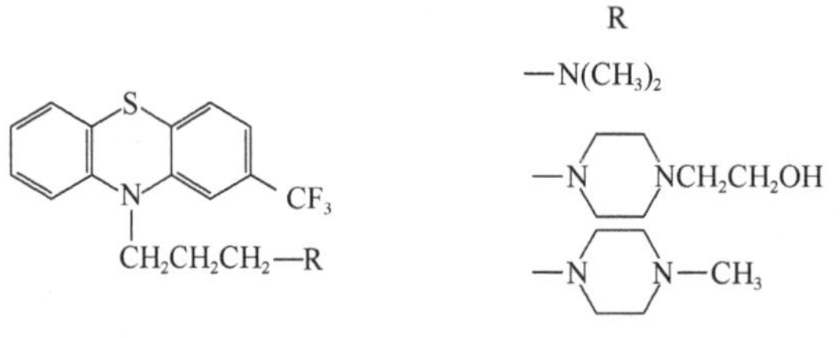

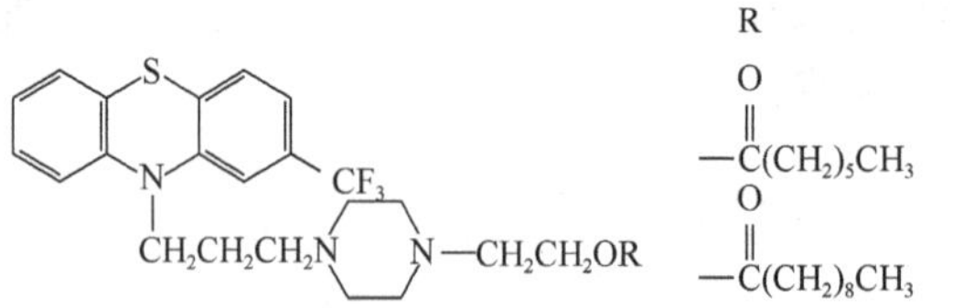

| R | |
|---|---|
| $—N(CH_3)_2$ | 三氟丙嗪 |
| $—N\phantom{}N CH_2CH_2OH$ | 氟奋乃静 |
| $—N\phantom{}N—CH_3$ | 三氟拉嗪 |

| R | |
|---|---|
| $—C(CH_2)_5CH_3$ | 氟奋乃静庚酸酯 |
| $—C(CH_2)_8CH_3$ | 氟奋乃静癸酸酯 |

## 盐酸氯丙嗪　*Chlorpromazine Hydrochloride*

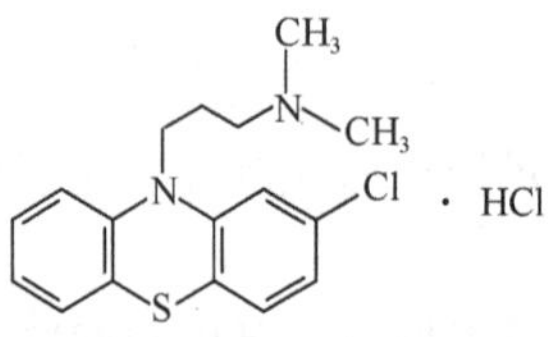

$C_{17}H_{19}ClN_2S \cdot HCl$　355.33

**案例 3-3**

中心药房刘药师在盘点药物时，发现靠窗放置的还未到有效期的氯丙嗪注射液有 5 支变成了淡红色。在做好报废登记后，刘药师立即将已变色的氯丙嗪注射液放入了报废药品箱中。

**问题：** 1. 合格的氯丙嗪注射液外观应该是什么性状？

　　　　2. 氯丙嗪注射液变为淡红色说明什么问题？

　　　　3. 氯丙嗪注射液为什么会变色？应该如何防止其变质？

　　　　4. 你认为刘药师的处置方式对吗？为什么？

本品又名冬眠灵。

本品为白色或乳白色结晶性粉末。微臭，味极苦。有引湿性。极易溶于水，易溶于乙醇或氯仿，不溶于乙醚或苯。熔点为 194～198℃。水溶液显酸性。

本品结构上有吩噻嗪环，具有很强的还原性，遇光或在空气中久置，渐变为红棕色。这可能是吩噻嗪环被自动氧化生成亚砜、砜及醌等不同氧化产物所致。为阻止氧化变质，制备注射剂时，应调 pH 为 4.0～5.5，充氮气、二氧化碳等惰性气体，加入连二亚硫酸钠、亚硫酸氢钠、对氢醌或维生素 C 等抗氧剂，遮光、密封保存。同时避免与某些具有氧化性的药物如维生素 B$_2$ 等配伍使用。

本品能被多种氧化剂氧化，生成不同颜色的氧化产物。如溶于硝酸后溶液显红色，渐变为淡黄色；与三氯化铁试剂作用，显稳定的红色。

本品水溶液显氯化物的鉴别反应。

本品主要用于治疗精神分裂症和躁狂症，也用于低温麻醉、人工冬眠、除晕动病外的呕吐及顽固性呃逆等。

**链接**

**盐酸氯丙嗪与盐酸异丙嗪**

两药虽一字之差，却有较大的差异：盐酸氯丙嗪又名冬眠灵，属于抗精神失常药；盐酸异丙嗪又名非那根，为抗组胺药（H$_1$ 受体阻断药）。当然，两药也有相似之处，即两药结构上都有吩噻嗪环，都具有较强的还原性，都易氧化变质。

**奋乃静　Perphenazine**

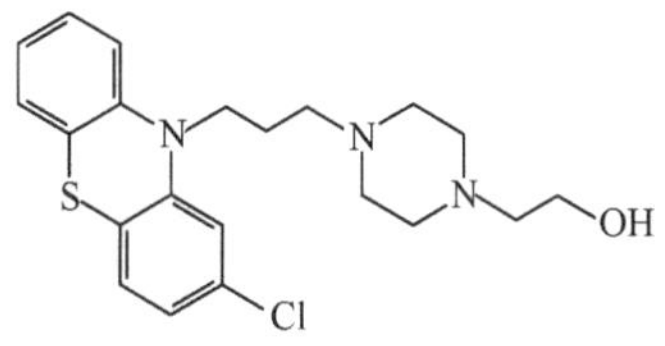

C$_{21}$H$_{26}$ClN$_3$OS　403.97

本品为白色至微黄色的结晶性粉末。几乎无臭，味微苦。极易溶于氯仿，溶于乙醇和稀盐酸，几乎不溶于水。熔点为 94～100℃。

本品具有吩噻嗪环结构，具有还原性，易被氧化。见光或置于空气中，渐变为红棕色。因此，应遮光密闭保存。

本品溶于稀盐酸后加热至 80℃，滴加过氧化氢，溶液呈深红色，放置后，颜色逐渐褪去。

本品加入浓硫酸，显品红色，久置，颜色渐渐褪去。

本品具有中枢抑制作用，其安定作用较氯丙嗪强数十倍。主要用于治疗慢性精神分裂症、躁狂症、焦虑症及恶心呕吐等。

**课堂互动**

导致氯丙嗪、奋乃静性质不稳定的结构因素是什么？可以采取哪些措施提高其稳定性？

# 二、其他类抗精神失常药

其他类型抗精神失常药主要包括丁酰苯类、硫杂蒽类、苯甲酰胺类、二苯丁基哌啶类，见表3-5。

表3-5 其他类抗精神失常药

| 结构类型 | 药物名称 | 药物结构 |
| --- | --- | --- |
| 丁酰苯类 | 氟哌啶醇 | 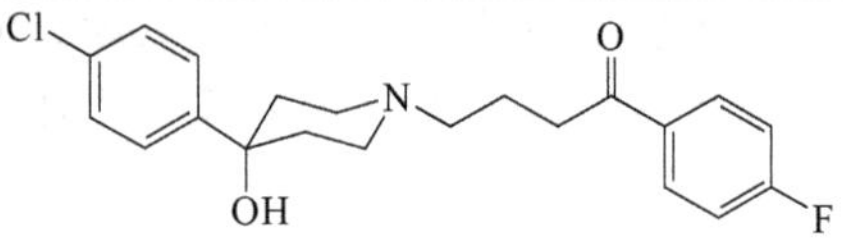 |
| | 三氟哌多 | 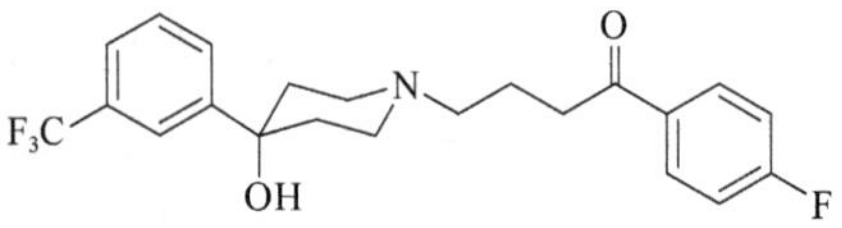 |
| 丁酰苯类 | 氟哌利多 | 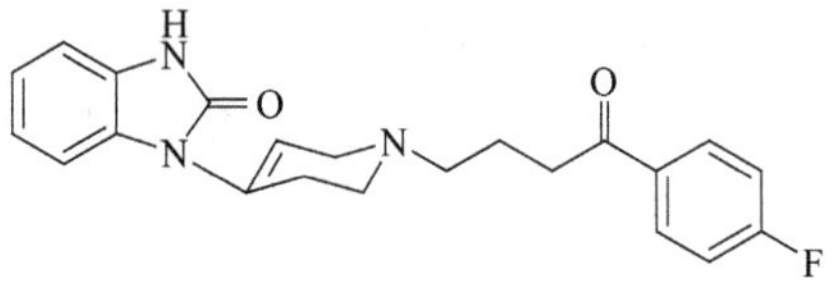 |
| 硫杂蒽类 | 氯普噻吨 | 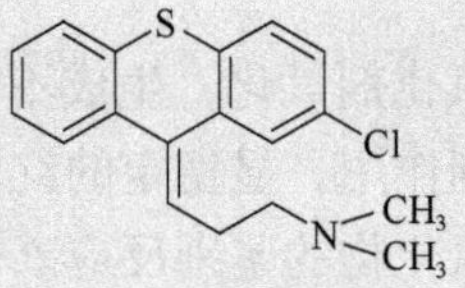 |
| | 珠氯噻醇 | 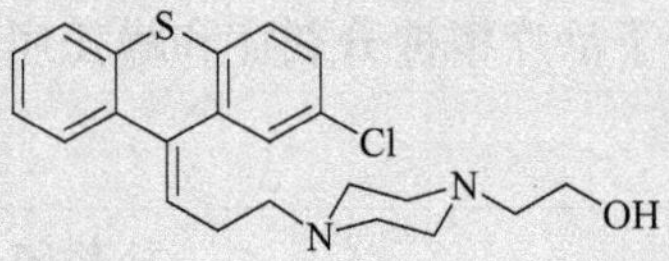 |
| 苯甲酰胺类 | 舒必利 | 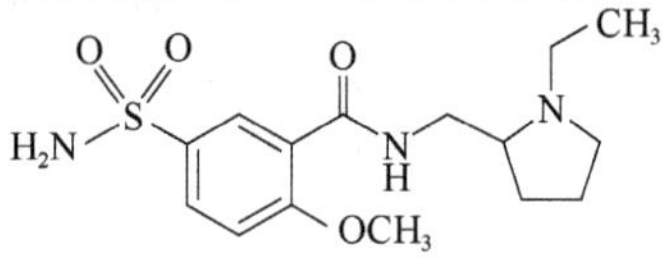 |
| | 奈莫必利 | 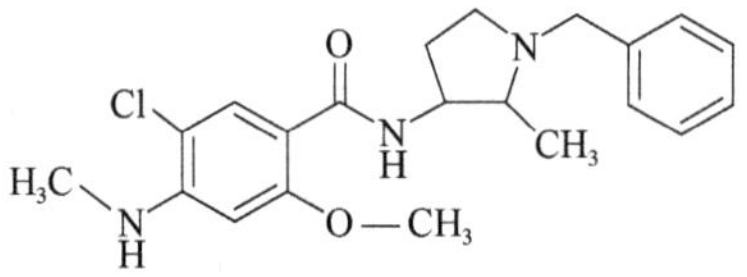 |
| 二苯丁基哌啶类 | 匹莫齐特 | 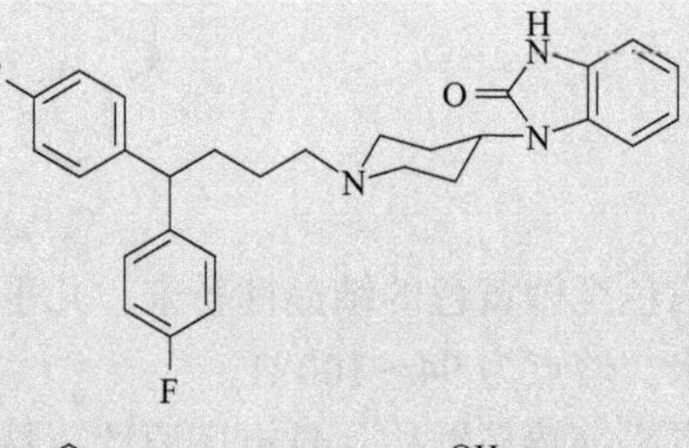 |
| | 五氟利多 | 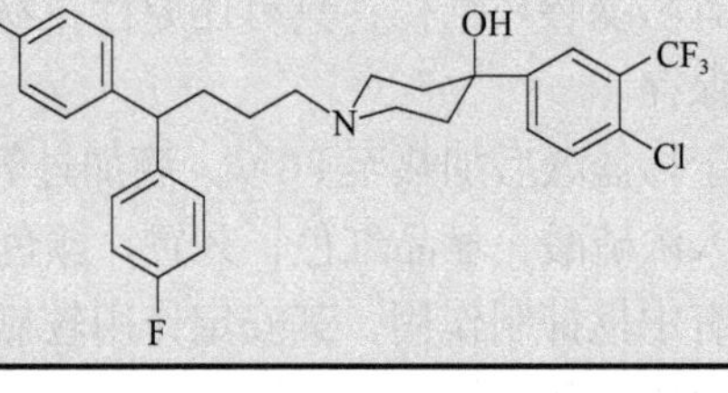 |

**考点**：常见抗精神病药的结构类型及代表药物；盐酸氯丙嗪的结构特点、稳定性及增强稳定性的措施、鉴别反应、主要用途

# 第 5 节　镇　痛　药

镇痛药是一类主要作用于中枢神经系统，选择性地抑制痛觉，但不影响意识也不干扰神经冲动传导的药物。因多数药物长期反复使用可成瘾，又称为麻醉性镇痛药。

> **链接**
>
> ### 解热镇痛药与镇痛药
>
> 常用于镇痛的药物有两大类，即解热镇痛药类和镇痛药类。其中解热镇痛药类包括解热镇痛药和非甾体抗炎药，无成瘾性，常用于外周神经的钝痛；镇痛药又称为强效镇痛药或麻醉性镇痛药，通过激动阿片受体，激活脑内镇痛系统，阻断痛觉传导，提高痛阈，产生中枢性镇痛作用。由于镇痛药多具有成瘾性，故多数药物早已被列为特殊管理药品实行严格管理。

镇痛药按来源不同，可分为吗啡及半合成衍生物、吗啡的全合成代用品两类。

## 一、吗　啡

吗啡是从罂粟科植物罂粟或白花罂粟的浆果浓缩物即阿片（干燥后称为鸦片）中提取出来的，是阿片中最主要的生物碱。吗啡是最早使用的镇痛药，具有悠久的药用历史。1804 年，纯品吗啡从阿片中被提取分离，1847 年，吗啡分子式被确定，1927 年，吗啡化学结构被阐明，1952 年，吗啡完成全合成。20 世纪 70 年代后，吗啡作用机制被逐渐明确。

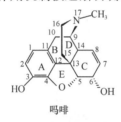

吗啡

> **链接**
>
> ### 吗啡的成瘾性
>
> 吗啡具有较强的药物成瘾性，一般连续使用 1~2 周即可出现耐受性。吗啡成瘾者突然停用此药可出现戒断综合征，表现为流泪、流涕、出汗、瞳孔散大、血压升高、心率加快、体温升高、呕吐、腹痛、腹泻、肌肉关节疼痛及神经、精神兴奋性增高（如惊恐、不安、打呵欠、震颤和失眠等），严重者还会出现虚脱和意识丧失。长期滥用吗啡可导致精神不振、消沉、思维和记忆力衰退，并可引起精神失常、肝炎等，严重时会导致呼吸衰竭而死亡。

吗啡分子是由五个环稠合而成的刚性分子，五环中含有部分氢化的菲环（A、B、C）和一个哌啶环（D）。环上有手性碳原子，天然品为左旋体。A 环为芳环，呈平面性，C 环呈船式构象，D 环呈椅式构象，由于 C、D 环的相对固定，使 A、B、E 环近似一个平面，D 环处于这一平面的前方，而 C 环处于平面的后方。整个分子呈三维的"T"型。这种构型与吗啡的镇痛作用密切相关。

**盐酸吗啡　Morphine Hydrochloride**

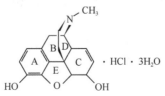

$C_{17}H_{19}NO_3 \cdot HCl \cdot 3H_2O$　375.85

本品为白色、有丝光的针状结晶或结晶性粉末，无臭，味苦。能溶于水，略溶于乙醇，几乎不溶于氯仿或乙醚。

本品结构上有 5 个手性碳原子，具有旋光性，常用左旋体。

本品结构中有酚羟基和叔氨基，显酸碱两性，既能溶于酸，又能溶于碱。临床上常用其盐酸盐。

本品结构中的酚羟基具有还原性，易被氧化生成毒性较大的伪吗啡（又称双吗啡）和 N-氧化吗啡。其水溶液在酸性条件下相对稳定，在中性或碱性条件下易发生氧化，氧气、加热、紫外线、重金属离子等可加快氧化反应。故在配制吗啡注射液时，要调 pH 为 3.0～4.0，使用中性玻璃安瓿，充入 $N_2$ 驱氧，加入抗氧剂焦亚硫酸钠或亚硫酸氢钠，加入乙二胺四乙酸二钠（EDTA-2Na）作金属掩蔽剂，采用 100℃ 流通蒸汽灭菌 30 分钟。

伪吗啡　　　　　　　　　　　　　　　　N-氧化吗啡

吗啡在酸性溶液中加热，可脱水并发生分子重排，生成阿扑吗啡。阿扑吗啡对呕吐中枢有显著兴奋作用，临床上作为催吐药物。阿扑吗啡具有邻二酚羟基结构，具有较强还原性，遇稀硝酸被氧化生成邻醌化合物显红色；遇碘溶液则被氧化生成翠绿色化合物，在水及醚存在时，醚层为深红宝石色，水层为绿色。利用此颜色变化可以检查出吗啡注射液中存在的微量阿扑吗啡。

阿扑吗啡　　　　　　　　邻醌化合物

吗啡可被铁氰化钾氧化生成伪吗啡，铁氰化钾则被还原生成亚铁氰化钾，再与三氯化铁试液作用，生成亚铁氰化铁而呈蓝色。可待因无此反应，因而可据此反应区别吗啡和可待因。

**Ⅲ 课堂互动** ————————————————————————

如何区别吗啡和可待因？为什么？

吗啡有多种颜色反应可用作鉴别。盐酸吗啡的水溶液与中性三氯化铁试液反应显蓝色，是酚羟基的特有反应；与甲醛-硫酸试液反应，显紫堇色，为芳环的特有反应；与钼硫酸试液反应显紫色，继而变为蓝色，最后变为棕绿色。

本品水溶液显氯化物的鉴别反应。

本品作用于阿片受体，产生镇痛、镇静、镇咳作用。临床上主要用于抑制剧烈疼痛，亦用于麻醉前给药。

# 二、吗啡的半合成衍生物

吗啡具有优良的镇痛、镇咳和镇静作用，但最大缺点是容易成瘾和抑制呼吸中枢。为降低或消除吗啡的副作用，将吗啡的 3、6 位羟基，7、8 位双键和 17 位 N-甲基等进行结构修饰，可得到一系列吗啡的半合成衍生物。

（1）将吗啡 3 位上的酚羟基烷基化得到可待因，其镇痛活性和成瘾性都降低，只作为镇咳药使用。

（2）将吗啡 3、6 位上的两个羟基同时乙酰化得到海洛因，其镇痛作用大大增强，但成瘾性也极大地增加，故被列为禁用的毒品。

（3）将吗啡 6 位上的羟基氧化成酮，7、8 位间的双键氢化，14 位引入羟基，得到羟吗啡酮，其镇痛活性和成瘾性均大大提高。再将羟吗啡酮的 17 位 N-甲基换成烯丙基，得到纳洛酮，其作用完全发生改变，镇痛作用消失，成为吗啡的专一拮抗剂，可用于吗啡等麻醉性镇药的急性中毒解救，也可以用于解救急性酒精中毒。

（4）6 位和 9 位间以—$CH_2$—$CH_2$—连接得到二氢埃托菲，其镇痛活性为吗啡的 1.2 万倍，是迄今为止作用最强、用量最小的镇痛药。

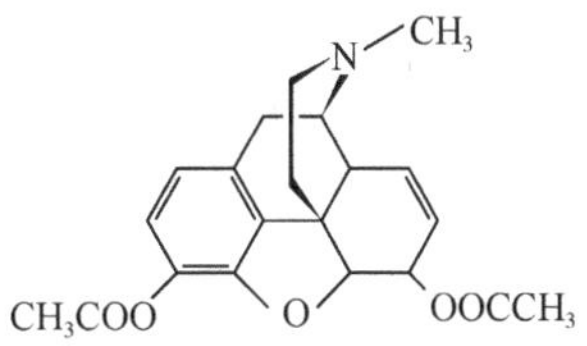

| 海洛因 | 羟吗啡酮 | 纳洛酮 | 二氢埃托啡 |

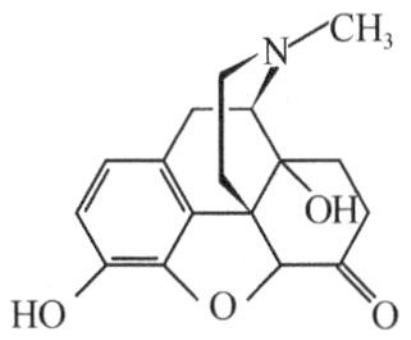

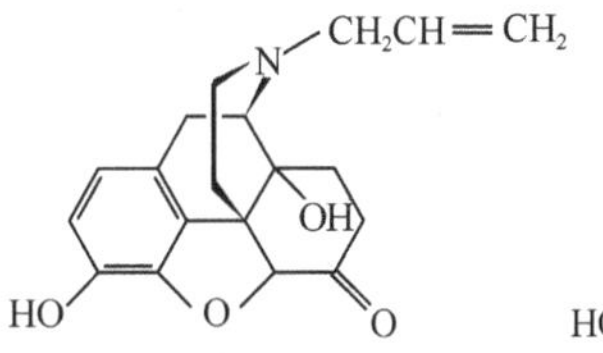

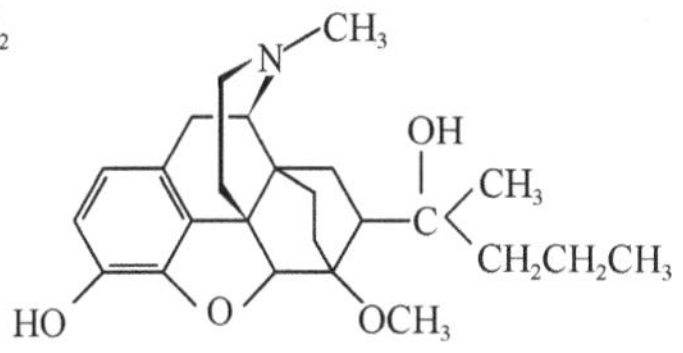

### 磷酸可待因　Codeine Phosphate

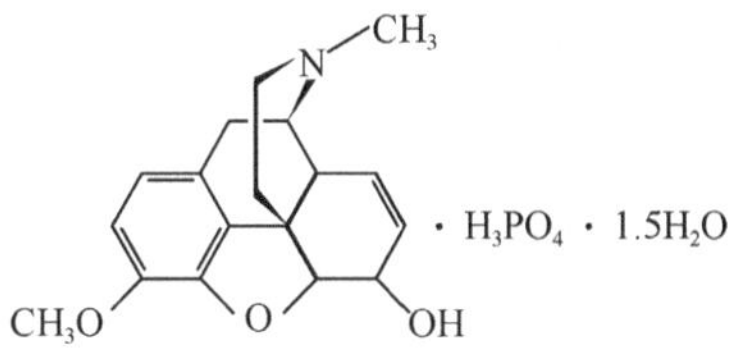

$C_{18}H_{21}NO_3 \cdot H_3PO_4 \cdot 1.5H_2O$　　424.39

本品又名磷酸甲基吗啡。

本品为白色针状结晶性粉末。无臭，味苦。易溶于水，微溶于乙醇，极微溶于氯仿或乙醚。熔点为 235℃。

本品的水溶液加入氨试液不产生沉淀，但加入氢氧化钠溶液，则析出游离的白色沉淀。

本品与三氯化铁试液作用不显色，但加入浓硫酸溶液共热，因醚键断裂生成酚，与铁离子生成蓝紫色配合物。

本品与甲醛–硫酸试液反应显红紫色；与亚硒酸硫酸试液作用，呈绿色，渐变蓝色。

本品显磷酸盐的鉴别反应。

**课堂互动**

吗啡与可待因在结构上有何异同点？二者理化性质有哪些不同？

本品为中枢麻醉性镇咳药，用于各种原因引起的剧烈干咳。有轻度成瘾性，应限制使用。

# 三、吗啡的全合成代用品

吗啡的半合成衍生物需要以吗啡为原料，不仅来源受到限制，同时也很难解决其毒性和成瘾性等问题，但如果对吗啡的分子结构进行简化，可得到许多合成的新吗啡衍生物。按化学结构不同，这些衍生物可分为苯基哌啶类、氨基酮类、吗啡烃类、苯吗喃类及其他类。

## （一）苯基哌啶类

1939 年，人们在研究解痉药阿托品类似物时意外发现了哌替啶。哌替啶只保留了吗啡的 A 环和 D 环，不但有解痉作用，还具有吗啡样镇痛作用，虽然镇痛效力不及吗啡，但依赖性较吗啡小。

将哌替啶的苯基和哌啶之间插入 N 原子，使原来的酯成为酰胺，镇痛作用更强，如芬太尼的镇痛作用比吗啡强 80 倍。

### 盐酸哌替啶　Pethidine Hydrochloride

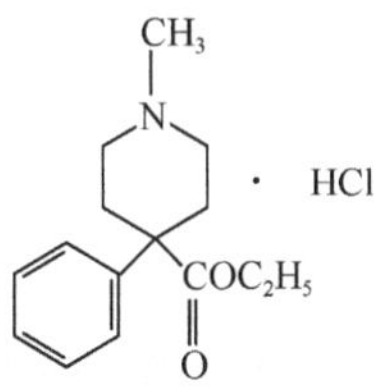

$C_{15}H_{21}NO_2 \cdot HCl$　　283.80

本品又名度冷丁。

本品为白色结晶性粉末，无臭或几乎无臭。易溶于水或乙醇，溶于氯仿，几乎不溶于乙醚。熔点为 186～190℃。

本品水溶液显弱酸性，加碳酸钠试液使其碱化后，析出游离的哌替啶，为油状物。油状物干燥后形成黄色或淡黄色固体，熔点为 30～31℃。

本品结构中虽含有酯键，但由于酯键邻位的苯环和哌啶环具有空间位阻作用，故酯键不容易水解，本品较为稳定，短时间内煮沸也不变质。

本品的乙醇溶液与苦味酸的乙醇溶液反应，生成黄色苦味酸盐结晶性沉淀，熔点为 188～189℃，可作为本品的定性鉴别。

本品与甲醛–硫酸试液反应，显橙红色。

**课堂互动**

盐酸吗啡和盐酸哌替啶哪一个稳定性好？为什么？

本品为典型的阿片受体激动剂，镇痛活性为吗啡的 1/10，但成瘾性小，不良反应少。由于起效快，作用时间较短，对新生儿的呼吸抑制作用较小，常用于分娩时镇痛。临床上主要用于各种创伤性疼痛和平滑肌痉挛引起的内脏剧痛。

### 枸橼酸芬太尼　Fentanyl Citrate

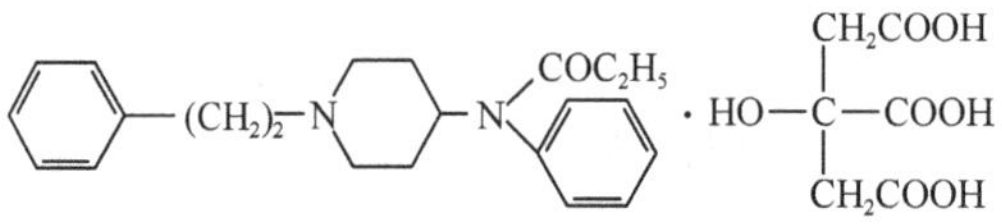

$C_{22}H_{28}N_2O \cdot C_6H_8O_7$　528.60

本品为白色结晶性粉末，味苦。易溶于热异丙醇，溶于甲醇，略溶于水或氯仿。熔点为 148～151℃。

本品水溶液呈酸性反应。

本品加苦味酸试液，生成黄色沉淀。

本品与甲醛–硫酸试液反应呈橙红色。

本品的水溶液显枸橼酸盐的鉴别反应。

本品为强效镇痛药，作用迅速，维持时间短，镇痛剂量对呼吸抑制作用轻，成瘾性较弱。临床用于外科手术中和术后及癌症等的镇痛，还可与麻醉药合用作为辅助麻醉用药。

### （二）氨基酮类

在研究具有酯基和碱性侧链的镇痛药时，发现酮基比酯基的镇痛作用更强。如美沙酮，其作用比吗啡强，作用时间长，耐受性、成瘾性小，戒断症状轻，可口服，因此常常作为戒毒药。

### 盐酸美沙酮　Methadone Hydrochloride

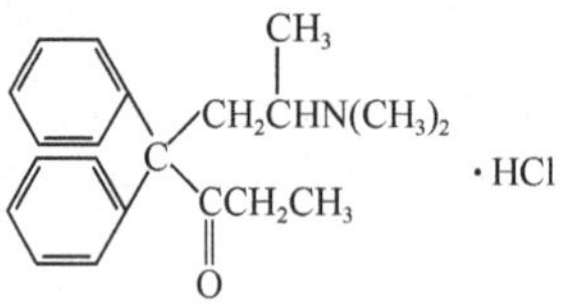

$C_{21}H_{27}NO \cdot HCl$　345.91

本品为无色结晶或白色结晶性粉末，无臭。易溶于乙醇或氯仿，溶于水，不溶于乙醚。熔点为 230～234℃。

本品分子中含有一个手性碳原子，具有旋光性。左旋体和右旋体都有很强的镇咳作用，但镇痛作用左旋体活性大于右旋体。临床上常用其外消旋体。

本品水溶液中加碳酸钠试液使呈碱性，析出游离的美沙酮，干燥后熔点约为 76℃。

本品水溶液经光照可发生部分分解，溶液变成棕色，pH 发生改变，旋光性也发生改变。其游离碱的有机溶液在 30℃贮存时，形成美沙酮的 *N*-氧化物。

本品的羰基位阻较大，羰基化学反应活性较低，不发生一般羰基的反应如生成缩氨脲或腙，也不能被钠汞剂或异丙醇铝还原。

本品具有叔胺结构，可与生物碱沉淀剂苦味酸反应产生沉淀；也可与甲基橙试液作用，生成黄色复盐沉淀。

本品为阿片受体非环状配体，镇痛活性比吗啡强，成瘾性较小，并有显著镇咳作用，但毒性较大，有效剂量与中毒量比较接近，安全度小。临床主要用于阿片、吗啡、海洛因成瘾者的脱毒治疗（脱瘾疗法）。

## （三）苯吗喃类

苯吗喃类为吗啡烃类进一步除去碳环，并在碳环破裂处保留小的烃基，立体结构与吗啡相似的衍生物。1962 年发现的喷他佐辛（镇痛新）为这一类药物的代表，其镇痛作用约为吗啡的 1/3，几乎无成瘾性，是第一个用于临床的非成瘾性阿片类合成镇痛药。

**喷他佐辛　Pentazocine**

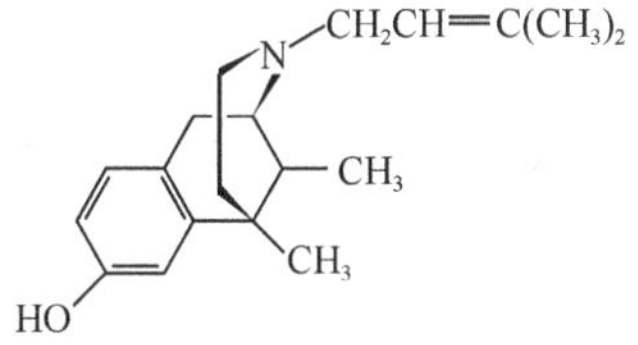

C$_{19}$H$_{27}$NO　285.42

本品又名镇痛新。

本品为白色或类白色结晶性粉末。无臭，味微苦。易溶于氯仿，溶于乙醇，略溶于乙醚，微溶于苯和醋酸乙酯，不溶于水。熔点为 150～155℃。

本品结构中有 3 个手性碳原子，左旋体的镇痛活性比右旋体强 20 倍，临床上应用其外消旋体。

本品结构中具有叔氨基，可与酸成盐，临床常用其盐酸盐。

本品结构具有酚羟基，其稀硫酸溶液遇三氯化铁试液呈黄色。其盐酸溶液可使高锰酸钾溶液褪色。

本品是第一个用于临床的非成瘾性阿片类合成镇痛药，临床上用于减轻中度至重度疼痛。

## （四）其他类

研究发现，一些环己烷衍生物也能产生镇痛作用，如曲马多可通过抑制去甲肾上腺素的重摄取和增加 5-羟色胺的浓度，阻断疼痛脉冲的传导。本品为中枢性镇痛药，对呼吸抑制作用低，短时间应用成瘾性小，可以替代吗啡，用于中、重度急、慢性疼痛的止痛。

盐酸布桂嗪（强痛定）是阿片受体激动-阻滞剂，其镇痛作用约为吗啡的 1/3，但比解热镇痛药强。盐酸布桂嗪显效快，一般注射后 10 分钟起效，临床上用于治疗各种疼痛。连续使用可致耐受和成瘾，故不可滥用。

苯噻啶为组胺 H$_1$ 受体拮抗剂，具有较强的抗组胺作用及较弱的抗乙酰胆碱作用，用于偏头痛的预防，有镇静作用。

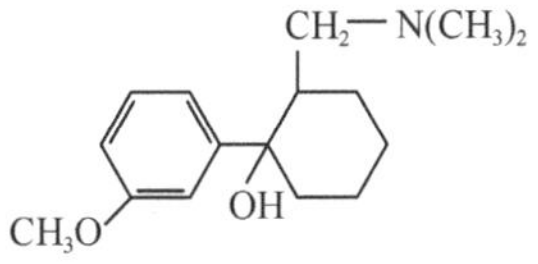

曲马多 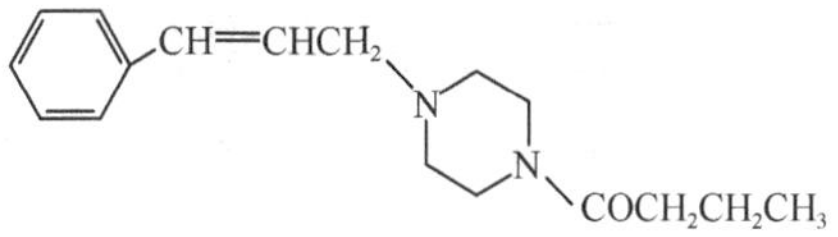　　　　　　　　　布桂嗪 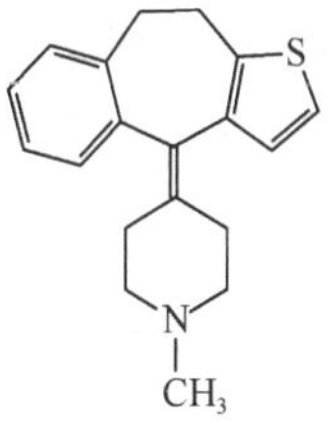　　　　　　　　　苯噻啶

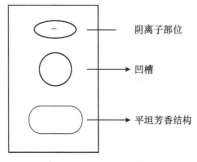

图 3-2　阿片受体模型

# 四、构 效 关 系

对吗啡及其衍生物和全合成镇痛药的结构进行分析，人们发现这类药物属于结构特异性药物。吗啡及其衍生物之所以有镇痛作用，是因为药物进入体内，与体内中枢神经系统中具有三维立体结构的阿片受体结合，才呈现出镇痛活性。1954 年，人们根据吗啡及合成镇痛药的共同药效构象设想出阿片受体模型（图 3-2），按照这一受体模型，认为镇痛药分子应包括以下三个结构部分：①分子结构中具有 1 个平坦的芳环结构，通过范德瓦耳斯力与受体的平坦区结合；②分子中具有 1 个碱性中心，在生理 pH 条件下，大部分电离为阳离子，并通过静电力与受体表面的阴离子部位结合；③具有哌啶或类似哌啶的空间结构。哌啶或类似哌啶的烃基部分应突出于芳环构成的平面的上方，恰好可以嵌入受体中的凹槽部位产生疏水性结合。这一学说存在局限性，无法解释与吗啡结构相似的埃托啡的镇痛作用高于吗啡几百倍的事实。

**考点：** 盐酸吗啡、磷酸可待因、盐酸哌替啶的结构特点、理化性质及临床应用；美沙酮、纳洛酮的主要用途

# 第6节　神经退行性疾病治疗药

神经退行性疾病又称神经退化性疾病，是由于大脑和脊髓的神经元退行性病变而引起的慢性、进行性神经系统疾病。阿尔茨海默病和帕金森病是两种最为常见的老年性神经退行性疾病，临床症状分别以认知障碍和运动障碍为主。

## 一、抗阿尔茨海默病药

阿尔茨海默病（Alzheimer's disease，AD）又称为原发性老年痴呆症，占老年痴呆症患者总数的 70%左右。目前临床应用的抗阿尔茨海默病的药物主要有两类：①乙酰胆碱酯酶抑制剂（AChEI），如多奈哌齐、加兰他敏、石衫碱甲等。可以延缓突触间隙乙酰胆碱的降解，提高乙酰胆碱含量，主要用于改善轻中度阿尔茨海默病的认知损害症状；②N-甲基-D-天冬氨酸（NMDA）受体拮抗剂，如美金刚等。可抑制钙超载，减少神经元死亡，用于治疗中、重度阿尔茨海默病。

### 盐酸多奈哌齐　Donepezil Hydrochloride

$C_{24}H_{29}NO_3 \cdot HCl$　415.96

本品为白色结晶性粉末，无臭。易溶于氯仿，可溶于水和乙酸，微溶于乙醇和乙腈。熔点为 211～212℃，熔融时同时分解。

本品为强效可逆性非竞争性乙酰胆碱酯酶抑制剂，对轻中度阿尔茨海默病患者的临床症状有较好的改善作用，对血管性痴呆患者也有显著疗效。本品还有改善患者的精神状态和保持脑功能活性的作用。本品对中枢乙酰胆碱酯酶具有高度专一性，因此对外周神经系统产生的副作用较轻。

本品用于轻至中度认知障碍的阿尔茨海默病的治疗。

## 二、抗帕金森病药

帕金森病又称震颤麻痹，是一种中枢神经系统锥体外系功能障碍的慢性进行性疾病，主要症状是受累肢体自主运动时肌肉震颤不止，出现肌肉强直或僵硬以及运动障碍，同时伴有知觉、识别和记忆障碍。抗帕金森病药主要用于减轻症状或增加脑中的多巴胺，通过刺激多巴胺受体，增加多巴

胺的合成或减少其分解代谢等。

抗帕金森病药主要包括：拟多巴胺药，如左旋多巴；外周脱羧酶抑制剂，如卡比多巴、苄丝肼；多巴胺受体激动剂，如溴隐亭；多巴胺加强剂，如司来吉兰。

### 左旋多巴 Levodopa

$C_9H_{11}NO_4$ 197.19

本品为白色或类白色结晶粉末，无臭。在水中微溶，在乙醇、氯仿或乙醚中不溶。熔点为284～286℃。

本品具有邻苯二酚（儿茶酚）结构，具有还原性，极易被空气中的氧氧化变色。本品水溶液久置后，可变黄、红、紫，直至黑色，高温、光、碱、重金属离子可加速氧化。为增强稳定性，本品注射液常加 $L$-半胱氨酸盐酸盐作抗氧剂。

本品为多巴胺的前体药物，本身无药理活性，通过血-脑屏障进入中枢，经多巴胺脱羧作用转化成多巴胺而发挥药理作用。

本品用于治疗各种类型的帕金森病，也可用于治疗肝性脑病。

**考点：** 盐酸多奈哌齐和左旋多巴的临床用途

## 自测题

### 一、名词解释

1. 紫脲酸铵反应 2. 安钠咖

### 二、选择题

**（一）A型题（单项选择题）**

1. 巴比妥类药物的基本结构为（ ）
   A. 乙内酰脲 B. 丙二酰脲 C. 氨基甲酸酯
   D. 丁二酰亚胺 E. 丙脲胺

2. 巴比妥类药物与氢氧化钠溶液一起加热时可水解放出氨气，这是因为分子中含有（ ）
   A. 酯 B. 酰卤 C. 酰肼
   D. 酰脲 E. 叔胺

3. 巴比妥类药物与吡啶硫酸铜试剂作用显（ ）
   A. 紫堇色 B. 蓝色 C. 绿色
   D. 红色 E. 橙色

4. 巴比妥类药物在碳酸钠溶液中与硝酸银试剂作用产生白色沉淀，是因为生成（ ）
   A. 一银盐 B. 银钠盐 C. 二银盐
   D. 银络合物 E. 氨络合物

5. 关于巴比妥类药物显弱酸性的叙述错误的是（ ）
   A. 具"—CO—NH—CO—"结构能形成烯醇型
   B. 可与碱金属的碳酸盐形成水溶性盐类
   C. 可与碱金属的氢氧化物形成水溶性盐类
   D. $pK_a$ 多在 7～9 之间，其酸性比碳酸强
   E. 巴比妥类药物可与碱金属的亚硫酸盐形成水溶性盐类

6. 巴比妥酸 $C_5$ 位上两个取代基的碳原子总数一般在（ ）
   A. 2～4 之间 B. 3～6 之间 C. 4～8 之间
   D. 5～10 之间 E. 10～14 之间

7. 苯巴比妥能与甲醛-硫酸试剂作用在两液层交界面产生玫瑰红色环，是因为分子中有（ ）
   A. 酰胺键 B. 羰基 C. 乙基
   D. 苯环 E. 甲基

8. 下列性质与苯巴比妥钠不符的是（ ）
   A. 有吸湿性 B. 不溶于水
   C. 显弱碱性 D. 显钠盐的鉴别反应
   E. 遇酸酐变红

9. 地西泮属于（ ）
   A. 巴比妥类 B. 苯二氮䓬类
   C. 吩噻嗪类 D. 乙内酰脲类
   E. 丙二酰脲类

10. 下列有关地西泮的叙述错误的是（ ）
    A. 本品又名安定
    B. 在水中几乎不溶
    C. 遇酸遇碱及受热易水解
    D. 经氧瓶燃烧法进行有机破坏后显氟化物的鉴别反应
    E. 安全范围大

11. 可与吡啶硫酸铜试剂作用显蓝色的药物是（ ）
    A. 苯巴比妥钠 B. 含硫巴比妥
    C. 苯妥英钠 D. 安定

E. 以上都不对

12. 下列关于苯妥英钠的性质正确的是（　　）
    A. 不溶于水
    B. 显弱酸性
    C. 可与吡啶硫酸铜试剂作用显紫色
    D. 遇硝酸银试剂可产生白色银盐沉淀
    E. 显强酸性

13. 盐酸氯丙嗪又名（　　）
    A. 眠尔通　　B. 冬眠灵　　C. 安定
    D. 大仑丁钠　E. 心得安

14. 盐酸氯丙嗪在空气或日光中放置易变色,这是因为盐酸氯丙嗪被（　　）
    A. 氧化　　　B. 还原　　　C. 水解
    D. 脱水　　　E. 风化

15. 盐酸氯丙嗪与三氯化铁试剂显稳定的红色,这是因为分子中有（　　）
    A. 苯环　　　B. 氯原子　　C. 吩噻嗪环
    D. 噻嗪环　　E. 丙基

16. 结构中有哌嗪杂环的药物是（　　）
    A. 氯丙嗪　　B. 奋乃静　　C. 异丙嗪
    D. 氟哌啶醇　E. 阿司匹林

17. 盐酸氯丙嗪的溶液中加入维生素 C 的作用是（　　）
    A. 助溶剂　　B. 配合剂　　C. 抗氧剂
    D. 防止水解　E. 氧化剂

18. 苯妥英钠水溶液露置空气中可析出苯妥英结晶而显浑浊,这是因为吸收了空气中的（　　）
    A. $O_2$　　　B. $N_2$　　　C. $CO_2$
    D. $H_2O$　　E. $NH_3$

19. 配制地西泮注射液时常以盐酸调 pH 为 6.2～6.9 并用 100℃流通蒸汽进行灭菌,是为了防止其被（　　）
    A. 氧化　　　B. 水解　　　C. 还原
    D. 脱水　　　E. 风化

20. 巴比妥类药物为（　　）
    A. 两性化合物　　　　B. 中性化合物
    C. 弱酸性化合物　　　D. 弱碱性化合物
    E. 强酸性化合物

21. 在酸性或碱性溶液中加热水解,其产物经重氮化后与 $\beta$-萘酚生成橙红色的药物是（　　）
    A. 苯妥英钠　　　　　B. 盐酸氯丙嗪
    C. 丙戊酸钠　　　　　D. 奥沙西泮
    E. 地西泮

22. 下列性质与吗啡不符的是（　　）
    A. 易氧化变质
    B. 在碱性环境中较稳定
    C. 遇甲醛硫酸显紫堇色
    D. 在硫酸、磷酸或盐酸中加热,生成阿扑吗啡
    E. 白色结晶粉末

23. 盐酸吗啡易氧化变色,是因其分子结构中具有（　　）

A. 酚羟基　　B. 苯环　　　C. 芳伯氨基
D. 含氮杂环　E. 盐酸

24. 盐酸吗啡注射液变色后不得供药用,是因易氧化生成了下列什么物质（　　）
    A. 双吗啡　　B. 阿扑吗啡　C. 去水吗啡
    D. 可待因　　E. 哌替啶

25. 盐酸哌替啶结构中酯键较稳定是因为下列什么效应（　　）
    A. 吸电子效应　　　　B. 供电子效应
    C. 空间位阻效应　　　D. 共轭效应
    E. 共价效应

26. 磷酸可待因与浓硫酸及三氯化铁试液共热显蓝色,是因为（　　）
    A. 酚羟基与三氯化铁生成配合物
    B. 酚羟基被三氯化铁氧化
    C. 醚键断裂生成酚羟基与三氯化铁生成配合物
    D. 菲环脱水产物被三氯化铁氧化
    E. 醚键被浓硫酸水解

27. 可发生水解后重氮化-偶合反应的药物是（　　）
    A. 苯巴比妥　　　　　B. 奥沙西泮
    C. 咖啡因　　　　　　D. 地西泮
    E. 吗啡

28. 能与硝酸银试液作用生成浅黄色沉淀的药物是（　　）
    A. 盐酸吗啡　　　　　B. 盐酸哌替啶
    C. 磷酸可待因　　　　D. 枸橼酸芬太尼
    E. 盐酸可乐定

29. 与吗啡的合成代用品化学结构不符的是（　　）
    A. 分子结构中具有一个平坦的芳香结构
    B. 烃基部分应突出平面前方
    C. 分子中有一个碱性中心
    D. 碱性中心和平坦芳环不应在同一平面上
    E. 碱性中心和平坦芳环应在同一平面上

30. 下列药物中临床被用作催吐剂的是（　　）
    A. 吗啡　　　B. 阿扑吗啡　　C. 双吗啡
    D. 可待因　　E. 哌替啶

**（二）B 型题（配伍选择题）**
（31～35 题共用备选答案）
    A. 乙内酰脲类　　　　B. 吩噻嗪类
    C. 丁二酰亚胺类　　　D. 苯二氮草类
    E. 丁酰苯类

31. 乙琥胺为抗癫痫药属于（　　）
32. 苯妥英钠为抗癫痫药属于（　　）
33. 地西泮为抗焦虑药属于（　　）
34. 奋乃静为抗精神失常药属于（　　）
35. 盐酸氯丙嗪为抗精神失常药属于（　　）
（36～40 题共用备选答案）
    A. 苯巴比妥钠　　　　B. 苯妥英钠

C. 两者均是　　　D. 两者均不是

36. 可与铜吡啶试剂作用显色的药物是（　　）

37. 其水溶液可吸收空气中 $CO_2$ 析出游离体沉淀的药物是（　　）

38. 属于乙内酰脲类药物是（　　）

39. 属于丙二酰脲衍生物的药物是（　　）

40. 分子中具有吩噻嗪环的药物是（　　）

（41～45 题共用备选答案）

A. 地西泮　　　B. 盐酸氯丙嗪

C. 两者均是　　　D. 两者均不是

41. 易被水解的药物是（　　）

42. 易被氧化的药物是（　　）

43. 分子中含有氯原子的药物是（　　）

44. 分子中含有丙二酰脲结构的药物是（　　）

45. 应避光，密封保存的药物是（　　）

（46～50 题共用备选答案）

A. 显蓝色　　　B. 析出油状物

C. 紫色消失　　　D. 不显色

E. 黄色沉淀

46. 磷酸可待因遇三氯化铁试液（　　）

47. 盐酸吗啡遇三氯化铁试液（　　）

48. 枸橼酸芬太尼加苦味酸试剂生成（　　）

49. 枸橼酸芬太尼在酸中可使高锰酸钾试液（　　）

50. 盐酸哌替啶的水溶液用碳酸钠试液碱化后（　　）

（三）X 型题（多项选择题）

51. 下列物质可加速盐酸吗啡氧化变质的是（　　）

A. NaHCO₃　　B. NaHSO₃　　C. SD-Na

D. NaOH　　　E. EDTA-2Na

52. 配制盐酸吗啡注射液应采用的措施是（　　）

A. 通入氮气或二氧化碳气体

B. 加 EDTA-2Na

C. 加氧化剂

D. 采用 100℃流通蒸汽灭菌 30 分钟

E. 调 pH 为 3.0～4.0

53. 区别盐酸吗啡和磷酸可待因可选用（　　）

A. 三氯化铁试液　　　B. 硝酸银试液

C. 铁氰化钾试液　　　D. 甲醛硫酸试液

E. 铁氰化钾试液及三氯化铁试液

54. 促使吗啡氧化的因素有（　　）

A. 光　　　　　B. 重金属离子

C. 空气中的氧　　　D. 碱

E. 抗氧剂

## 三、填空题

1. 巴比妥酸_____位上的两个活泼_____均被取代时，才有镇静催眠作用，两个取代基的碳原子总数须在_____之间，超过_____个时可导致惊厥。

2. 地西泮又名_____，具有希夫碱及_____结构，遇酸或碱及受热易_____。

3. 苯妥英钠又名_____，水溶液显_____性，在空气中渐渐吸收_____，析出_____而显浑浊。

4. 盐酸氯丙嗪又名_____，易氧化变色，其原因主要是分子结构中_____环易被氧化。

5. 盐酸吗啡长时间在空气中放置，可被_____而变色，其主要产物是_____，因此，盐酸吗啡注射液变色后_____再供药用。

## 四、简答题

1. 写出巴比妥类药物的基本结构，并简述该类药物的主要鉴别反应。

2. 比较吗啡和可待因的化学结构，简述区别两者的方法。

3. 咖啡因与碱共热有何反应？产物是什么？

（梁永坚）

# 第 **4** 章

# 外周神经系统药物

外周神经系统也称周围神经系统，是整个神经系统的外周部分，由传入神经和传出神经组成。其中，根据传出神经分泌的化学递质不同，又将传出神经分为胆碱能神经和肾上腺素能神经。根据影响的神经类别不同，外周神经系统药物分为影响胆碱能神经系统药物和影响肾上腺素能神经系统药物。

## 第 1 节　影响胆碱能神经系统药物

影响胆碱能神经系统药物通过影响胆碱能神经的生理功能而发挥作用，包括拟胆碱药和抗胆碱药。

> **链 接**　　　　　　　　　　胆碱能神经系统的主要受体与效应
>
> 　　胆碱受体分为毒蕈碱型受体（简称 M 受体）和烟碱型受体（简称 N 受体）两类。M 受体主要分布在心脏、眼、腺体、内脏平滑肌、血管等处，M 受体激动时呈现 M 样作用，表现为心脏抑制、瞳孔缩小、腺体分泌增加、内脏平滑肌收缩、血管舒张等效应。N 受体主要分布在骨骼肌、神经节、肾上腺髓质等处，N 受体激动时呈现 N 样作用，表现为骨骼肌收缩、神经节兴奋、肾上腺髓质分泌肾上腺素增加等效应。

## 一、拟 胆 碱 药

拟胆碱药，又称胆碱受体激动剂，按其作用机制的不同可分为两类：一类是直接作用于胆碱受体的拟胆碱药，如硝酸毛果芸香碱、氯贝胆碱等；另一类是具有抗胆碱酯酶作用能间接引起胆碱能受体兴奋的拟胆碱药，包括溴新斯的明、加兰他敏以及胆碱酯酶复活剂碘解磷定等。

### （一）直接作用于胆碱受体的拟胆碱药

该类药物模拟乙酰胆碱激动受体而产生生理活性。乙酰胆碱本身对所有胆碱能受体部位无选择性作用，且性质不稳定，在体内极易水解而失活，无实用价值。因此，此类药物是基于对乙酰胆碱的结构改造而发现的。

**硝酸毛果芸香碱**　　**Pilocarpine Nitrate**

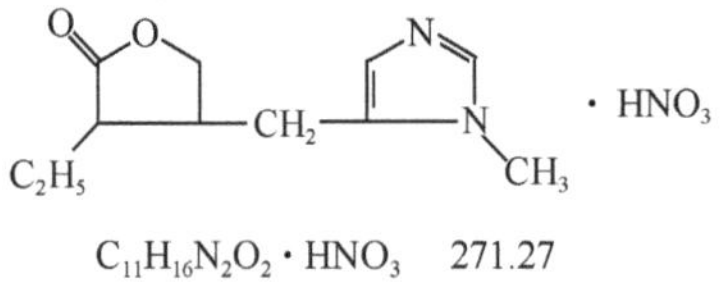

$$C_{11}H_{16}N_2O_2 \cdot HNO_3 \quad 271.27$$

本品又名硝酸匹鲁卡品。

本品为无色结晶或白色结晶性粉末，无臭。易溶于水，微溶于乙醇，不溶于乙醚。熔点为 174～178℃，熔融时同时分解。

本品具有手性碳原子，具有旋光性。

本品结构中咪唑环上的两个氮原子显碱性，遇硝酸、盐酸等可生成盐，药用其硝酸盐。

本品结构上有内酯环，在碱性溶液中易水解生成无活性的毛果芸香酸盐，在 pH 为 4.0～5.5 时较稳定，但 pH 过低对眼部有刺激，且只有游离的毛果芸香碱才能通过组织起到治疗作用，故在配制滴眼液时，通常加入磷酸盐缓冲液，控制 pH 接近 6.0。

本品受热或在碱性条件下 $C_3$ 位可发生差向异构化，生成异毛果芸香碱，药理活性降低，仅为毛果芸香碱的 1/20～1/6。

本品水溶液可发生棕色环反应，即本品溶液加入等量硫酸，放冷后沿管壁加入适量 $FeSO_4$ 试液，在两液层交界面显棕色环。

本品能兴奋 M 胆碱受体，缩小瞳孔，临床主要用于治疗青光眼。

**课堂互动**

硝酸毛果芸香碱稳定性好吗？为什么？在制备滴眼液时 pH 应调为多少？

### （二）胆碱酯酶抑制剂及胆碱酯酶复活剂

胆碱酯酶抑制剂能抑制胆碱酯酶的活性，使乙酰胆碱水解减少，突触间隙乙酰胆碱增多，激动 M 受体及 N 受体，产生 M 样作用和 N 样作用。胆碱酯酶复活剂是一类能使体内失活的胆碱酯酶重新恢复活性的肟类化合物及其衍生物。

**溴新斯的明  Neostigmine Bromide**

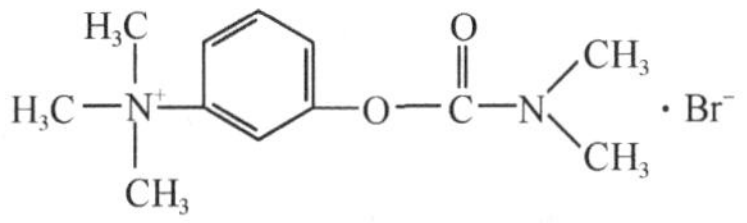

$C_{12}H_{19}BrN_2O_2$  303.20

本品为白色结晶性粉末。无臭，味苦。极易溶于水，易溶于乙醇，几乎不溶于乙醚。熔点为 171～176℃，熔融时同时分解。

本品属于季铵碱，碱性较强，可与一元酸形成稳定的盐。

本品分子中虽含有氨基甲酸酯结构，但性质较稳定，一般条件下不易水解。但其与氢氧化钠溶液共热，酯键可水解生成间二甲氨基酚钠和二甲氨基甲酸钠。前者可与重氮苯磺酸试液作用，生成红色偶氮化合物，可供鉴别。后者可进一步水解成具氨臭的二甲胺。

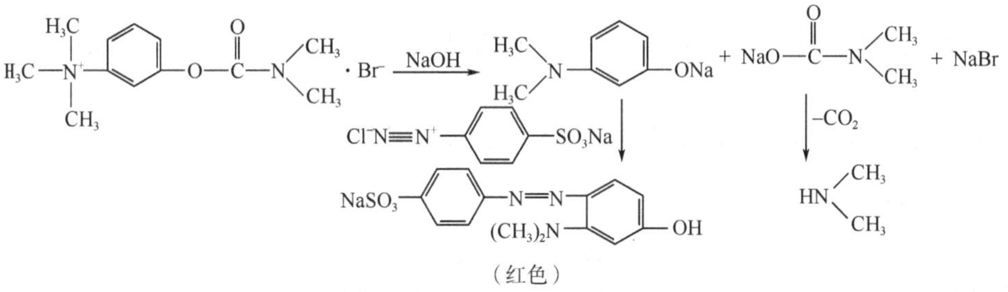

本品为溴化物，与硝酸银试液反应，可生成淡黄色凝乳状沉淀，此沉淀微溶于氨试液，不溶于硝酸。

本品为可逆性胆碱酯酶抑制药。临床上主要用于重症肌无力、术后腹胀气和尿潴留等，并可对抗筒箭毒碱等竞争型肌松药过量导致中毒时引起的肌肉松弛。

**考点：** 溴新斯的明的季铵碱结构、性质和用途

**碘解磷定  Pralidoxime Iodide**

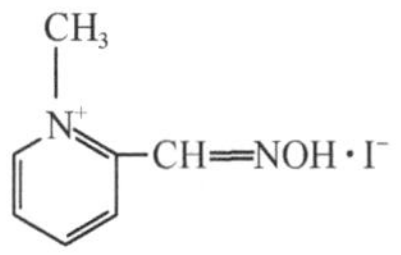

$C_7H_9IN_2O$  264.07

本品又名解磷定、碘磷定，PAM-I。

本品为黄色颗粒状结晶或结晶性粉末。无臭，味苦。可溶解于水或热乙醇，微溶于乙醇，不溶于乙醚。熔点为 220～227℃，熔融时同时分解。

本品水溶液在 pH 为 4~5 时最稳定,pH 偏高或偏低均易促进其分解。在碱性或强酸性条件下均能分解失效,尤其在碱性条件下能分解出极毒的氰离子（$CN^-$），因此禁与碱性药物配伍。

▣ **课堂互动** —————————————————————————————————————————————

碘解磷定能与碱性药物配伍使用吗？为什么？

本品属季铵盐类,可与碘化铋钾试液反应,产生红棕色沉淀。

本品见光或久贮可缓慢氧化释出游离的碘,使颜色变黄而不能药用。为防止碘的析出,其注射液常加 5% 葡萄糖作稳定剂。

本品为胆碱酯酶复活剂,主要用于有机磷农药中毒的解毒剂。

# 二、抗 胆 碱 药

抗胆碱药按其作用部位不同可分为四类:①平滑肌解痉药;②神经节阻断药;③骨骼肌松弛药;④中枢性抗胆碱药。本节主要介绍平滑肌解痉药、骨骼肌松弛药和中枢性抗胆碱药。

## （一）平滑肌解痉药

本类药物属于 M 受体拮抗剂。M 受体拮抗剂能选择性地阻断乙酰胆碱与 M 受体的相互作用,产生松弛支气管平滑肌和胃肠道平滑肌、抑制腺体分泌等作用。供药用的 M 受体拮抗剂主要是颠茄生物碱类如硫酸阿托品、氢溴酸山莨菪碱等,合成类如溴丙胺太林等。

### 硫酸阿托品　Atropine Sulfate

$(C_{17}H_{23}NO_3)_2 \cdot H_2SO_4 \cdot H_2O$　694.84

本品为无色结晶或白色结晶性粉末。无臭,味苦。在空气中易风化。极易溶于水,易溶于乙醇,不溶于乙醚和氯仿。

本品为莨菪碱（左旋体）的外消旋体,为托烷类生物碱,其碱性较强,易与酸形成稳定的盐,常用其硫酸盐。

本品具有酯键,易水解,在碱性条件下可水解生成莨菪醇和莨菪酸而失效。

本品水溶液的最稳定 pH 为 3.5~4.0,故制备注射液时常加 $0.1 mol \cdot L^{-1}$ 盐酸溶液调节 pH,加入 1% 氯化钠作稳定剂,并灌封于硬质中性安瓿中,采用 100℃ 流通蒸汽灭菌 30 分钟。

本品结构中含有莨菪酸,与发烟硝酸共热,生成黄色三硝基衍生物,放冷,再加入乙醇及固体氢氧化钾,即生成深紫色的醌型化合物,此反应称为维他立（Vitali）反应,为含莨菪酸类药物的专属反应。

▣ **课堂互动** —————————————————————————————————————————————

如何鉴别硫酸阿托品？为什么？

本品能与碘-碘化钾试剂等多种生物碱沉淀试剂反应生成沉淀。

本品水溶液显硫酸盐的鉴别反应。

本品具有外周及中枢 M 胆碱受体拮抗作用,临床上主要用于缓解内脏绞痛、眼科诊疗、手术麻醉前给药、抗感染性休克,也可用于有机磷酸酯类中毒的解救和治疗缓慢型心律失常。

**考点：**硫酸阿托品的结构特点、稳定性、鉴别与主要用途

### 氢溴酸山莨菪碱 Anisodamine Hydrobromide

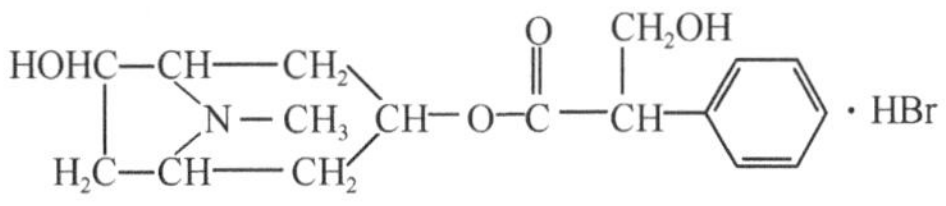

$C_{17}H_{23}NO_4 \cdot HBr$ 386.29

本品又名 654-2。

本品为白色结晶或结晶性粉末，无臭。极易溶于水，易溶于乙醇，微溶于丙酮。熔点为 176～181℃。

山莨菪碱为山莨菪醇与左旋莨菪酸结合成的酯，水溶液不稳定，易被水解失效。在碱性条件下可加速水解，在酸性条件下较稳定，其注射液要求控制 pH 为 3.5～5.5。

本品含有莨菪酸结构，故也能发生维他立（Vitali）反应，可供鉴别。

本品水溶液显溴化物的鉴别反应。

本品为平滑肌解痉药，常用于胃肠绞痛。

### 溴丙胺太林 Propantheline Bromide

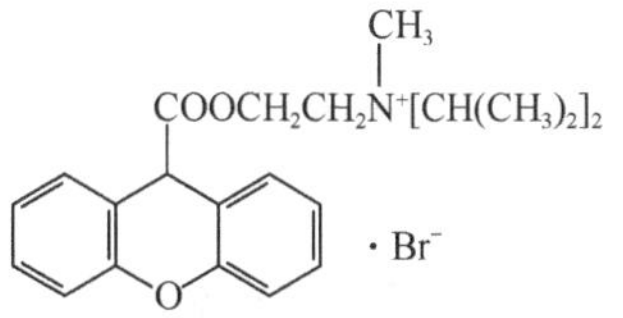

$C_{23}H_{29}BrNO_3$ 447.43

本品又名普鲁本辛。

本品为白色或类白色结晶性粉末。无臭，味极苦。极易溶于水、乙醇或氯仿，不溶于乙醚。熔点为 157～164℃，熔融时同时分解。

本品分子中含有酯键，与氢氧化钠试液煮沸，酯键水解，生成呫吨酸钠，用稀盐酸中和，析出呫吨酸固体。后者遇硫酸显亮黄色或橙黄色，并有微绿色荧光。

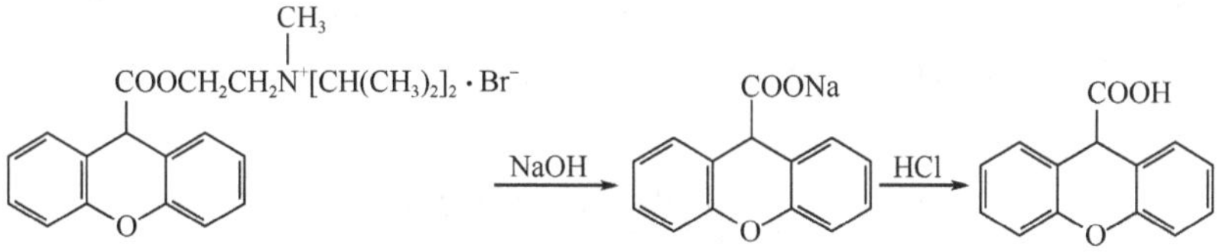

本品显溴化物的鉴别反应。

本品是阿托品的合成代用品，临床上主要用于胃肠道痉挛、胃及十二指肠溃疡的治疗。

### （二）骨骼肌松弛药

本类药物属于 N 受体拮抗剂。N 受体拮抗剂按照对受体亚型的选择性差异，可分为神经节 $N_1$ 受体拮抗剂和神经肌肉接头处 $N_2$ 受体阻断剂。其中 $N_2$ 受体拮抗剂又称为骨骼肌松弛药（简称肌松药），是作用于神经肌肉接头处，使骨骼肌完全松弛，以便进行外科手术的一类药物。常用的有氯化琥珀胆碱。

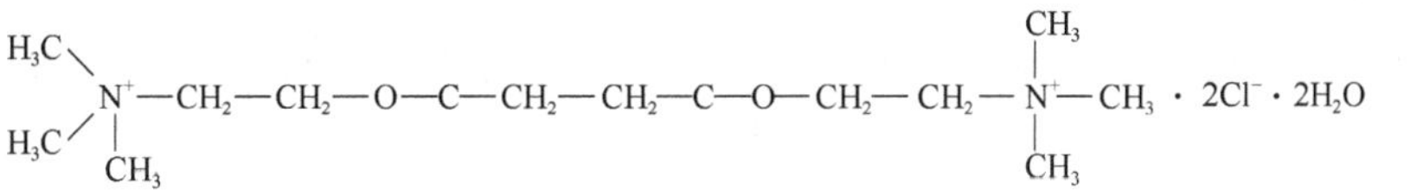

氯化琥珀胆碱

### （三）中枢性抗胆碱药

中枢性抗胆碱药主要用于治疗帕金森症（震颤麻痹症）及抗精神病药物引起的锥体外系反应。此类药物有东莨菪碱、盐酸丙环定、盐酸苯海索等。

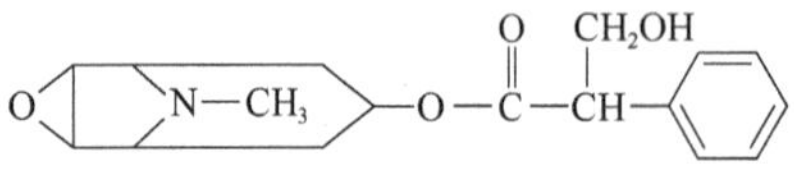

东茛菪碱

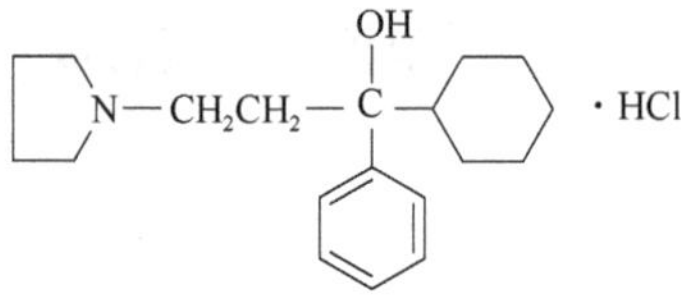

盐酸丙环定

### 盐酸苯海索　Benzhexol Hydrochloride

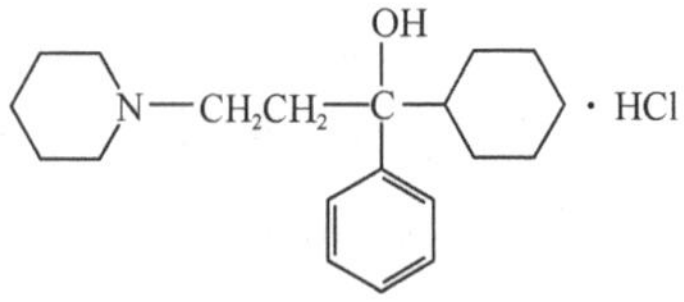

$C_{20}H_{31}NO \cdot HCl$　　337.93

本品又名安坦。

本品为白色轻质结晶性粉末。无臭，味微苦，后有刺痛麻痹感。易溶于甲醇、乙醇或氯仿，微溶于水，不溶于乙醚。熔点为250～256℃，熔融时同时分解。

本品溶于温热乙醇后，滴加氢氧化钠试液至遇石蕊试纸显碱性时，可析出游离的苯海索沉淀，熔点为112～116℃，可供鉴别。

本品遇碘化铋钾试液，产生橙红色沉淀。遇苦味酸试液，生成苯海索苦味酸盐的黄色沉淀。

本品水溶液显氯化物的鉴别反应。

本品主要用于治疗帕金森病。

# 第2节　影响肾上腺素能神经系统药物

影响肾上腺素能神经系统药物包括拟肾上腺素药和抗肾上腺素药。两类药物均能与肾上腺素受体结合，分别激动或阻断肾上腺素受体，产生与去甲肾上腺素能神经递质相似或相反的生物活性。

## 一、拟肾上腺素药

拟肾上腺素药是通过兴奋交感神经而发挥作用，亦称为拟交感神经药。由于其化学结构均为胺类，且部分药物具有儿茶酚（1，2-苯二酚）结构，故又称为拟交感胺或儿茶酚胺。

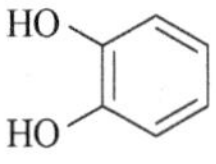

1，2-苯二酚

根据基本化学结构不同，一般将拟肾上腺素药分为苯乙胺类和苯异丙胺类。

### （一）苯乙胺类

本类药物化学结构的基本母核为 $\beta$-苯乙胺，主要包括盐酸肾上腺素、重酒石酸去甲肾上腺素、盐酸异丙肾上腺素、盐酸多巴胺、沙丁胺醇（舒喘灵）等药物。

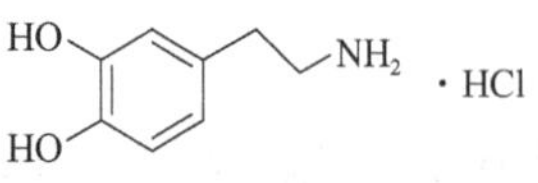

盐酸多巴胺

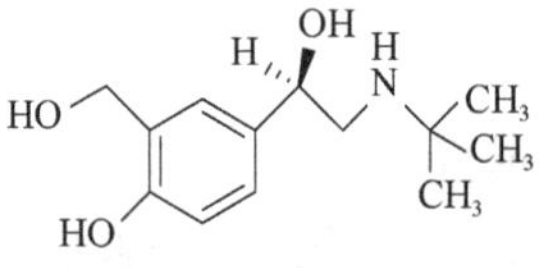

沙丁胺醇

## 肾上腺素　Adrenaline　Hydrochloride

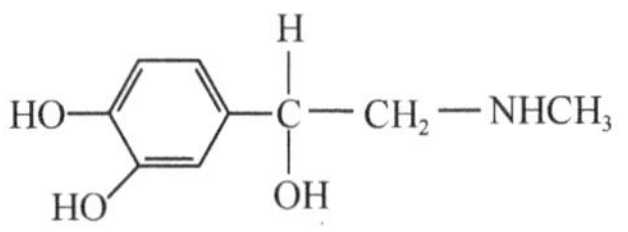

$$C_9H_{13}NO_3 \quad 183.21$$

**链 接**　　　　　　　　　　肾上腺素的发现

　　高峰让吉，日本应用化学家，肾上腺素的发现者。1890 年，他在研究日本酒的酿造方法时，发现动物肾上腺绞榨出的汁液，含有提升血压、强化心脏功能等对人体有益的成分。1901 年，他利用牛的肾上腺进行减压蒸馏，成功提取出这种能够提升血压、强化心脏功能的结晶体并将之命名为肾上腺素。

　　本品又名副肾碱，副肾素。

　　本品为白色或类白色结晶性粉末，无臭，味苦。极微溶于水，不溶于乙醇、氯仿、乙醚、脂肪油和挥发油中。熔点为 206～212℃，熔融时同时分解。

　　本品结构上有邻二酚羟基和仲氨基，呈酸碱两性，可与酸、碱反应成盐，临床常用其盐酸盐。

**链 接**　　　　　　　　　　邻二酚羟基

　　两个羟基连接在同一个芳香环如苯环上，且处于邻位，这样的结构即为邻二酚羟基。邻二酚羟基属于酚羟基，具有酚羟基的三大性质。

　　本品含有一个手性碳原子，有旋光性。药用品为 *R*-构型，具左旋性。

　　本品水溶液在室温放置或加热可发生消旋化而降低活性，尤其在 pH 为 4 以下时，消旋化的速度较快。

　　本品含有邻二酚羟基结构，遇到某些弱氧化剂（二氧化锰、碘等）或空气中的氧气均能使其氧化变质，生成醌型化合物肾上腺素红呈红色，并可进一步聚合成棕色多聚物。

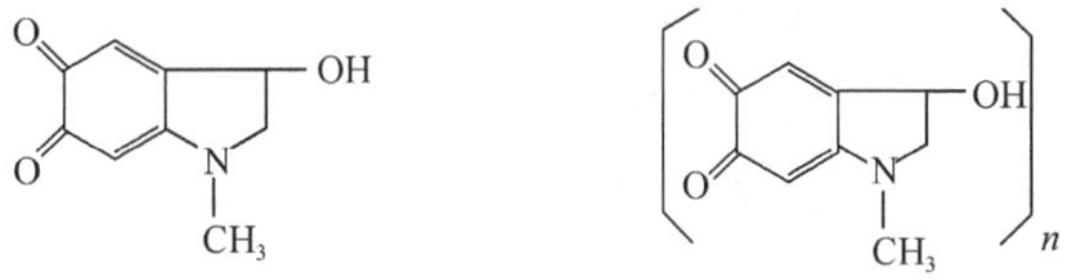

肾上腺素红　　　　　　　　聚合物

　　日光、加热及微量金属离子均可加速上述反应。为延缓本品氧化变质，《中国药典》规定本品盐酸盐注射液 pH 为 2.5～5.0；加 EDTA-2Na；加抗氧剂焦亚硫酸钠；注射用水经惰性气体饱和，安瓿内同时装满上述气体；100℃流通蒸汽灭菌 15 分钟；遮光，减压严封，置阴凉处存放。

**课堂互动**

盐酸肾上腺素注射液稳定性好吗？为什么？

　　本品的稀盐酸溶液加过氧化氢试液，煮沸，即显血红色；遇三氯化铁试液即显翠绿色，加氨试液，即变紫色，最后变为紫红色。

　　本品对 α 和 β 受体都具有较强的激动作用，有兴奋心脏、收缩血管、松弛支气管平滑肌、促进代谢的作用。临床上主要用于过敏性休克、心搏骤停、支气管哮喘、局部鼻黏膜充血和牙龈出血等。

**考点：**盐酸肾上腺素的别名、结构特点、稳定性、鉴别与用途

## 重酒石酸去甲肾上腺素　Noradrenaline Bitartrate

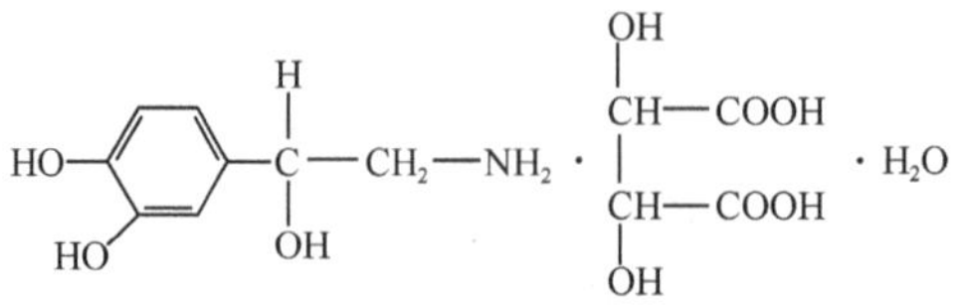

$$C_8H_{11}NO_3 \cdot C_4H_6O_6 \cdot H_2O \quad 337.28$$

本品又名重酒石酸正肾上腺素，正肾素。

本品为白色或类白色结晶性粉末，无臭，味苦。易溶于水，微溶于乙醇，不溶于乙醚、氯仿。熔点为 100～106℃，熔融时同时分解并显浑浊。

本品含有邻二酚羟基结构，具有较强还原性，遇光、空气或弱氧化剂易氧化变质，失去活性。

本品水溶液加三氯化铁试液，即显翠绿色，再缓缓加入碳酸氢钠试液，显蓝色，最后变成红色。

本品在 pH 为 3.5～3.6 的酒石酸氢钾饱和溶液中，加碘试液，放置 5 分钟后，加硫代硫酸钠试液，溶液为无色或显微红色或淡紫色，可与肾上腺素或异丙肾上腺素区别。

本品为非选择性 α 受体激动剂，具有较强的血管收缩和升高血压的作用。临床上主要用于治疗各种休克，也可用于治疗上消化道出血。

## 盐酸异丙肾上腺素 Isoprenaline Hydrochloride

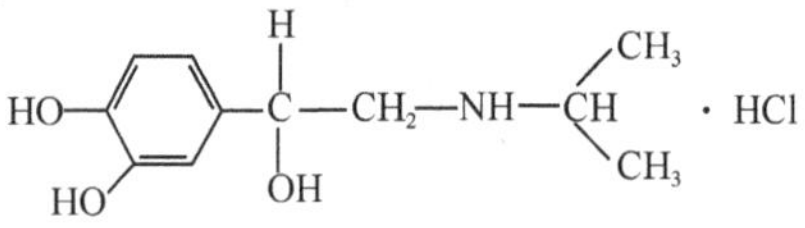

$$C_{11}H_{17}NO_3 \cdot HCl \quad 247.72$$

### 案例 4-1

患者，男，45 岁，诊断为阿–斯综合征（心脑综合征）伴有轻度酸中毒。医生为其开具处方如下：

Rp：盐酸异丙肾上腺素注射液　1ml

5%碳酸氢钠注射液　250ml ×2

Sig.250mlq.d.　iv.gtt

问题：1. 盐酸异丙肾上腺素稳定性好吗？为什么？

2. 易被氧化或水解的药物，在怎样的 pH 环境下更稳定？

3. 该处方合理吗？为什么？

4. 作为药师，如何解决这张处方上存在的问题？

本品又名喘息定。

本品为白色或类白色结晶性粉末，无臭，味微苦。易溶于水，略溶于乙醇，不溶于氯仿或乙醚。熔点为 165.5～170℃，熔融时同时分解。

本品含有邻二酚羟基结构，具有较强还原性，遇过氧化氢试液显橙黄色。遇光、空气或弱氧化剂都易氧化变质，在碱性液中更易变色变质。

本品水溶液加三氯化铁试液，生成深绿色络合物，滴加新配制的 5%碳酸氢钠溶液即变蓝色，然后变成红色。

本品水溶液加盐酸调 pH 至 3.0～3.5，加碘试液放置片刻，被氧化生成异丙肾上腺素红，过量的碘用硫代硫酸钠还原除去，溶液即显淡红色。

本品遇磷钨酸试液，即生成白色沉淀，放置后渐变为淡棕色。

本品的水溶液显氯化物的鉴别反应。

本品为 β 受体激动剂，有兴奋心脏、舒张血管、影响血压、扩张支气管和促进代谢等作用。临床主要用于房室传导阻滞、心搏骤停和支气管哮喘的治疗。

## 沙丁胺醇　Salbutamol

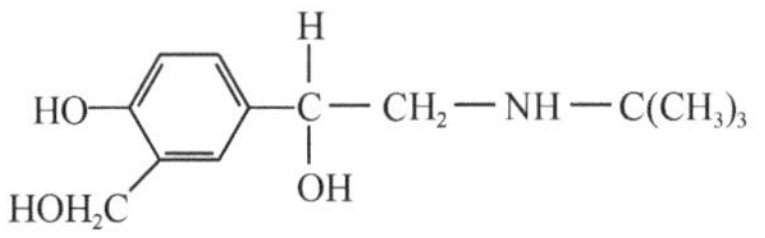

$C_{13}H_{21}NO_3$　239.31

本品又名舒喘灵。

本品为白色或类白色结晶性粉末。易溶于水，极微溶于乙醇，几乎不溶于氯仿或乙醚。熔点为151～155℃，熔融时同时分解。

本品具有酚羟基，其水溶液加三氯化铁试液，振摇，溶液显紫色，加碳酸氢钠试液，溶液转为橙红色。

本品能选择性兴奋平滑肌 $\beta_2$ 受体，有较强的支气管扩张作用，不易被代谢失活，因而口服有效，作用时间长。主要用于支气管哮喘、哮喘性支气管炎及肺气肿患者的支气管痉挛等。

### （二）苯异丙胺类

本类药物主要包括盐酸麻黄碱、间羟胺等。其中，麻黄碱是从中药麻黄等植物中提取得到的生物碱，具有苯异丙烷结构。

## 盐酸麻黄碱　Ephedrine Hydrochloride

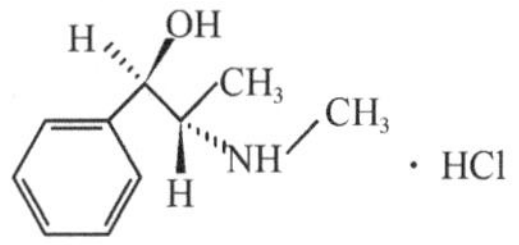

$C_{10}H_{15}NO \cdot HCl$　201.70

本品又名盐酸麻黄素。

麻黄碱的分子中有两个手性碳原子，具有四个光学异物构体。其中仅（-）（1R，2S）麻黄碱活性最强，（+）（1S，2S）伪麻黄碱的作用比麻黄碱弱，有间接的拟肾上腺素作用，中枢神经系统不良反应小，常用于复方感冒药中，用于减轻鼻黏膜充血。

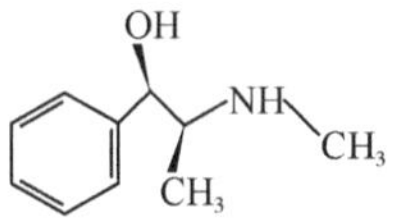

（-）-麻黄碱(1R,2S)　　　　　　（+）-麻黄碱(1S,2R)

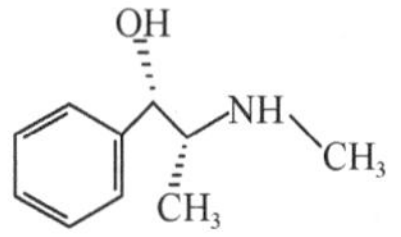

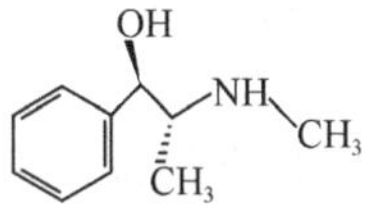

（-）-伪麻黄碱(1R,2R)　　　　　　（+）-伪麻黄碱(1S,2S)

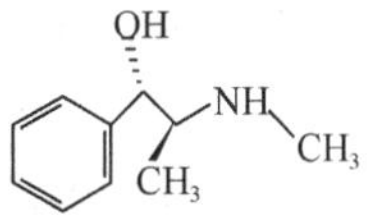

本品为白色针状结晶或结晶性粉末。无臭，味苦。易溶于水和乙醇，不溶于乙醚、氯仿。熔点为217～220℃。

本品水溶液呈左旋性，较稳定，遇光、空气、热不易被破坏。

本品水溶液与碱性硫酸铜试液作用，仲氨基与铜离子形成紫色配合物，加乙醚振摇，静置分层，乙醚层呈紫红色，水层呈蓝色。这是侧链氨基醇结构的特征反应。

本品 $\beta$-碳原子上的羟基易被氧化，与碱性高锰酸钾或铁氰化钾反应时，生成甲胺与苯甲醛，前者可使红色石蕊试纸变蓝，后者具有苦杏仁的特殊气味。

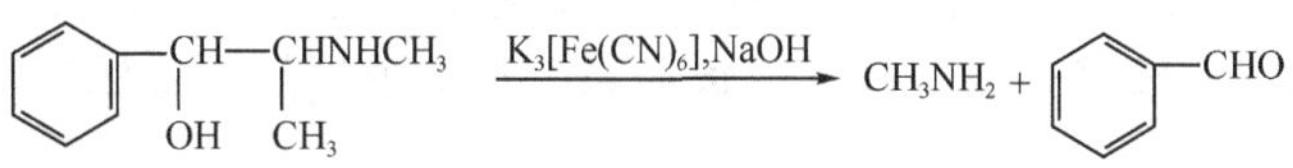

本品对 α 和 β 受体都有激动作用，作用类似肾上腺素，但药效较后者持久。临床上主要用于治疗支气管哮喘、过敏性反应、鼻黏膜肿胀及低血压等。本品短期内反复使用，会出现快速耐受性，但停药一定时间后又可恢复。

> **链接**　　　　　　　　　　　麻黄碱的非法应用及管控
>
> 　　麻黄碱是合成苯丙胺类毒品（冰毒）最主要的原料。由于布洛伪麻软胶囊、氨酚伪麻那敏胶囊、复方磷酸可待因口服溶液等数十种感冒药、止咳平喘药中含有麻黄碱成分，可能被不法分子大量购买用于提炼制造毒品，因此，国家发文明确规定"药品零售企业销售含麻黄碱类复方制剂，应当查验购买者的身份证，并对其姓名和身份证号码予以登记。除处方药按处方剂量销售外，一次销售不得超过 2 个最小包装。"

### 盐酸伪麻黄碱　Pseudoephedrine Hydrochloride

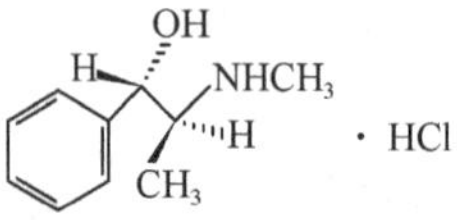

$C_{10}H_{15}NO \cdot HCl$　201.70

本品为白色结晶性粉末。无臭，味苦。易溶于水和乙醇，微溶于氯仿。熔点为 183～186℃。

本品由于不含酚羟基，水溶液稳定，遇空气、光、热不易被破坏。

伪麻黄碱是麻黄碱的光学异构体，但伪麻黄碱的碱性比麻黄碱略强，可与酸形成易溶于水的盐，如草酸麻黄碱难溶解于水，而草酸伪麻黄碱在水中的溶解度较大，利用这种性质在制备时可把两者分离开来。

本品临床上常用于减轻鼻黏膜充血，控制支气管哮喘、过敏反应等，是很多复方感冒药的主要成分。

### （三）拟肾上腺素药的构效关系

通过对苯乙胺和苯异丙胺类化合物及衍生物的研究，发现了很多性质稳定、口服有效和作用选择性更强的新药，其构效关系如下。

常用拟肾上腺素药的基本结构：

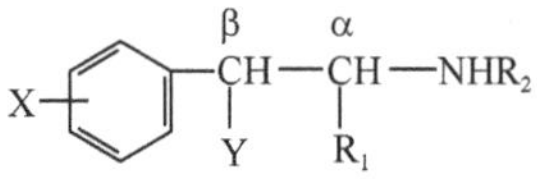

（1）拟肾上腺素药都具有 β-苯乙胺骨架结构，苯环与侧链氨基之间隔 2 个碳原子时作用最强。

（2）$R_1$ 为氢原子即为苯乙胺类，如肾上腺素和异丙肾上腺素；$R_1$ 为甲基则为苯异丙胺类，如麻黄碱等。

（3）X 多为 1 个或 2 个酚羟基。苯环上的羟基，会使作用强度增加，尤以 3，4 位羟基最明显，但羟基易受体内酶的影响而使作用时间缩短。例如，具有 2 个酚羟基的肾上腺素作用强度为无酚羟基取代的麻黄碱的 100～300 倍，但作用时间是麻黄碱的 1/10～1/7；去氧肾上腺素含有一个酚羟基，其作用强度和作用时间介于肾上腺素和麻黄碱之间。如去掉 X，药物的极性减弱，中枢作用增强，外周作用减弱，如麻黄碱。

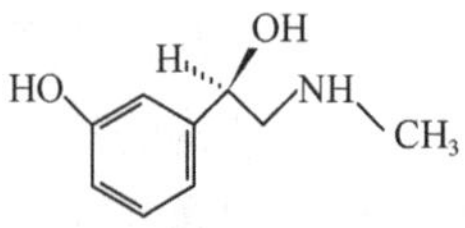

去氧肾上腺素

（4）Y 多为仲醇基，不同光学异构体的活性有显著差异。通常左旋体（绝对构型为 R 构型）的活性远大于右旋体。如肾上腺素、去甲肾上腺素和异丙肾上腺素的左旋体活性分别比右旋体的活性强约 12 倍、70 倍和 800 倍。

（5）R$_1$ 为甲基时，甲基的空间位阻使该类药物不易受酶的破坏而使稳定性增加，时效延长，但作用强度减弱，毒性增加，且随着 α 碳原子上烃基的增大而使毒性增加，强度更弱。

（6）R$_2$ 取代基的大小可显著影响 α 和 β 受体效应。随着烃基的增大，其 α 受体作用逐渐减弱，β 受体作用逐渐增强。如无烃基取代的去甲肾上腺素，主要表现为 α 受体作用，N-甲基取代的肾上腺素，同时兼有 α 和 β 受体效应，N-异丙基取代的异丙肾上腺素，则主要表现为 β 受体作用。

# 二、抗肾上腺素药

抗肾上腺素药即肾上腺素受体拮抗药，根据所阻断的受体不同，分为 α 受体阻断剂、β 受体阻断剂和 α、β 受体阻断剂三类。

## （一）α 受体阻断剂

本类药物选择性阻断血管平滑肌上的 α 受体，临床常用药主要有甲磺酸酚妥拉明、哌唑嗪等。

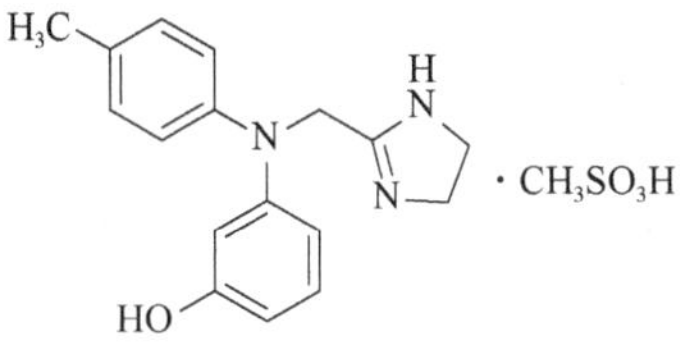

甲磺酸酚妥拉明

### 哌唑嗪 Prazosin

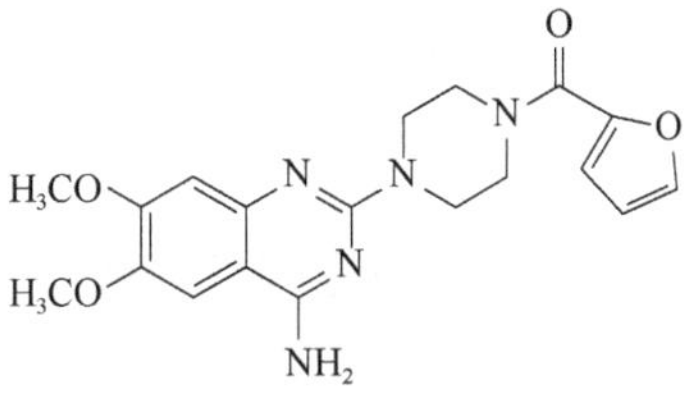

$C_{19}H_{21}N_5O_4$ 383.37

本品为白色或类白色结晶性粉末，无臭，无味。几乎不溶于水，微溶于乙醇。

本品结构中具有氨基，能与 1，2-萘醌-4-磺酸钠反应，生成紫堇色的对醌型缩合物。

本品主要用于治疗轻、中度高血压或肾性高血压，尤其适用于伴有高脂血症、难治性心功能不全等高血压的治疗。

## （二）β 受体阻断剂

本类药物具有降低心肌收缩力，减缓心率和降低交感神经兴奋性的效应，临床上常用药主要有盐酸普萘洛尔、阿替洛尔等。

### 盐酸普萘洛尔 Propranolol Hydrochloride

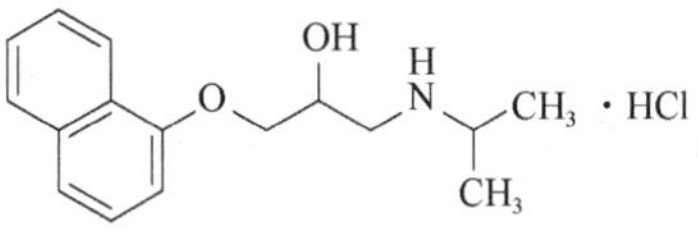

$C_{16}H_{21}NO_2 \cdot HCl$ 295.81

本品又名心得安。

本品为白色结晶性粉末，无臭，味微甜而后苦。溶于水、乙醇，微溶于氯仿。熔点为 161～165℃。

本品分子中含有手性碳原子，左旋体活性强。目前药用品为外消旋体。

本品结构中有氨基丙醇侧链，属于芳氧丙醇胺类化合物，具有碱性，能与盐酸成盐。

本品水溶液与硅钨酸试液反应生成淡红色沉淀。

本品的水溶液显氯化物的鉴别反应。

本品为非选择性 β 受体阻断剂。临床上主要用于治疗多种原因引起的心律失常，也可用于心绞痛、高血压的治疗。

### 阿替洛尔　Atenolol

$C_{14}H_{22}N_2O_3$　266.34

本品又名氨酰心安。

本品为白色粉末，无臭或微臭。溶于乙醇，微溶于水或氯仿，几乎不溶于乙醚。熔点为 151～155℃。

本品化学结构中有一酰胺链，在酸性或碱性溶液中可水解，生成氨气，能使红色石蕊试纸变蓝。

本品为 β 受体阻断剂。临床上主要用于治疗高血压、心绞痛、心肌梗死，也可用于治疗心律失常、甲状腺功能亢进、嗜铬细胞瘤、青光眼等。

### （三）α、β 受体阻断剂

兼有 α₁ 和 β 受体阻断作用，如拉贝洛尔、阿罗洛尔、赛利洛尔等。

拉贝洛尔

## 自 测 题

### 一、名词解释

1. 维他立（Vitali）反应　2. 邻二酚羟基

### 二、选择题

**（一）A 型题（单项选择题）**

1. 硝酸毛果芸香碱在碱性条件下易水解而失活的原因是（　　）

　A. 药物分子中含有酮基

　B. 药物分子具有碱性

　C. 药物分子中含有苯环

　D. 药物分子中含有内酯环

　E. 药物分子中含有咪唑环

2. 可用于有机磷农药中毒解毒的药物是（　　）

　A. 溴新斯的明　　　　B. 氯化琥珀胆碱

　C. 溴丙胺太林　　　　D. 筒箭毒碱

　E. 碘解磷定

3. 该结构式为（　　）

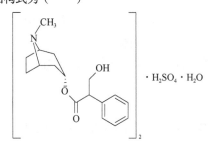

　A. 毛果芸香碱　　　　　　B. 山莨菪碱

　C. 硫酸阿托品　　　　　　D. 东莨菪碱

　E. 琥珀胆碱

4. 不能作为平滑肌解痉药的是（　　）

　A. 阿托品　　　B. 山莨菪碱　　　C. 东莨菪碱

　D. 溴新斯的明　　E. 溴丙胺太林

5. 毛果芸香碱又可以称为（　　）

　A. 溴新斯的明　　B. 匹鲁卡品　　　C. 普鲁本辛

　D. 阿托品　　　E. 琥珀胆碱

6. 氢溴酸山莨菪碱属于（　　）

　A. α 受体阻断剂　　　　　B. β 受体阻断剂

　C. 中枢性抗胆碱药　　　　D. N 受体拮抗剂

　E. M 受体拮抗剂

7. 水解后能与重氮苯磺酸试液作用生成红色偶氮化合物的药物是（　　）

　A. 阿托品　　　　　　B. 硝酸毛果芸香碱

　C. 溴新斯的明　　　　D. 氯化琥珀胆碱

　E. 盐酸苯海索

8. 若药物分子中含莨菪酸结构，可以发生的专属反应是（　　）

　A. 水解反应　　　　　B. 维他立（Vitali）反应

　C. 氧化反应　　　　　D. 希夫碱反应

　E. 重氮化-偶合反应

9. 氯化琥珀胆碱在水溶液中易发生的反应是（　　）

　　A. 水合反应　　　　B. 水解反应　　　　C. 氧化反应

　　D. 还原反应　　　　E. 聚合反应

10. 具有味咸、有引湿性、极易溶于水、含有酯键、水溶液不稳定等理化性质的药物是（　　）

　　A. 氢溴酸山莨菪碱　　　B. 氯化琥珀胆碱

　　C. 溴新斯的明　　　　　D. 阿托品

　　E. 碘解磷定

11. 结构中无邻二酚羟基的药物是（　　）

　　A. 肾上腺素　　　　　B. 异丙肾上腺素

　　C. 去甲肾上腺素　　　D. 麻黄碱

　　E. 多巴胺

12. 以下又名舒喘灵的药物是（　　）

　　A. 盐酸多巴胺　　　　B. 间羟胺

　　C. 硫酸沙丁胺醇　　　D. 盐酸麻黄碱

　　E. 重酒石酸去甲肾上腺素

13. 拟肾上腺素药的基本结构中苯环与氨基相隔的碳原子数为（　　）

　　A. 1个　　　　B. 2个　　　　C. 3个

　　D. 4个　　　　E. 5个

14. 配制盐酸肾上腺素注射液通常要控制 pH，是防止被（　　）

　　A. 分解　　　　B. 水解　　　　C. 还原

　　D. 聚合　　　　E. 氧化

15. 麻黄碱活性最强的光学异构体是（　　）

　　A.（-）1$R$，2$S$　　　　B.（+）1$S$，2$R$

　　C.（-）1$R$，2$R$　　　　D.（+）1$S$，2$S$

　　E.（±）1$R$，2$S$

16. 与氢氧化钠及高锰酸钾试液共热可生成苯甲醛特殊气味的药物是（　　）

　　A. 多巴胺　　　　　　B. 肾上腺素

　　C. 麻黄碱　　　　　　D. 异丙肾上腺素

　　E. 去甲肾上腺素

17. 属于苯异丙胺类拟肾上腺素药的是（　　）

　　A. 多巴胺　　　　　　B. 肾上腺素

　　C. 异丙肾上腺素　　　D. 去甲肾上腺素

　　E. 伪麻黄碱

18. 与肾上腺素性质不符的是（　　）

　　A. 具有旋光性　　　　B. 酸碱两性

　　C. 易氧化变质　　　　D. 消旋化后活性增加

　　E. 与三氯化铁试液显色

19. 遇三氯化铁试液，溶液呈深绿色的药物是（　　）

　　A. 异丙肾上腺素　　　B. 肾上腺素

　　C. 沙丁胺醇　　　　　D. 多巴胺

　　E. 去甲肾上腺素

20. 可以用于制作冰毒的原料是（　　）

　　A. 肾上腺素　　　　　B. 麻黄碱

　　C. 去甲肾上腺素　　　D. 异丙肾上腺素

　　E. 多巴胺

（二）B 型题（配伍选择题）

（21~25 题共用备选答案）

　　A. 中枢性抗胆碱药　　　　B. 胆碱酯酶复活剂

　　C. 胆碱受体激动剂　　　　D. 抗胆碱酯酶药

　　E. 胆碱受体拮抗剂

21. 硫酸阿托品（　　）

22. 溴新斯的明（　　）

23. 硝酸毛果芸香碱（　　）

24. 碘解磷定（　　）

25. 盐酸苯海索（　　）

（26~30 题共用备选答案）

　　A. 肾上腺素　　　B. 喘息定　　　C. 正肾素

　　D. 多巴胺　　　　E. 麻黄碱

26. 盐酸异丙肾上腺素又称（　　）

27. 结构中无醇羟基的药物是（　　）

28. 结构中无酚羟基的药物是（　　）

29. 可被碘氧化而使溶液显淡红色的药物是（　　）

30. 其稀盐酸溶液加过氧化氢试液后煮沸，显血红色的药物是（　　）

（31~34 题共用备选答案）

　　A. 溴新斯的明

　　B. 氟烷

　　C. 盐酸肾上腺素

　　D. 重酒石酸去甲肾上腺素

　　E. 硫酸阿托品

31. 具有伯胺结构的是（　　）

32. 具有仲胺结构的是（　　）

33. 具有叔胺结构的是（　　）

34. 具有季铵结构的是（　　）

（三）X 型题（多项选择题）

35. 属于苯异丙胺类的拟肾上腺素药是（　　）

　　A. 重酒石酸去甲肾上腺素　　B. 麻黄碱

　　C. 盐酸肾上腺素　　　　　　D. 盐酸异丙肾上腺素

　　E. 伪麻黄碱

36. 理化性质与肾上腺素相符的有（　　）

　　A. 具有左旋性　　　　　B. 具酸碱两性

　　C. 易被氧化　　　　　　D. 可被消旋化

　　E. 易被水解失效

37. 关于盐酸麻黄碱叙述正确的是（　　）

　　A. 具有氨基醇官能团的鉴别反应

　　B. 临床可用于治疗高血压

　　C. 兴奋 α 受体和 β 受体没有选择性

　　D. 分子中有一个手性碳原子

　　E. 分子中含有酚羟基引起遇光易变质

38. 配制盐酸肾上腺素注射液时为防止被氧化和消旋化应采取的措施有（　　）

　　A. 充惰性气体　　　　　B. 加抗氧剂

C. 加金属配合剂　　　　　D. 控制 pH

E. 流通蒸汽灭菌 15 分钟

39. 可与三氯化铁试液反应显色的药物有（　　）

　　A. 盐酸麻黄碱

　　B. 盐酸异丙肾上腺素

　　C. 盐酸肾上腺素

　　D. 重酒石酸去甲肾上腺素

　　E. 盐酸多巴胺

40. 下列药物易溶于水的是（　　）

　　A. 盐酸肾上腺素

　　B. 重酒石酸去甲肾上腺素

　　C. 阿替洛尔

　　D. 盐酸异丙肾上腺素

　　E. 硝酸毛果芸香碱

41. 下列说法不正确的（　　）

　　A. 肾上腺素易溶于氯仿

　　B. 重酒石酸去甲肾上腺素易溶于氯仿

　　C. 盐酸异丙肾上腺素易溶于氯仿

　　D. 阿替洛尔易溶于氯仿

　　E. 硝酸毛果芸香碱易溶于氯仿

42. 能与碘–碘化钾试剂等多种生物碱沉淀试剂反应生成沉淀的有（　　）

　　A. 硫酸阿托品　　　　　　B. 氢溴酸山莨菪碱

　　C. 硝酸毛果芸香碱　　　　D. 盐酸氯丙嗪

　　E. 盐酸吗啡

43. 以下药物具有光学异构的是（　　）

　　A. 盐酸肾上腺素

　　B. 重酒石酸去甲肾上腺素

　　C. 盐酸异丙肾上腺素

　　D. 盐酸多巴胺

　　E. 沙丁胺醇

44. 下列哪些药物属于抗胆碱药（　　）

　　A. 溴新斯的明　　　　　　B. 氢溴酸东莨菪碱

　　C. 硝酸毛果芸香碱　　　　D. 碘解磷定

　　E. 盐酸苯海索

45. 下列哪些药物因为水解而引起的失效（　　）

A. 阿托品　　　　B. 普鲁卡因　　　　C. 山莨菪碱

D. 溴新斯的明　　E. 毛果芸香碱

46. 有关拟肾上腺素药构效关系说法错误的有（　　）

　　A. 肾上腺素、去甲肾上腺素、异丙肾上腺素和沙丁胺醇等在苯环 3、4 位 C 上都有羟基形成儿茶酚，故称儿茶酚胺类

　　B. 麻黄碱 3、4 位 C 上没有羟基，所以外周作用增强，中枢作用减弱

　　C. 侧链 α 碳原子上的氢被甲基取代，可阻碍 MAO 的氧化，作用时间短

　　D. 氨基上氢原子如被取代，则药物对 α、β 受体选择性将发生变化

　　E. 侧链 β 碳上的一个氢被羟基取代，则存在光学异构，一般是右旋体活性大于左旋体

## 三、填空题

1. 硝酸毛果芸香碱溶液在 pH 为＿＿＿＿最稳定，否则易水解失效。

2. 有机磷酸酯类农药中毒应选用＿＿＿＿和＿＿＿＿药物抢救。

3. 肾上腺素具有＿＿＿＿结构，性质不稳定，遇空气中氧或弱氧化剂＿＿＿＿变色，生成红色的＿＿＿＿。

4. 麻黄碱分子中有＿＿＿＿个手性碳原子，因而有＿＿＿＿个光学异构体，其中＿＿＿＿麻黄碱活性最强。

5. 按化学结构分类，拟肾上腺素药可分为＿＿＿＿类和＿＿＿＿类。

## 四、简答题

1. 如何用化学方法区别硫酸阿托品与溴新斯的明？

2. 硫酸阿托品稳定性好吗？为什么？配制硫酸阿托品注射液时应该注意哪些事项？

3. 如何用化学方法区别盐酸肾上腺素和盐酸麻黄碱？

## 五、分析题

1. 从结构上分析肾上腺素性质不稳定的原因。

2. 分析影响硝酸毛果芸香碱不稳定性的结构因素及在其生产、贮存和使用过程中的注意事项。

（何福龙）

# 第**5**章

# 解热镇痛药和非甾体抗炎药

解热镇痛药和非甾体抗炎药通过抑制环氧酶（COX），减少炎症介质前列腺素的合成，起到解热、镇痛、抗炎的作用。解热镇痛药以解热镇痛作用为主，大多数兼有抗炎、抗风湿作用。非甾体抗炎药以抗炎作用为主，兼有解热镇痛作用。

## 第1节　解热镇痛药

解热镇痛药是一类能使发热患者的体温降至正常，而对正常人的体温没有影响并能缓解疼痛的药物。常用的解热镇痛药根据化学结构可分为水杨酸类、乙酰苯胺类、吡唑酮类。

### 一、水 杨 酸 类

1838 年，人们从柳树皮中提取得到水杨酸。1860 年，水杨酸首次用化学方法合成。1875 年，水杨酸钠应用于临床，但对胃肠道有较大的刺激性。1898 年，乙酰水杨酸（阿司匹林）被合成，次年被应用于临床，并逐渐成为解热镇痛药的代表药。后来，水杨酸经过结构改造和结构修饰又得到了一系列衍生物，并陆续应用于临床。

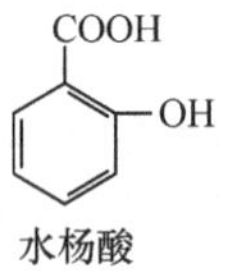

水杨酸 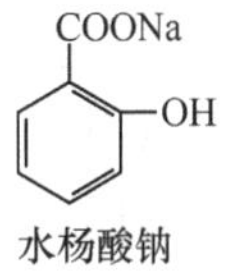　　　　　水杨酸钠

> **链 接**
> ### 阿司匹林的诞生
> 　　早在 1853 年，阿司匹林就已经被合成出来，但未引起人们的重视。1898 年，德国的化学家霍夫曼又用化学方法合成了高纯度且性质稳定的乙酰水杨酸，并为他父亲治疗风湿性关节炎，疗效极好。1899 年，德莱塞将之命名为"阿司匹林"。迄今为止，阿司匹林应用已经超过百年，被誉为"医药史上三大经典药物之一"。

### 阿司匹林　**Aspirin**

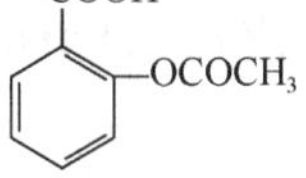

$C_9H_8O_4$　　180.16

> **案例 5-1**
>
> 　　患者老张手持一瓶阿司匹林片到医院咨询临床药师小李，问该药是否过期，还能不能继续使用。小李接过药物后，旋开瓶盖用鼻子一闻，嗅到一股较为浓烈的酸臭味。随后小李告诉老张，该药虽未过有效期，但已经变质，不能再用。
>
> **问题：** 1. 合格的阿司匹林原料药外观性状是怎样的？
>
> 　　　　 2. 引起阿司匹林片散发酸臭味的主要物质是什么？

3. 阿司匹林稳定性好吗？为什么？应怎样贮存保管？

4. 怎样通过简单的方法来判断阿司匹林是否变质？

5. 没过有效期的药品是否就是合格药品？为什么？

本品又名乙酰水杨酸。

本品为白色结晶或结晶性粉末。无臭或微带醋酸臭，味微酸。易溶于乙醇，溶于氯仿或乙醚，微溶于水或无水乙醚。

本品结构上有羧基，显酸性，故本品可溶于氢氧化钠溶液或碳酸钠溶液中。

本品分子结构中具有酯键，且酯键邻位的羧基具有邻助作用，所以本品在潮湿的空气、碱、受热、微量重金属离子的作用下均易水解生成水杨酸和醋酸。生成的水杨酸结构上有酚羟基，在空气中见光或遇氧发生自动氧化反应，生成醌型化合物而变色（淡黄→红棕→黑）。

本品遇湿气即缓缓水解生成水杨酸和醋酸，使本品带有醋酸臭味。因此本品应密封，干燥处保存。

本品在氢氧化钠或碳酸钠溶液中溶解，同时发生水解。加热使水解加快，放冷后，用酸酸化，析出水杨酸的白色沉淀，并产生醋酸的臭气。

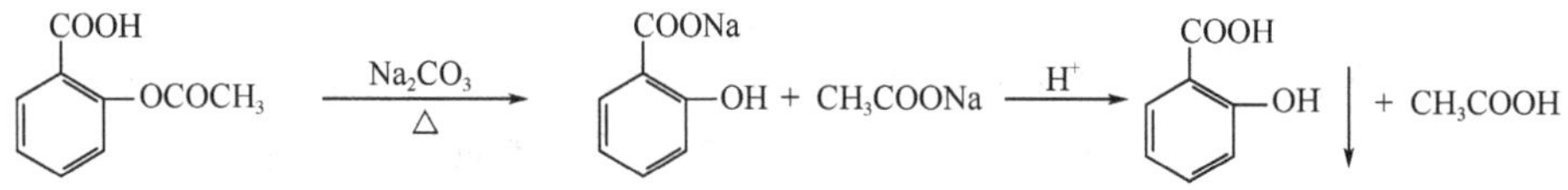

本品具有潜在的酚羟基，能发生水解后的三氯化铁反应，即本品的水解产物水杨酸遇三氯化铁试液反应显紫堇色。

本品具有解热、镇痛和抗炎作用。临床上主要用于感冒发热，头痛、关节痛等慢性钝痛，同时也是风湿热、类风湿性关节炎的首选药物。由于它可以抑制血小板聚集，还可以用于防止血栓的形成。

# 二、乙酰苯胺类

1875 年，人们发现苯胺有很强的解热镇痛作用，但中枢神经系统的毒性较大。1886 年，人们将苯胺乙酰化得到乙酰苯胺，毒性仍然很大。1887 年，人们将乙酰苯胺的代谢物进行醚化和酰化得到非那西丁，但因其可损害视网膜及致癌，陆续被各国停止使用。1948 年，Brodie 发现了对乙酰氨基酚，其作用优良、毒副作用小，成为乙酰苯胺类的代表药物。1965 年，人们利用前药原理（参见本书第 14 章第 1 节），将阿司匹林的羧基和对乙酰氨基酚的羟基酯化形成贝诺酯，极大地减轻了对胃肠道的刺激性。

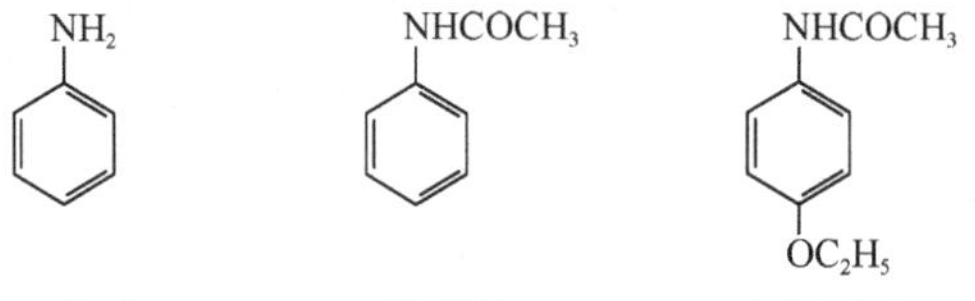

苯胺　　　　乙酰苯胺　　　　非那西丁

## 对乙酰氨基酚　Paracetamol

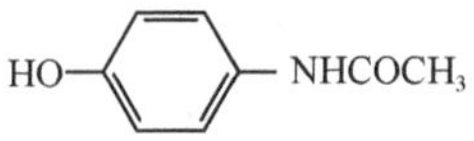

$C_8H_9NO_2$　　151.16

**案例 5-2**

取对乙酰氨基酚 0.1g，加稀盐酸 5ml，置水浴上加热 40 分钟，冷却，取此溶液 1ml，滴加亚硝酸钠试液 5～8 滴，振摇，加水 3ml 稀释后，加入碱性 β-萘酚试液 2ml，振摇，溶液产生红色沉淀。

问题：1. 对乙酰氨基酚原料药呈什么状态？

2. 上述反应中，加稀盐酸后为什么要水浴加热？不加热有无上述变化？

3. 红色沉淀是什么？该反应是哪种官能团的专属性反应？

本品又名扑热息痛。

本品为白色结晶或结晶性粉末，无臭，味微苦。易溶于热水或乙醇，溶于丙酮，略溶于水。熔点为 168～172℃。

本品分子结构中具有酰胺键，在干燥的空气中稳定，水溶液在 pH=6 时较稳定，而在酸性或碱性条件下易水解生成对氨基苯酚，可发生重氮化-偶合反应，即在盐酸酸性条件下，与亚硝酸钠试液作用生成重氮盐，再加入碱性 $\beta$-苯酚试液，生成猩红色的偶氮化合物。

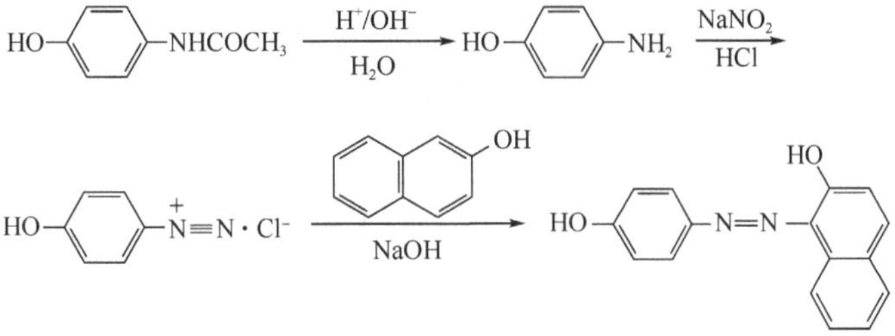

本品分子结构中具有酚羟基，具有还原性，可被氧化变质。同时，本品与三氯化铁试液作用显蓝紫色。

**链接**　　　　　　　　　　　酚羟基与潜在芳伯氨基

羟基连接在芳香环如苯环、萘环上，这样的羟基即为酚羟基。药物经水解等化学反应后能产生具有芳伯氨基的产物，那么就说原药物具有潜在的芳伯氨基，如扑热息痛就具有潜在的芳伯氨基。具有潜在芳伯氨基的药物可发生水解后重氮化-偶合反应。

**课堂互动**

本品的稳定性好吗？为什么？如何区别对乙酰氨基酚和阿司匹林？

本品具有解热镇痛作用，但无抗炎抗风湿作用，主要用于发热、关节痛、头痛等病症的治疗，常作复方感冒药物的成分之一。

### 贝诺酯　Benorilate

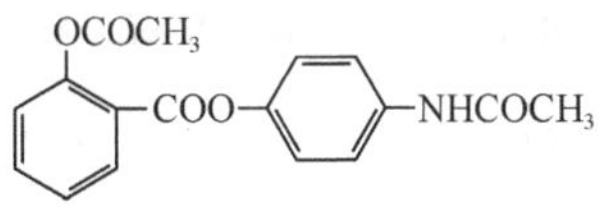

$C_{17}H_{15}NO_5$　　313.31

本品又名扑炎痛、苯乐来。

本品为白色结晶性粉末，无臭，无味。不溶于水，易溶于沸乙醇，溶于沸甲醇，微溶于甲醇或乙醇。熔点为 177～181℃。

本品分子结构中含有酯键和酰胺键，在酸性或碱性条件下加热均易水解。酸性条件下的水解产物为对氨基苯酚及水杨酸，前者可发生重氮化-偶合反应，后者与三氯化铁发生显色反应。

本品是利用前药原理将阿司匹林和对乙酰氨基酚进行化学反应而成的。本品进入体内后分解成阿司匹林和对乙酰氨基酚，发挥协同作用，毒副作用小，适合老人和儿童使用。

## 三、吡 唑 酮 类

吡唑酮类药物具有较明显的解热、镇痛和一定的抗炎作用，曾是临床上用于高热、镇痛的常

药物化学基础

用药物。但该类药物有的可引起白细胞减少及粒细胞缺乏症，大多已被淘汰。该类药物的代表药安乃近，虽然对顽固性发热有效，但由于存在严重过敏反应、粒细胞缺乏症等严重不良反应，其注射剂、灌肠液、滴剂、滴鼻液、滴鼻用溶液片等品种已于 2020 年 3 月被我国禁止生产、销售和使用。

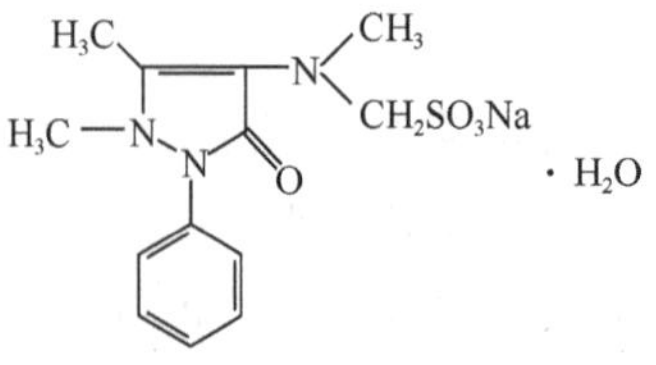

安乃近

**考点**：解热镇痛药的分类及各类代表药；阿司匹林、对乙酰氨基酚、贝诺酯的别名、结构特点、主要性质及用途

# 第 2 节　非甾体抗炎药

非甾体抗炎药是 20 世纪 40 年代初迅速发展起来的一类疗效较好，副作用较少的抗炎药物，临床主要用于治疗风湿性关节炎、类风湿性关节炎、风湿热、骨关节炎、红斑狼疮和强直性脊柱炎等疾病。常用的非甾体抗炎药根据化学结构主要分为芳基烷酸类、邻氨基苯甲酸类、3，5-吡唑烷二酮类、1，2-苯并噻嗪类及选择性 COX-2 抑制剂。

**考点**：非甾体抗炎药的分类及其代表药物

## 一、芳基烷酸类

芳基烷酸类药物是 20 世纪 60 年代研究发展速度较快、应用最多的一类非甾体抗炎药。该类药物毒性较小，因此临床应用较为广泛。按照化学结构可分成芳基乙酸类和芳基丙酸类。

### （一）芳基乙酸类

1961 年发现的吲哚美辛具有很强的镇痛抗炎活性，临床上用于治疗风湿性和类风湿性关节炎，但毒副作用较严重，孕妇、哺乳妇女、儿童禁用。此后，人们进一步简化吲哚杂环，并克服了邻氨基苯甲酸类药物中因苯环直接连有一个羧基而使酸性较大带来的刺激性，得到了双氯芬酸钠，1974年，双氯芬酸钠在日本上市，解热、镇痛、抗炎作用强，不良反应小。

**吲哚美辛　Indometacin**

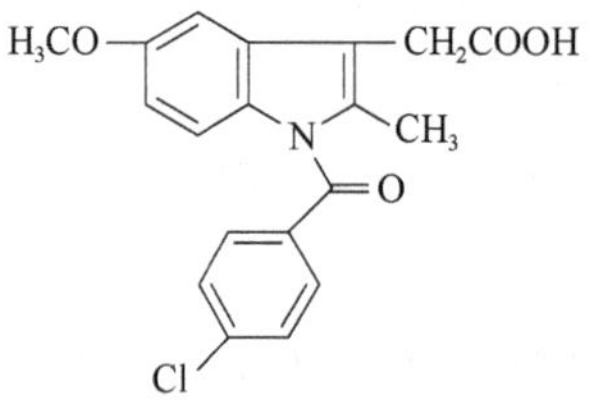

$C_{19}H_{16}ClNO_4$　357.79

本品又名消炎痛。

本品为类白色至微黄色结晶性粉末。几乎无臭，无味。溶于丙酮，略溶于甲醇、乙醇、氯仿或乙醚，微溶于苯，极微溶于甲苯，几乎不溶于水。熔点为 158～162℃。

本品分子结构中具有酰胺键，在室温和空气中稳定，水溶液在 pH 为 2～8 时较稳定，而在强碱或强酸性条件下会发生水解反应，温度升高，水解速度加快。

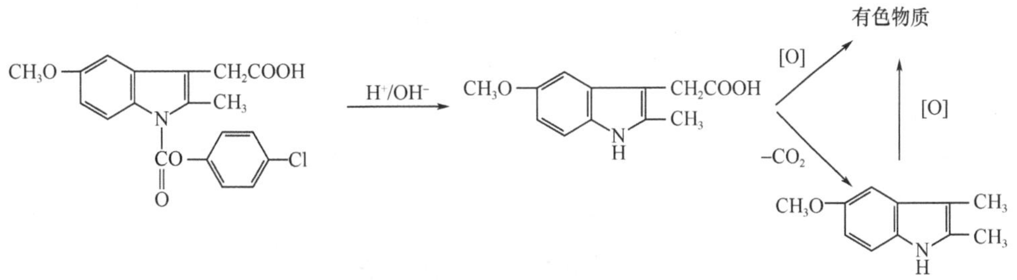

本品分子结构中具有吲哚环，具有还原性，遇光容易氧化变质。

**课堂互动**

吲哚美辛稳定性好吗？为什么？

本品溶于稀氢氧化钠溶液，与重铬酸钾溶液共热，放冷，用硫酸酸化并缓缓加热显紫色；与亚硝酸钠试液共热，放冷，用盐酸酸化，显绿色，放置后渐变黄色。

本品为强效的非甾体抗炎药，但不良反应较多，因此，主要用于不适合使用阿司匹林的风湿和类风湿性关节炎、强直性脊柱炎和骨关节炎的患者。

**双氯芬酸钠　Diclofenac Sodium**

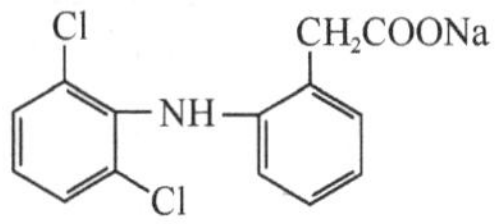

$C_{14}H_{10}Cl_2NNaO_2$　318.13

本品为白色或类白色结晶性粉末，有刺鼻感。有引湿性。易溶于乙醇，略溶于水，不溶于氯仿。熔点为 283～285℃。

本品分子结构中具有有机氯，炽灼后，显氯化物的鉴别反应。

本品主要用于治疗类风湿性关节炎、神经炎，缓解术后疼痛及发热症状。

**（二）芳基丙酸类**

人们在研究芳基乙酸类药物的抗炎作用时发现，在该类药物 4-异丁基苯乙酸的 α-碳原子上引入甲基得到芳基丙酸类药物布洛芬，不但抗炎镇痛作用增强，毒性也降低，故在临床上被广泛使用。随后许多活性更强的芳基丙酸类抗炎药被陆续发现，如萘普生等。

**布洛芬　Ibuprofen**

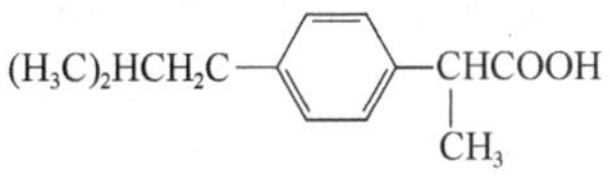

$C_{13}H_{18}O_2$　206.28

本品又名异丁苯丙酸。

本品为白色结晶性粉末。稍有特异臭，几乎无味。易溶于乙醇、丙酮、氯仿或乙醚，几乎不溶于水，易溶于氢氧化钠或碳酸钠试液。熔点为 74.5～77.5℃。

本品分子结构中具有羧基，与氯化亚砜作用后，再与乙醇反应生成酯；在碱性条件下与盐酸羟胺作用，生成羟肟酸，然后在酸性条件下与三氯化铁作用，生成红色至暗紫色的羟肟酸铁。

本品解热、镇痛、抗炎、抗风湿作用与阿司匹林相似，但严重不良反应的发生率明显低于阿司匹林。

**萘普生　Naproxen**

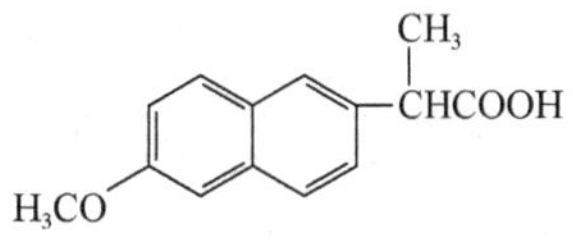

$C_{14}H_{14}O_3$　230.26

本品为白色或类白色结晶性粉末，无臭。易溶于甲醇、乙醇或氯仿，略溶于乙醚，几乎不溶于水，可溶于氢氧化钠及碳酸钠溶液。熔点为 153～158℃。

本品与布洛芬有相似的化学性质。

本品为消炎镇痛药，兼有解热作用，其作用比阿司匹林强，副作用比阿司匹林小，特别适用于胃肠道疾病患者。常用于治疗风湿性关节炎、类风湿性关节炎、强直性脊柱炎、痛风、痛经等。

## 二、邻氨基苯甲酸类

邻氨基苯甲酸类药物又称灭酸类药物，是 20 世纪 60 年代发展起来的非甾体抗炎药。本类药物是通过利用经典的生物电子等排原理将水杨酸的羟基换成氨基而得到。这类药物具有较强的镇痛抗炎作用，临床上用于治疗风湿性及类风湿性关节炎。但由于毒副作用较多，临床上已经很少应用。常见的有甲芬那酸、氯芬那酸、氟芬那酸、甲氯芬那酸。

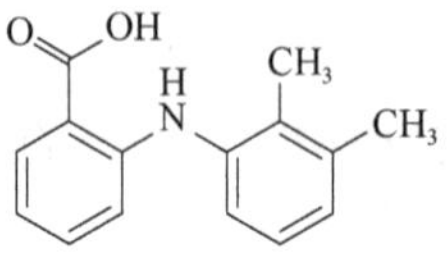

甲芬那酸 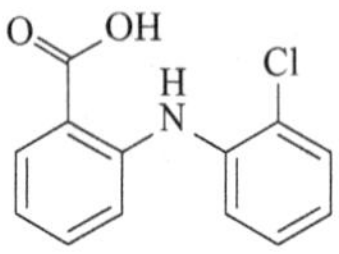　　　　　氯芬那酸 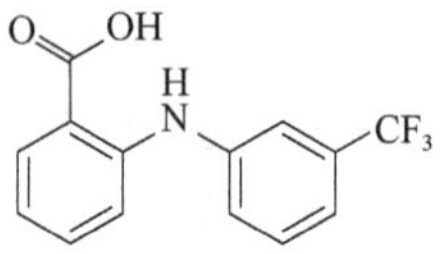　　　　　氟芬那酸 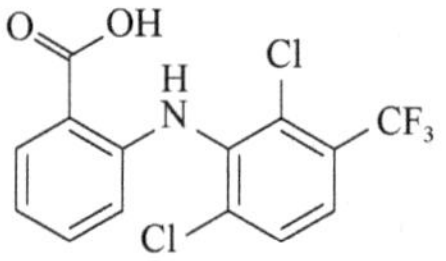　　　　　甲氯芬那酸

## 三、3，5-吡唑烷二酮类

1946 年，瑞士科学家合成了保泰松，1949 年，保泰松应用于临床。保泰松具有良好的抗炎镇痛作用，但毒副作用较大。1961 年，人们发现保泰松的体内代谢物羟布宗，其抗炎镇痛作用弱于保泰松，但毒性较低，副作用较小。

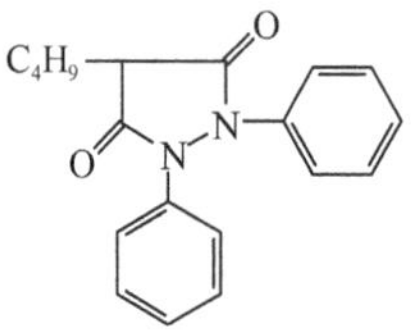

保泰松 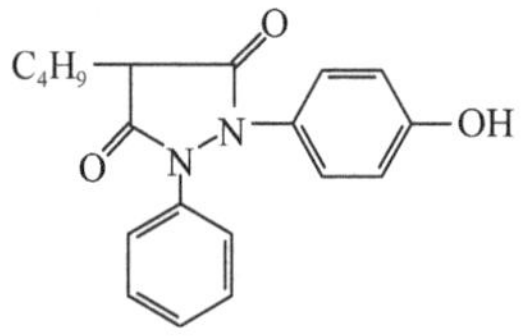　　　　　　　羟布宗

## 四、1，2-苯并噻嗪类

1，2-苯并噻嗪类的研究始于 20 世纪 70 年代，是一类较新型的非甾体抗炎药。吡罗昔康最早用于临床，其中 1，2-苯并噻嗪酸性烯醇式是保持抗炎活性的必需结构。

### 吡罗昔康　Piroxicam

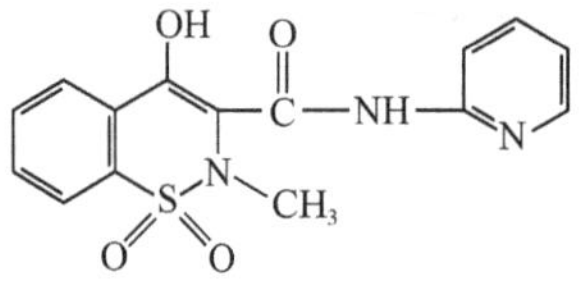

$C_{15}H_{13}N_3O_4S$　331.35

本品又名炎痛喜康。

本品为类白色或微黄绿色的结晶性粉末，无臭，无味。易溶于氯仿，略溶于丙酮，微溶于乙醇或乙醚，几乎不溶于水，溶于酸，略溶于碱。熔点为 198～202℃，熔融时同时分解。

本品分子结构中具有烯醇式羟基，具弱酸性。

本品的氯仿溶液与三氯化铁试液作用，显玫瑰红色。

本品解热、镇痛、抗炎、抗风湿作用与阿司匹林相似，可用于治疗风湿性和类风湿性关节炎等。

## 五、选择性 COX-2 抑制剂

选择性 COX-2 抑制剂是一类新型非甾体类抗炎药，因其选择性地抑制 COX-2 靶点的活性，而对 COX-1 靶点影响较小，胃肠道不良反应较少，目前广泛用于骨关节炎和类风湿关节炎的抗炎、镇痛治疗。1998 年，美国食品药品监督管理局（FDA）批准了第一个选择性 COX-2 抑制剂塞来昔布，一年后批准了罗非昔布。

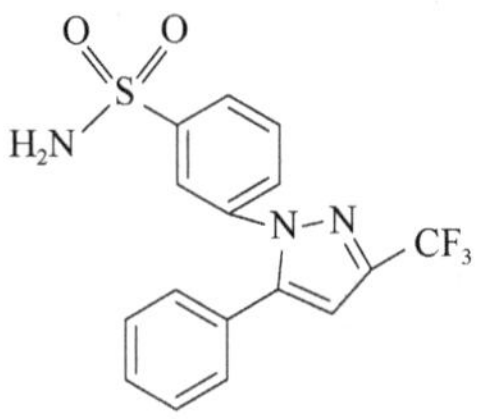

塞来昔布 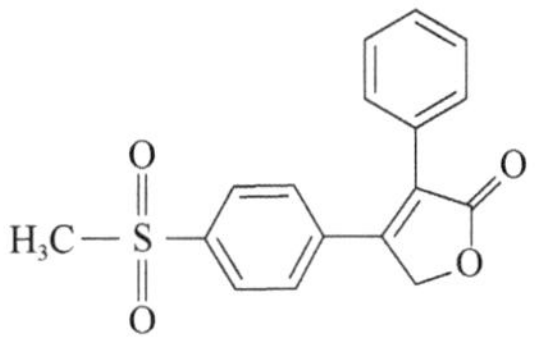　　　　　　　　罗非昔布

# 第 3 节　抗 痛 风 药

痛风是体内嘌呤代谢紊乱引起的一种疾病，其特征为高尿酸血症。尿酸盐结晶并沉积在关节、肾脏及结缔组织，引起粒细胞浸润和局部炎症并产生疼痛。抗痛风药根据作用特点可分为三类：①尿酸合成阻断剂，如别嘌醇；②尿酸排泄促进剂，如丙磺舒；③镇痛抗炎药，如秋水仙碱。

## 别嘌醇　Allopurinol

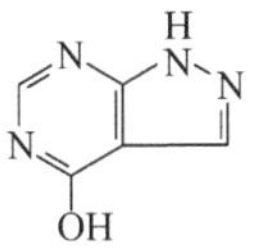

$C_5H_4N_4O$　　136.11

本品为白色或类白色结晶性粉末，几乎无臭。极微溶于水，不溶于氯仿或乙醚，易溶于氢氧化钾或氢氧化钠溶液。

本品溶于氢氧化钠溶液后，与碱性碘化汞钾试液共热，放置后产生黄色沉淀。

本品常用于治疗慢性痛风及痛风性肾病，对急性痛风无效。

## 丙磺舒　Probenecid

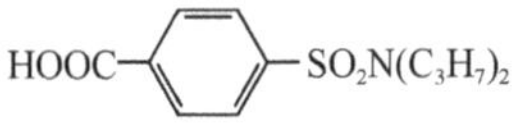

$C_{13}H_{19}NO_4S$　　285.36

本品为白色结晶性粉末，无臭，味微苦。溶于丙酮，略溶于乙醇或氯仿，几乎不溶于水和稀酸，可溶于稀氢氧化钠溶液。熔点为 198～201℃。

本品分子结构中含有苯甲酸结构，溶于氢氧化钠溶液后，与三氯化铁试液作用，生成米黄色沉淀。

**▥ 课堂互动**

本章中可用三氯化铁反应来鉴别的药物有哪些？

本品分子结构中含硫原子，与氢氧化钠共热熔融，分解生成亚硫酸，经硝酸氧化后生成硫酸盐，显硫酸盐的鉴别反应。

本品主要用于慢性痛风，对急性痛风无效。

## 秋水仙碱　Colchicine

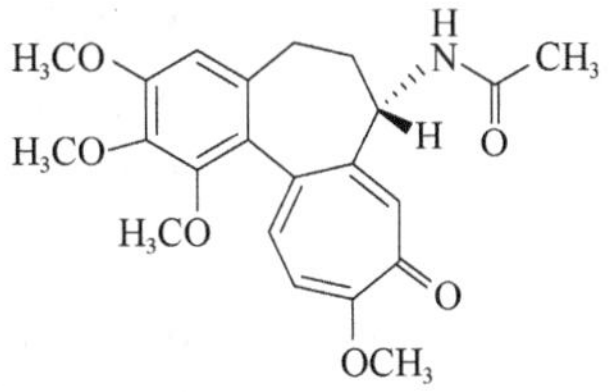

$C_{22}H_{25}NO_6$　　399.43

本品为百合科植物丽江山慈菇球茎中提取的一种生物碱，通过增加粒细胞吞噬尿酸结晶，以减少尿酸结晶的沉积，减轻炎症反应，起到止痛的作用。

本品不能影响尿酸的排泄和尿酸盐在血浆中的溶解度，毒性较大，临床用于痛风的急性发作。

**考点：**抗痛风药的分类、作用机制；别嘌醇、丙磺舒的主要性质、作用特点与临床应用

## 自 测 题

### 一、名词解释
1. 酚羟基　2. 潜在的芳伯氨基

### 二、选择题

**（一）A 型题（单项选择题）**

1. 对乙酰氨基酚可采用水解后重氮化-偶合反应鉴别，是因其结构中具有（　　）
   A. 酚羟基　　　　　B. 酰氨基
   C. 潜在的芳伯氨基　D. 苯环
   E. 氨基

2. 阿司匹林与碳酸钠溶液共热，放冷后用稀硫酸酸化，析出的白色沉淀是（　　）
   A. 乙酰水杨酸　B. 醋酸　　C. 水杨酸
   D. 水杨酸钠　　E. 水杨酰水杨酸酯

3. 属于1，2-苯并噻嗪类非甾体抗炎药的是（　　）
   A. 布洛芬　　　B. 吡罗昔康
   C. 双氯酚酸钠　D. 吲哚美辛
   E. 羟布宗

4. 区别阿司匹林和对乙酰氨基酚可用（　　）
   A. 氢氧化钠试液　　B. 盐酸
   C. 加热后加盐酸　　D. 三氯化铁试液
   E. 加热后加三氯化铁试液

5. 属于3，5-吡唑烷二酮类的非甾体抗炎药是（　　）
   A. 对乙酰氨基酚　B. 萘普生
   C. 布洛芬　　　　D. 吡罗昔康
   E. 羟布宗

6. 具有解热和镇痛作用，但无抗炎作用的药物是（　　）
   A. 对乙酰氨基酚　B. 贝诺酯
   C. 阿司匹林　　　D. 吡罗昔康
   E. 布洛芬

7. 下列哪种药物可直接与三氯化铁试液作用，显蓝紫色（　　）
   A. 对乙酰氨基酚　B. 贝诺酯
   C. 双氯芬酸钠　　D. 吡罗昔康
   E. 阿司匹林

8. 丙磺舒为（　　）
   A. 抗高血压药　　B. 镇痛药
   C. 解热镇痛药　　D. 抗痛风药
   E. 镇静催眠药

9. 下列哪个药物有酸性，但化学结构中不含有羧基（　　）

   A. 阿司匹林　　　B. 吡罗昔康
   C. 布洛芬　　　　D. 吲哚美辛
   E. 双氯芬酸

10. 贝诺酯是由哪两种药物合成的酯（　　）
    A. 阿司匹林与布洛芬
    B. 阿司匹林与对乙酰氨基酚
    C. 对乙酰氨基酚与布洛芬
    D. 对乙酰氨基酚与安乃近
    E. 安乃近与布洛芬

**（二）B 型题（配伍选择题）**

（11～15 题共用备选答案）
   A. 阿司匹林　　　B. 对乙酰氨基酚
   C. 美洛昔康　　　D. 布洛芬
   E. 羟布宗

11. 3，5-吡唑烷二酮类（　　）
12. 芳基烷酸类（　　）
13. 1，2-苯并噻嗪类（　　）
14. 乙酰苯胺类（　　）
15. 水杨酸类（　　）

（16～20 题共用备选答案）
   A. 对乙酰氨基酚　B. 吡罗昔康
   C. 吲哚美辛　　　D. 布洛芬
   E. 别嘌醇

16. 具有烯醇式羟基的药物（　　）
17. 可发生羟肟酸铁反应的药物（　　）
18. 水解产物可发生重氮化-偶合反应的药物（　　）
19. 强酸强碱中易发生水解和氧化反应的药物（　　）
20. 抗痛风药物（　　）

**（三）X 型题（多项选择题）**

21. 贝诺酯是由下列哪几种药物拼合而成的（　　）
    A. 阿司匹林　　　B. 布洛芬
    C. 对乙酰氨基酚　D. 水杨酸
    E. 非那西丁

22. 下列药物中具有酯键的药物有（　　）
    A. 丙磺舒　B. 布洛芬　C. 贝诺酯
    D. 阿司匹林　E. 吲哚美辛

23. 可与三氯化铁试液作用生成有色配合物的药物有（　　）
    A. 对乙酰氨基酚　B. 布洛芬
    C. 水杨酸　　　　D. 丙磺舒

E. 吲哚美辛

24. 下列哪些药物为抗痛风药（　　）

　　A. 别嘌醇　　　B. 布洛芬　　　C. 贝诺酯

　　D. 丙磺舒　　　E. 吲哚美辛

25. 下列具有游离羧基的非甾体抗炎药（　　）

　　A. 双氯芬酸钠　B. 布洛芬　　　C. 羟布宗

　　D. 吡罗昔康　　E. 吲哚美辛

## 三、填空题

1. 阿司匹林与氢氧化钠试液共热，放冷后，加入稀硫酸试液立即析出白色沉淀，此白色沉淀是_____。

2. 贝诺酯由阿司匹林的_____基和对乙酰氨基酚的_____基酯化而成的化合物。

3. 对乙酰氨基酚在酸性或碱性溶液中可水解，生成_____，可以在盐酸酸性条件下与_____和_____试剂发生重氮化-偶合反应，生成橙红色或猩红色的偶氮化合物沉淀。

## 四、简答题

1. 长期存放的阿司匹林为什么有醋酸的臭气？

2. 试述非甾体抗炎药主要的化学结构类型及代表药。

## 五、分析题

白加黑（氨酚伪麻美芬片Ⅱ氨麻苯美片）白片的配方如下：

　　[配方]：对乙酰氨基酚 325mg

　　　　　　盐酸伪麻黄碱　30mg

　　　　　　无水氢溴酸右美沙芬 15mg

用我们所学的知识分析一下，配方中的 3 个药物分别起什么作用？如何鉴别配方中的对乙酰氨基酚？

（罗翠婷）

# 第6章

# 抗过敏药和消化系统药

过敏性疾病和消化系统疾病是人类多见的疾病,其致病原因多与组胺有关。组胺广泛存在于自然界多种植物、动物和微生物体内。它是在组氨酸脱羧酶催化下,由组氨酸脱羧形成的。组胺受体有 $H_1$、$H_2$ 和 $H_3$ 三种类型,$H_1$ 受体兴奋可引起过敏反应,$H_2$ 受体兴奋可引起胃酸分泌增多,与消化性溃疡的形成相关,$H_3$ 受体的作用尚在研究中。拮抗组胺与受体间的作用可防治过敏与消化性溃疡疾病。

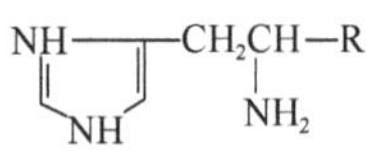

| | |
|---|---|
| R=H | 组胺 |
| R=COOH | 组氨酸 |

## 第1节 抗过敏药

过敏性疾病是常见病、多发病,与体内的过敏介质组胺(H)、白三烯(LT)、缓激肽(BK)等有直接关系。通过阻断过敏介质的作用就能产生抗过敏作用。目前,临床上常用的抗过敏药主要有 $H_1$ 受体拮抗剂、过敏介质释放抑制剂、白三烯拮抗剂和缓激肽拮抗剂。本节重点介绍 $H_1$ 受体拮抗剂。

$H_1$ 受体拮抗剂按化学结构可分为氨基醚类、丙胺类、三环类、其他类(如乙二胺类、哌嗪类和哌啶类)。

考点:$H_1$ 受体拮抗剂的分类

> **链接**
>
> ### 抗过敏药的发展
>
> 1937 年,意大利生理学家丹尼尔·博韦开始研究抗组胺药,并于 1939 年筛选出第一个抗组胺药 929F。在此基础上,博韦先后经过约 3000 次的实验,最终合成了可以用于临床的抗过敏药——新安替根。1950 年,美国先灵葆雅公司研制的氯苯那敏(又称扑尔敏)上市,成为第一代抗组胺药物的代表,用于治疗各种过敏性疾病。1994 年,该公司研制的氯雷他定在我国获得行政保护,商品名为"开瑞坦"。

## 一、氨基醚类

氨基醚类抗过敏药主要包括苯海拉明、司他斯汀、氯马斯汀等。其中苯海拉明具有较好的抗组胺活性,但有嗜睡、神经过敏、镇静等副作用;氯马斯汀为无嗜睡作用的 $H_1$ 受体拮抗剂。

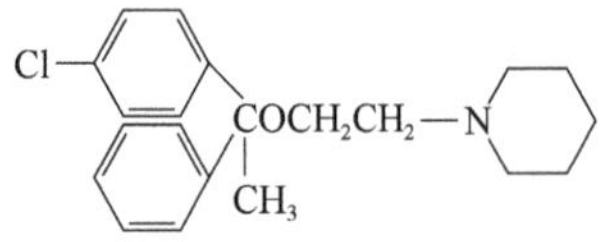

司他斯汀

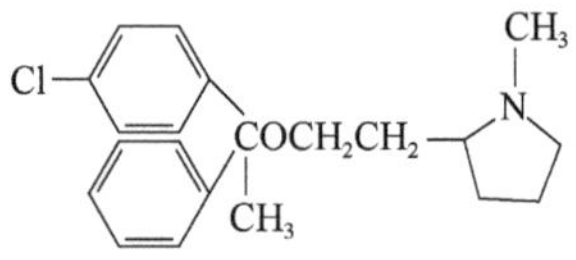

氯马斯汀

### 盐酸苯海拉明　Diphenhydramine Hydrochloride

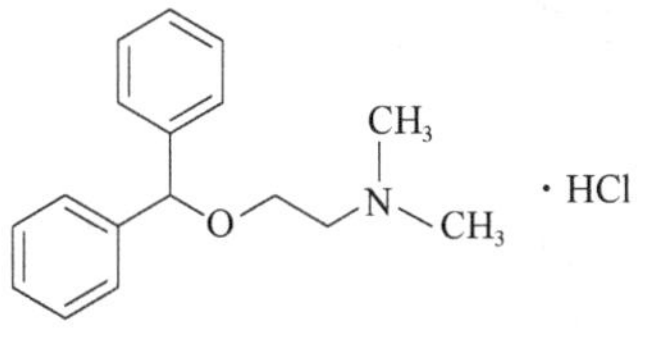

$$C_{17}H_{21}NO \cdot HCl \quad 291.82$$

其片剂又名过敏丸。

本品为白色结晶性粉末，无臭，味苦，随后舌有麻痹感。极易溶于水，易溶于乙醇或氯仿，略溶于丙酮，极微溶于乙醚或苯。熔点为 167～171℃。

苯海拉明虽为醚类化合物，但因本身结构特点，比一般的醚易受酸的催化而分解，生成二苯甲醇和二甲氨基乙醇。由于二苯甲醇的水溶性低，冷却凝固为白色蜡状，使本品的澄明度受到影响。当存在二苯甲醇杂质时遇光不稳定，可被氧化变色。

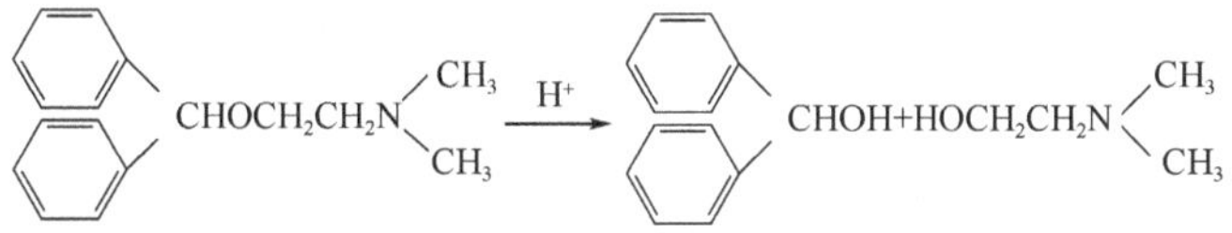

本品加硫酸，出现黄色，随即变成橙红色，加水即成白色乳浊液。

本品显氯化物的鉴别反应。

本品主要用于皮肤、黏膜的过敏性疾病和乘车船引起的恶心、呕吐、晕车等。

> **链接**
>
> **茶苯海明**
>
> 苯海拉明为临床常用的 $H_1$ 受体拮抗剂，除用作为抗过敏药外，也用于治疗晕动病。为克服其嗜睡和中枢抑制的副作用，将苯海拉明与中枢兴奋药 8-氯茶碱配伍制成复方制剂，称作茶苯海明（又称乘晕宁）。茶苯海明是常用的治疗晕动病的药物。

# 二、丙　胺　类

将氨基醚的氧原子或乙二胺的氮原子改为碳原子，即得丙胺类 $H_1$ 受体拮抗剂。本类药物有氯苯那敏、阿伐斯汀等。其中阿伐斯汀为无镇静作用的 $H_1$ 受体拮抗剂。

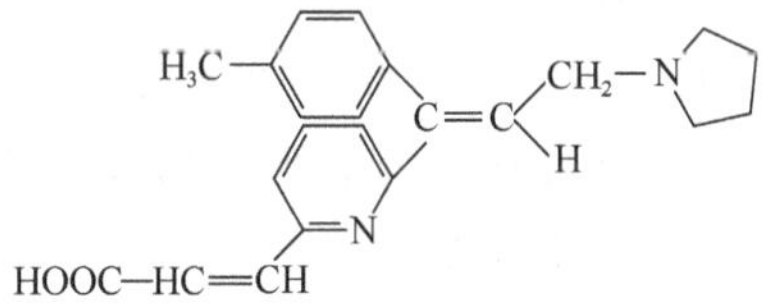

阿伐斯汀

### 马来酸氯苯那敏　Chlorphenamine Maleate

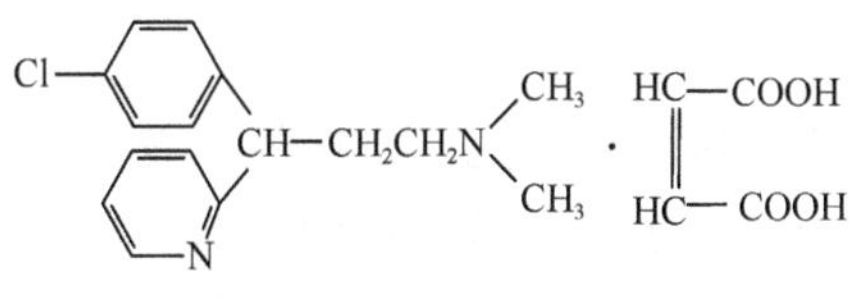

$$C_{16}H_{19}ClN_2 \cdot C_4H_4O_4 \quad 390.87$$

本品又名扑尔敏。

本品为白色结晶性粉末，无臭，味苦。易溶于水、乙醇或氯仿，微溶于乙醚。熔点为 131～135℃。

本品分子结构中含有 1 个手性碳原子，具有旋光异构体，药用品为其外消旋体。

本品含有烯键，具有还原性，加稀硫酸及高锰酸钾试液，高锰酸钾自身的紫红色褪去，可用于鉴别。

**课堂互动**

如何区别盐酸苯海拉明与马来酸氯苯那敏?

本品含有烯键,对光不稳定,应遮光保存。

本品分子中含有叔胺结构,与枸橼酸-醋酐试液在水浴上加热,即显红紫色。

本品具有抗组胺作用较强、用量少、副作用小等特点。临床上主要用于治疗过敏性鼻炎、皮肤黏膜的过敏、荨麻疹、血管舒张性鼻炎、枯草热、接触性皮炎和药物、食物引起的过敏性疾病等。

# 三、三 环 类

三环类抗过敏药主要有异丙嗪、赛庚啶、氯雷他定、酮替芬等。赛庚啶除具有抗组胺作用外,还具有抗 5-HT 的作用。酮替芬除了有 $H_1$ 受体拮抗作用外,更重要的是还有过敏介质释放抑制作用,多用于哮喘的预防和治疗。

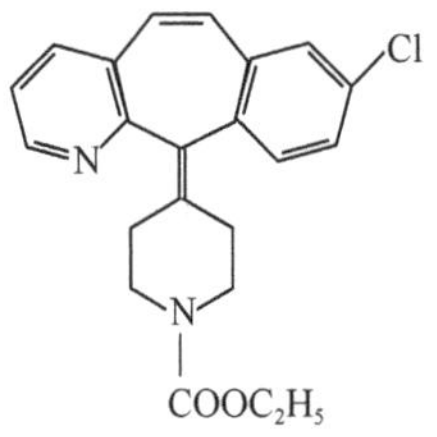

氯雷他定 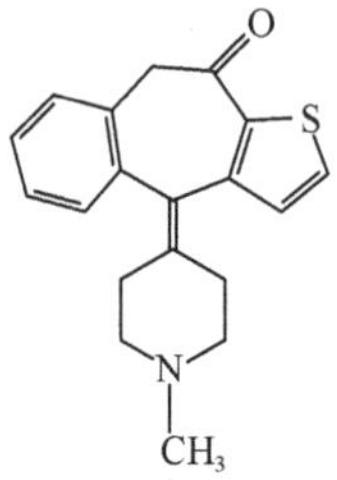　　　　　酮替芬

**盐酸异丙嗪  Promethazine Hydrochloride**

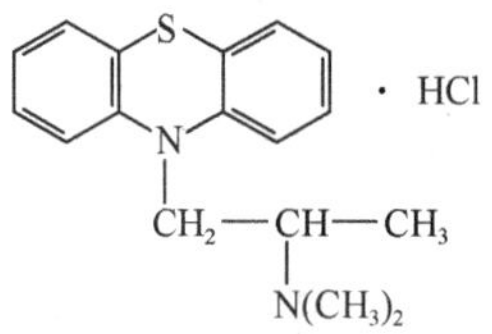

$C_{17}H_{20}N_2S \cdot HCl$　　320.89

**案例 6-1**

患者小陈主诉皮肤瘙痒,腰背部伴有大片红斑,医生诊断为皮肤过敏并给予盐酸异丙嗪 25mg、地塞米松磷酸钠注射液 5mg 肌内注射。护士在配药时用 5ml 注射器先抽取了盐酸异丙嗪 25mg,再抽取了地塞米松磷酸钠注射液 5mg,此时发现注射器里面的液体变成了白色混悬液。

**问题:** 1. 盐酸异丙嗪注射液外观性状是怎样的?

2. 为何两药混合后会变成白色混悬液?

3. 作为药师,你建议护士以后如何处理类似问题?

本品又名非那根。

本品为白色或类白色的粉末或颗粒。几乎无臭,味苦。极易溶解于水,易溶解于乙醇或氯仿,几乎不溶于丙酮或乙醚。熔点为 217~223℃,熔融同时分解。

本品分子中含有吩噻嗪环,具有还原性,容易被空气中的氧氧化,在空气中久置,变为蓝色。对光亦敏感,遇光渐变为红棕色,可能是吩噻嗪环被氧化成醌型化合物所致。本品的氧化变色与氧、光、重金属离子、pH、温度等因素有关。故配置本品注射液时,应加入适量的维生素 C 作抗氧剂,调 pH 为 4.0~5.5,采用流通蒸汽灭菌 30 分钟。

**课堂互动**

截至目前,本书中具有吩噻嗪环的药物有哪些?它们的稳定性好吗?应采取哪些措施增强稳定性?

本品加硫酸溶解后，溶液呈樱桃红色，放置后，色渐变深。本品的水溶液，加硝酸即生成红色沉淀，加热，沉淀即溶解，溶液由红色转变为橙黄色。以上鉴别反应均由分子中吩噻嗪环被不同氧化剂氧化，产生不同的氧化产物所致。

本品的水溶液显氯化物的鉴别反应。

本品为抗组胺药。临床上主要用于治疗荨麻疹、支气管哮喘、过敏性鼻炎等。

### 盐酸赛庚啶　*Cyproheptadine Hydrochloride*

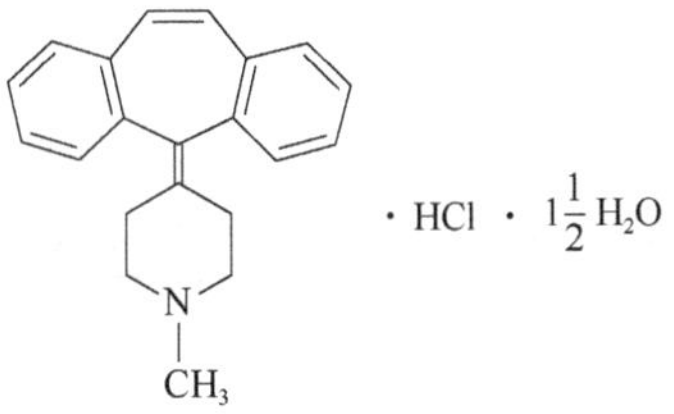

$$\cdot HCl \cdot 1\frac{1}{2}H_2O$$

$C_{21}H_{21}N \cdot HCl \cdot 1\frac{1}{2}H_2O \quad 350.89$

本品为白色至微黄色的结晶性粉末。几乎无臭，味微苦。易溶于甲醇，溶于氯仿，略溶于乙醇，微溶于水。

本品分子中具有烯键、吡啶环，对光不稳定，长时间在空气中放置时必须避光。

本品分子中具有烯键，可使 $KMnO_4$ 溶液或 $Br_2$ 水褪色。

本品与甲醛-浓硫酸试液在水浴上加热产生灰色；遇钒酸铵试液呈紫棕色；遇钼酸铵试液反应呈蓝绿色或绿色。

本品具有较强的 $H_1$ 受体拮抗作用，临床用于治疗荨麻疹、湿疹、皮肤瘙痒症及其他过敏性疾病。

# 四、其 他 类

## （一）乙二胺类

本类和氨基醚类结构十分相似，代表药物有安他唑啉和曲吡那敏等。

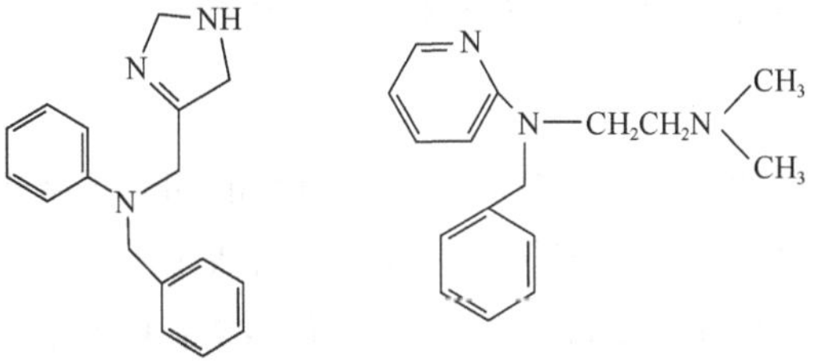

安他唑啉　　　　曲吡那敏

## （二）哌嗪类

乙二胺类药物的 2 个氮原子再用 1 个乙基环合起来，就得到哌嗪类药物。1987 年上市的西替利嗪，以其高效、长效、低毒及非镇静的特点成为本类药物的代表药物。

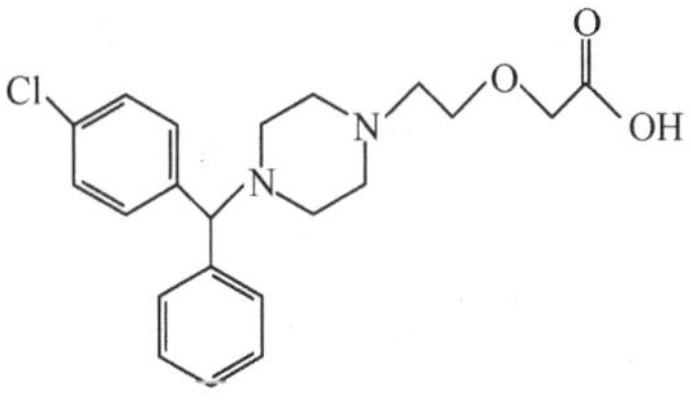

西替利嗪

## （三）哌啶类

本类是目前非镇静性抗组胺药的主要类型。例如，特非那啶，抗组胺作用强，选择性高，几乎无中枢神经抑制作用，用于治疗常年性或季节性鼻炎和过敏性皮肤病，效果良好；阿司咪唑为强效 $H_1$ 受体拮抗剂，其作用时间长，不良反应少，适用于过敏性鼻炎、过敏性结膜炎、慢性荨麻疹及其他过敏反应症状。

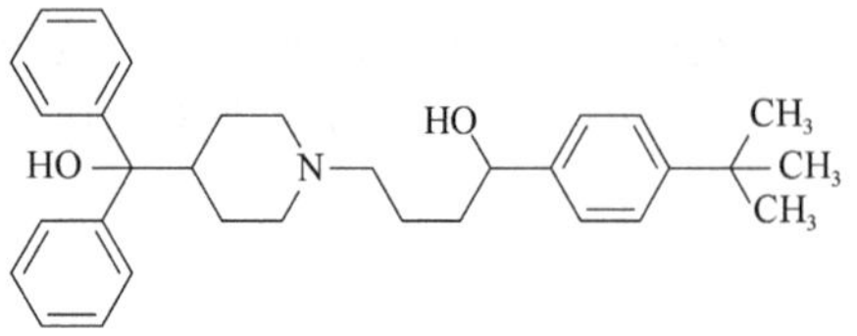

特非那啶 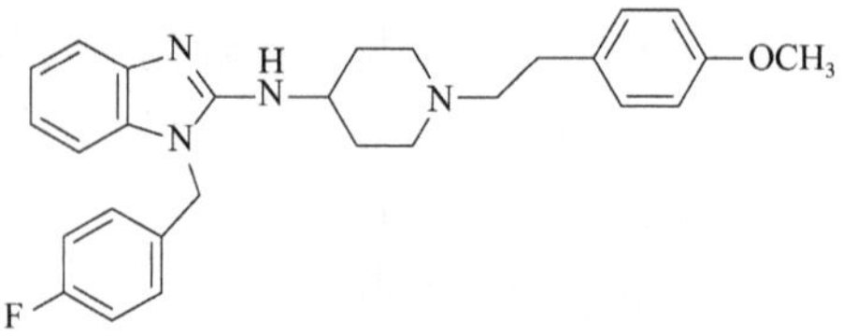                                    阿司咪唑

**考点**：抗过敏药的分类及各类代表；盐酸苯海拉明、盐酸异丙嗪、扑尔敏的别名、结构特点、稳定性、鉴别和用途；茶苯海明的构成及意义

# 第 2 节　消化系统药

近年来随着生理病理机制研究的深入，出现了一系列新型高效、高选择性的药物，改变了消化系统疾病治疗现状。根据治疗目的不同，消化系统药物可分为抗溃疡药、促胃动力药、助消化药、止吐药和催吐药、泻药和止泻药、肝胆疾病辅助治疗药等几大类。本节主要介绍抗溃疡药、促胃动力药和止吐药。

## 一、抗 溃 疡 药

消化性溃疡多发生于胃幽门和十二指肠处，是由胃液的消化作用引起的黏膜损伤。抗溃疡药主要针对溃疡发生的原因，从不同环节抑制胃酸分泌和保护胃黏膜而起作用。本节主要介绍抑制胃酸分泌的组胺 $H_2$ 受体拮抗剂和质子泵抑制剂。

> **链接**
>
> **常用的抗溃疡药**
>
> 常用于治疗消化溃疡的药物分为：中和过量胃酸的抗酸药如小苏打；从不同环节抑制胃酸分泌的抗胆碱能药物如哌仑西平、抗胃泌素药、$H_2$ 受体拮抗剂和质子泵抑制剂；加强胃黏膜抵抗力的黏膜保护药如胶体铋剂、硫糖铝等；根除胃幽门螺杆菌的抗微生物药物阿莫西林、甲硝唑等。

### （一）$H_2$ 受体拮抗剂

1. **咪唑类**　保留组胺结构的咪唑环，侧链引入含硫醚的四原子链和末端取代的胍基，得到第一个用于临床的 $H_2$ 受体拮抗剂西咪替丁。该药一问世很快就成了治疗消化性溃疡的首选药物，取代了传统的用抗酸药中和过量胃酸的治疗方法，并开辟了寻找治疗消化性溃疡病药物的领域，称为第一代的 $H_2$ 受体拮抗剂。

### 西咪替丁　Cimetidine

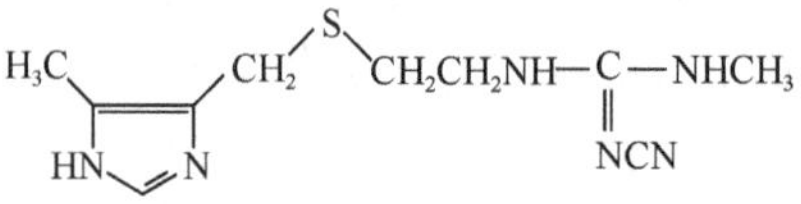

$C_{10}H_{16}N_6S$　252.34

本品又名甲氰咪胍，泰胃美。

本品为白色或类白色结晶性粉末。几乎无臭，味微苦。易溶于甲醇，溶于乙醇，微溶于水，不溶于乙醚。熔点为 140～146℃。

本品结构上的咪唑环和胍基具有碱性，能与酸成盐。

本品在室温、干燥状态下稳定。但在过量的稀盐酸中能缓慢水解，加热则进一步水解生成胍类化合物。

本品水溶液加入少量氨试液，再加入硫酸铜试液，生成蓝灰色沉淀，沉淀溶于过量氨试液中，可与一般胍类化合物相区别。

本品经灼烧放出硫化氢气体，使湿润的醋酸铅试纸变黑。

本品为组胺 $H_2$ 受体拮抗剂，对胃及十二指肠溃疡、上消化道出血等有效。宜长期服药，中断后可能复发。

**2. 呋喃类** 用呋喃环替代西咪替丁的咪唑环，进一步修饰得到雷尼替丁。雷尼替丁为第二个上市的 $H_2$ 受体拮抗剂。其作用比西咪替丁强 5～8 倍，对胃及十二指肠溃疡疗效高，而且有速效和长效的特点。其无抗雄激素和引起精神错乱的副作用，与其他药物的相互作用也较小，被称为第二代 $H_2$ 受体拮抗剂抗溃疡药。

### 盐酸雷尼替丁 Ranitidine Hydrochloride

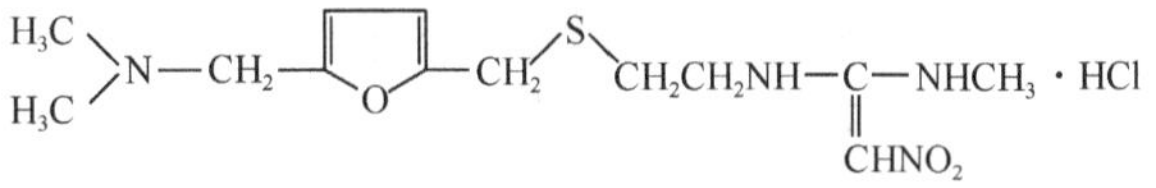

$C_{13}H_{23}N_4O_3S \cdot HCl$　350.87

本品又名甲硝呋胍。

本品为类白色或淡黄色结晶性粉末。有异臭，味微苦带涩。易溶于水或甲醇，略溶于乙醇，几乎不溶于丙酮。熔点为 137～143℃，熔融时同时分解。

本品极易吸潮，吸潮后颜色变深，故本品应遮光、密封，在凉暗干燥处保存。

本品用小火缓缓加热，产生的硫化氢气体可使湿润的醋酸铅试纸显黑色。

本品的水溶液显氯化物的鉴别反应。

本品为组胺 $H_2$ 受体拮抗剂。对胃及十二指肠溃疡疗效高，具有速效和长效特点，副作用小而安全。临床上主要用于治疗十二指肠溃疡、良性胃溃疡、术后溃疡、反流性食管炎等。

**考点：** 西咪替丁、盐酸雷尼替丁的结构特点、理化性质、用途

**3. 噻唑类** 继雷尼替丁之后，法莫替丁于 1986 年上市。此药物具有噻唑环母核，与西咪替丁相比，也有作用强，副作用少，优秀的药代动力学性质等特点。法莫替丁的作用是西咪替丁 30～100 倍，比雷尼替丁强 6～10 倍，称为第三代 $H_2$ 受体拮抗剂抗溃疡药。

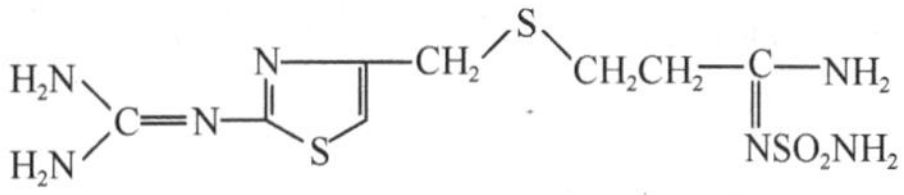

法莫替丁

**4. 哌啶类** 罗沙替丁是一类新型的强效和长效的抗溃疡药。结构中引入哌啶环，吸收好，作用时间延长，抑制胃酸分泌作用比西咪替丁强 4～6 倍。

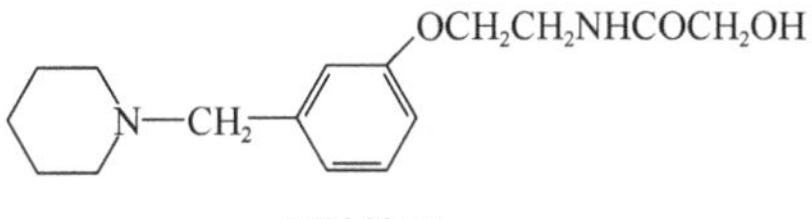

罗沙替丁

### （二）质子泵抑制剂

质子泵抑制剂即 $H^+/K^+$-ATP 酶抑制剂，通过抑制 $H^+$ 与 $K^+$ 的交换，阻止胃酸的形成。质子泵抑制剂作用于胃壁细胞泌酸过程的最后一个环节，对各种刺激引起的胃酸分泌都有很好的抑制作用。与 $H_2$ 受体拮抗剂相比，质子泵抑制剂具有作用专一、选择性高、副作用较小等优点。

第一个上市的质子泵抑制剂是奥美拉唑，随后兰索拉唑和泮托拉唑等相继上市。

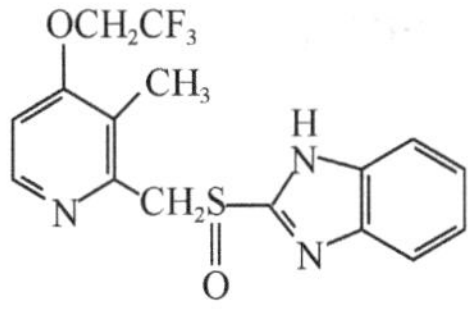

兰索拉唑 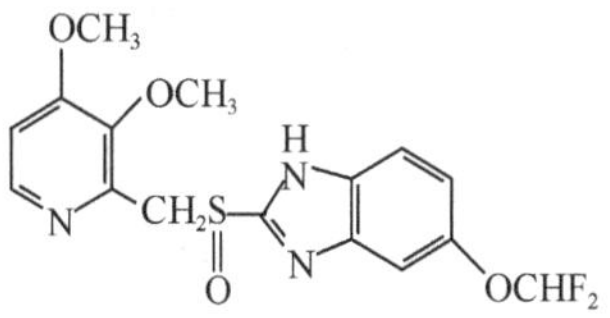　　　　　　　　　　　　泮托拉唑

## 奥美拉唑　Omeprazole

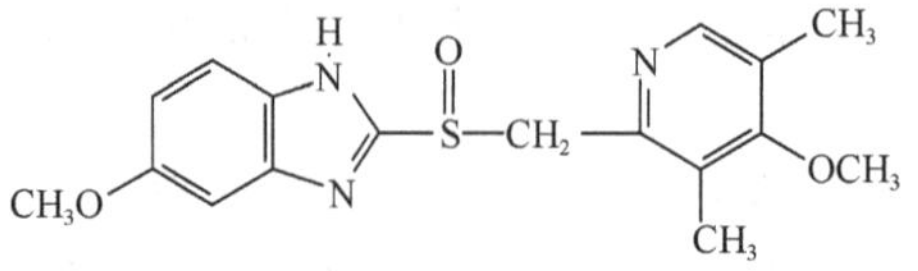

$C_{17}H_{19}N_3O_3S$　345.42

本品又名洛赛克。

本品为白色或类白色结晶性粉末，无臭。易溶于二甲基甲酰胺（DMF），溶于甲醇、乙腈，难溶于水。熔点为 156℃。

本品为酸碱两性化合物，易溶于碱液，在强酸性水溶液中很快分解。

本品因亚砜上的硫有手性，故具有光学活性，药用其外消旋体。

本品为无活性的前药，口服后迅速吸收，由于其为弱碱性，所以能选择性地分布于胃壁细胞的胞膜和微管囊泡上的低 pH 的酸性环境中，经 $H^+$ 催化重排为活性物质。

本品临床上用于治疗胃及十二指肠溃疡等，愈合较快，治愈率高于 $H_2$ 受体拮抗剂。

> **链接**　奥美拉唑的联合用药
>
> 近年来研究发现，幽门螺杆菌的持续感染是消化性溃疡病不断复发的主要因素，且是胃癌的诱因。奥美拉唑合并某些抗生素如克拉霉素、阿莫西林为二联用药，或再加上甲硝唑、替硝唑为三联用药，能清除或根除幽门螺杆菌感染，加速溃疡愈合、减轻炎症，并降低溃疡的复发率。

# 二、促胃动力药和止吐药

## （一）促胃肠动力药

促胃肠动力药是指促进胃肠蠕动，推动肠道内容物向前移动，加速胃肠排空和运转，协调胃肠运动规律的药物。临床上用于治疗胃肠道动力障碍的疾病，如反流症状、反流性食管炎、消化不良、肠梗阻等。现常用的有多巴胺 $D_2$ 受体拮抗剂甲氧氯普胺，外周性多巴胺 $D_2$ 受体拮抗剂多潘立酮，通过乙酰胆碱起作用的西沙比利、莫沙必利和伊托必利等。

## 多潘立酮　Domperidone

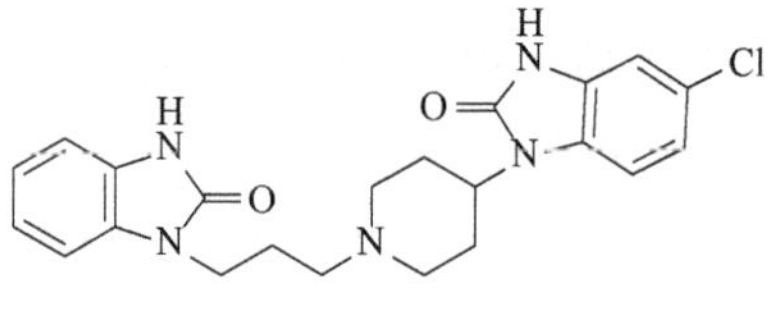

$C_{22}H_{25}Cl$　425.92

本品又名吗丁啉。

本品为白色或类白色结晶性粉末。极微溶于甲醇，几乎不溶于水。熔点为 242.5℃。

本品极性较大，不能透过血-脑屏障，故较少中枢神经系统的椎体外系反应。

本品为苯并咪唑衍生物，为作用较强的外周多巴胺 $D_2$ 受体拮抗剂，有促进胃肠道蠕动及止吐作用，使胃排空速率加快，并抑制各种原因所致的恶心、呕吐。临床用于治疗由于胃排空延缓、反流性胃炎、慢性胃炎、反流性食管炎引起的消化不良以及各种原因导致的恶心、呕吐。

## 甲氧氯普胺　Metoclopramide

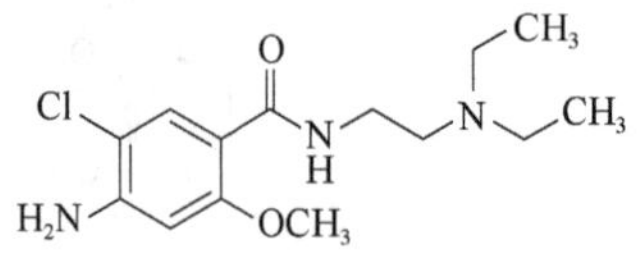

$C_{14}H_{22}ClN_3O_2$　299.80

本品为白色结晶性粉末，无臭。溶于氯仿，略溶于乙醇或丙酮，极微溶于乙醚，几乎不溶于水。熔点为 147～151℃。

本品为苯甲酰胺类衍生物，为中枢及外周 $D_2$ 受体拮抗剂。具有促胃肠动力、止吐作用，用途同多潘立酮。

## （二）止吐药

止吐药是一类防止或减轻恶心和呕吐的药物，包括多巴胺受体拮抗剂、乙酰胆碱受体拮抗剂、组胺 $H_1$ 受体拮抗剂、5-HT₃ 受体拮抗剂及神经激肽（$NK_1$）受体拮抗剂。其中，5-HT₃ 受体拮抗剂和 $NK_1$ 受体拮抗剂对癌症放化疗引起的恶心、呕吐具有较强的作用，此处将重点介绍。

### 盐酸昂丹司琼 Ondansetron Hydrochloride

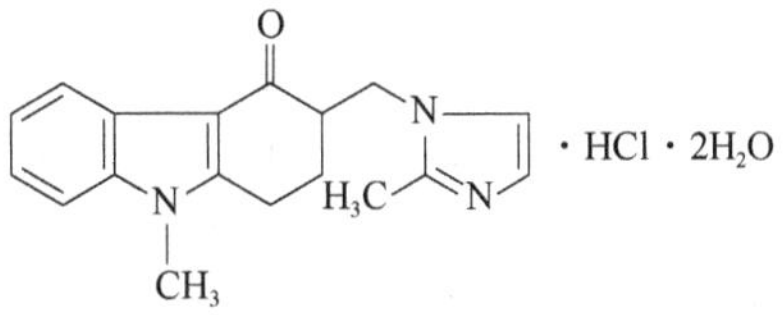

$C_{18}H_{19}N_3O \cdot HCl \cdot 2H_2O$ 365.86

本品又名枢复宁。

本品为白色或类白色结晶性粉末，无臭。易溶于甲醇，略溶于水，微溶于丙酮中。熔点为 175～180℃，熔融时同时分解。

本品咔唑酮（吲哚并环己酮）环上的 3 位碳原子具有手性，其中 R-异构体的活性较大，临床上使用外消旋体。

本品为强效、高选择性的 5-HT₃ 受体拮抗剂。可用于治疗癌症患者的恶心呕吐症状。无椎体外系反应，也无镇静作用。

### 阿瑞匹坦 Aarepitant

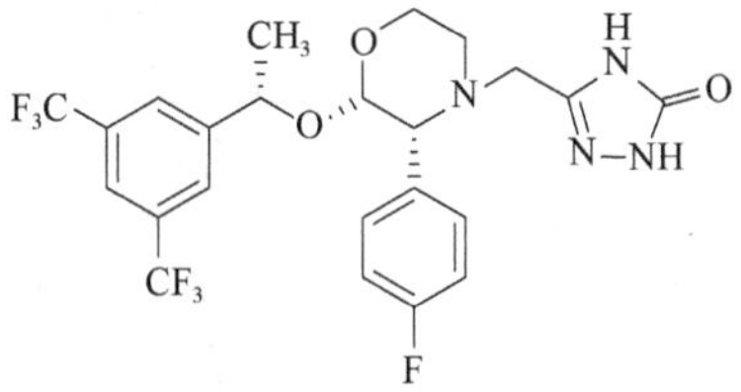

$C_{23}H_{21}F_7N_4O_3$ 534.43

本品为白色或微白色晶体。可溶于乙醇，微溶于乙腈，不溶于水。

阿瑞匹坦是第一个用于临床的 $NK_1$ 受体拮抗剂。用于预防及治疗癌症化疗引起的急性和延迟性呕吐，特别是延迟性呕吐。$NK_1$ 受体拮抗剂还具有抗抑郁、抗焦虑等作用，已成为各大制药公司争相开发的热点药物。

**考点：** 促胃肠动力药和止吐药的代表药物

## 自 测 题

### 一、选择题
### （一）A 型题（单项选择题）

1. 下列药物中哪个具有抗晕动症作用（    ）
   A. 盐酸赛庚啶　　　　　B. 盐酸苯海拉明
   C. 马来酸氯苯那敏　　　D. 奥美拉唑
   E. 西咪替丁

2. 抗组胺药苯海拉明，其化学结构属于哪一类（    ）

   A. 氨基醚类　　　B. 乙二胺类　　　C. 哌嗪类
   D. 丙胺类　　　　E. 三环类

3. 下列药物哪个属于丙胺类 $H_1$ 受体拮抗剂（    ）
   A. 盐酸苯海拉明　　　　B. 马来酸氯苯那敏
   C. 富马酸酮替芬　　　　D. 西咪替丁
   E. 盐酸赛庚啶

4. 下列哪个药物主要用作胃动力药（    ）

A. 奥美拉唑　　　　　　　B. 氯苯那敏
C. 西咪替丁　　　　　　　D. 昂丹司琼
E. 多潘立酮

5. 属于质子泵抑制剂的是（　　　）
　　A. 法莫替丁　　B. 苯海拉明　　C. 雷尼替丁
　　D. 奥美拉唑　　E. 西咪替丁

6. 氯苯那敏常与下列哪种酸成盐（　　　）
　　A. 盐酸　　　　B. 硫酸　　　　C. 马来酸
　　D. 枸橼酸　　　E. 柠檬酸

7. 主要用于止吐作用的药物（　　　）
　　A. 氯苯那敏　　B. 西利替嗪　　C. 赛庚啶
　　D. 雷尼替丁　　E. 昂丹司琼

8. 含呋喃环的 $H_2$ 受体拮抗剂药物为（　　　）
　　A. 氯苯那敏　　B. 雷尼替丁　　C. 奥美拉唑
　　D. 苯海拉明　　E. 赛庚啶

9. 盐酸苯海拉明在日光下变色，表明其有杂质（　　　）
　　A. 苯酚　　　　B. 苯胺　　　　C. 二苯甲醇
　　D. 甲醛　　　　E. 二甲胺

10. 下列哪条叙述与马来酸氯苯那敏不符（　　　）
　　A. 本品为消旋体
　　B. 结构中含有氯苯基
　　C. 无嗜睡副作用
　　D. 遇枸橼酸醋酐试液显红紫色
　　E. 马来酸分子结构中含烯键

11. 抗过敏药盐酸赛庚啶，其化学结构属于（　　　）
　　A. 氨基醚类　　B. 乙二胺类　　C. 哌嗪类
　　D. 丙胺类　　　E. 三环类

12. 下列叙述哪种与苯海拉明不符（　　　）
　　A. 为 $H_1$ 受体拮抗剂
　　B. 属于乙二胺类抗组胺药
　　C. 对光稳定，但有杂质二苯甲醇存在时，则易受光氧化变色
　　D. 有醚键，对碱稳定，酸中水解生成二苯甲醇
　　E. 有叔胺结构，显类似生物碱的颜色反应和沉淀反应

（二）B 型题（配伍选择题）
（13～17 题共用备选答案）
　　A. 苯海拉明　　B. 西替利嗪　　C. 氯雷他定
　　D. 氯苯那敏　　E. 阿司咪唑

13. 三环类 $H_1$ 受体拮抗剂（　　　）
14. 氨基醚类 $H_1$ 受体阻断剂（　　　）
15. 哌嗪类 $H_1$ 受体阻断剂（　　　）
16. 丙胺类 $H_1$ 受体阻断剂（　　　）
17. 哌啶类 $H_1$ 受体阻断剂（　　　）

（三）X 型题（多项选择题）
18. 下列为促胃肠动力药的是（　　　）
　　A. 多潘立酮　　　　B. 甲氧氯普胺
　　C. 盐酸昂丹司琼　　D. 阿瑞匹坦
　　E. 奥美拉唑

19. 抗溃疡药雷尼替丁具有下列哪些性质（　　　）
　　A. $H_2$ 受体拮抗剂　　B. 结构中含有呋喃环
　　C. 用于抗过敏性疾病　D. 为反式体，顺式体无活性
　　E. 本品为无活性的前药，经 $H^+$ 催化重排为活性物质

20. 能抑制胃酸分泌的药是（　　　）
　　A. 苯海拉明　　B. 异丙嗪　　C. 法莫替丁
　　D. 雷尼替丁　　E. 奥美拉唑

二、填空题

1. 马来酸氯苯那敏分子中含有_____结构，能使高锰酸钾自身的_____色褪去。

2. 盐酸雷尼替丁用小火缓缓加热，产生的_____气体可使湿润的醋酸铅试纸显_____色。

3. 多潘立酮又名_____，具有_____和_____作用。

三、简答题

1. $H_1$ 受体拮抗剂按化学结构分为哪几类？举例说明。
2. 苯海拉明为何比一般的醚类更易水解？
3. $H_2$ 受体拮抗剂按化学结构分为哪几类？举例说明。
4. 促胃肠胃动力药和止吐药主要有哪些？结构有何特点？

四、分析题

请分析茶苯海明的构成及意义。

（谢新然）

心血管系统疾病是临床较为常见的疾病，也是目前导致人类死亡的最重要病因之一。心血管系统药物主要作用于心脏或血管系统，改善心脏功能，调整循环系统各部分的血液分配。根据药物治疗疾病的类型不同，可分为降血脂药、抗心绞痛药、抗高血压药、抗心律失常药、抗血栓药及抗心力衰竭药六类。

## 第 1 节　降 血 脂 药

案例 **7-1**

王叔叔最近感觉头晕，于是去医院进行了体检。在检查生化血脂项目中，发现甘油三酯（TG）=2.78mmol/L 和低密度脂蛋白（VLDL）=5.4mmol/L，两项高于成年人正常值，其他项目值均在正常范围。

问题：1. 什么是降血脂药？降血脂药主要降低血液中哪些成分的含量？

2. 降血脂药按作用机理可分为哪些类型？各类有哪些代表药？

3. 作为药师，你该给王叔叔推荐使用哪些降血脂药？

降血脂药主要通过影响血液中胆固醇、甘油三酯的合成和代谢，降低低密度脂蛋白或升高高密度脂蛋白发挥作用。根据其化学结构和作用不同，降血脂药主要分为羟甲戊二酰辅酶 A 还原酶抑制剂（他汀类）、苯氧乙酸类、烟酸及其衍生物三类。

## 一、羟甲戊二酰辅酶 A 还原酶抑制剂

羟甲戊二酰辅酶 A（HMG-CoA）还原酶是血浆中胆固醇合成的关键限速酶。羟甲戊二酰辅酶 A 还原酶抑制剂可以通过竞争性地抑制 HMG-CoA 还原酶，可有效限制内源性胆固醇合成。

HMG-CoA 还原酶抑制剂选择性高，疗效确切，能明显降低血浆中总胆固醇（TC）和低密度脂蛋白（VLDL），代表药物有洛伐他汀、辛伐他汀和阿托伐他汀等。

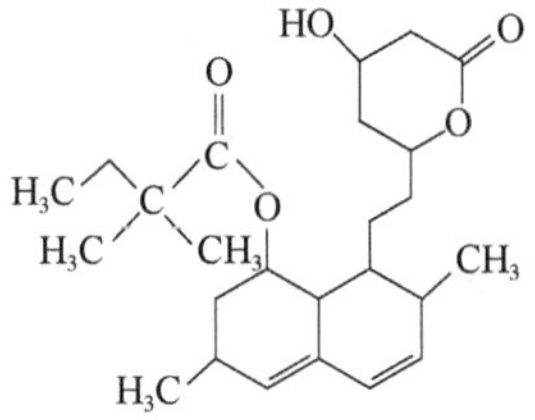

辛伐他汀 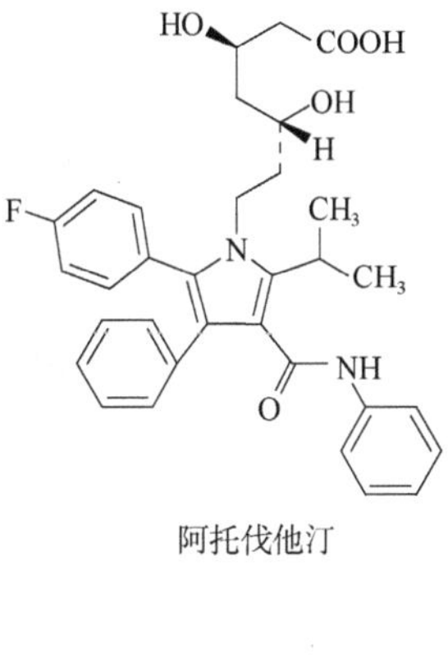　　　　　　　　　　阿托伐他汀

链接

"拜斯亭"事件

"拜斯亭"即西立伐他汀钠，是德国拜尔公司研制的降低胆固醇和血脂的药物，用于冠心病的治疗。该药的不良反应，轻者如肝功能损伤（导致转氨酶超出正常值3倍）或肌肉酸痛，重者可能导致横纹肌溶解、急性肾衰竭甚至死亡。2003年，因欧美等国陆续发现有52人的死亡可能与拜斯亭的不良反应有关，拜斯亭退出全球市场。

**洛伐他汀　Lovastatin**

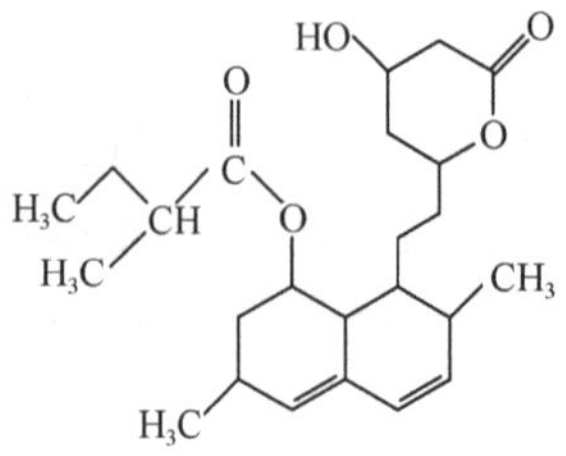

$C_{24}H_{36}O_5$　404.54

本品又名美降脂。

本品是白色结晶性粉末。不溶于水，易溶于氯仿、丙酮、乙腈，略溶于甲醇、乙醇、异丙醇、丁醇等。熔点为174.5℃。

本品在水溶液中内酯环可被水解生成羟基酸衍生物。

本品放置过程中可发生氧化反应，生成二酮吡喃衍生物。

本品为无活性前药，进入体内后内酯环水解生成开链的*β*-羟基酸衍生物而发挥作用，可有效抑制HMG-CoA还原酶的活性。

**课堂互动**

什么是前药？

本品能降低血液中的总胆固醇含量，可用于原发性高胆固醇血症和冠心病的治疗，也可用于预防冠状动脉粥样硬化。

**考点**：降血脂药的分类及各类代表；HMG-CoA还原酶抑制剂概念、作用机制及主要用途；洛伐他汀的别名及主要用途

## 二、苯氧乙酸类

乙酸是胆固醇合成的起始原料。20世纪60年代，人们通过对大量乙酸衍生物进行筛选，得到了降低血脂的药物氯贝丁酯，此后，陆续又有三十多个苯氧乙酸类药物应用于临床，代表药物如非洛贝特、氯贝丁酯、吉非罗齐、利贝特等。

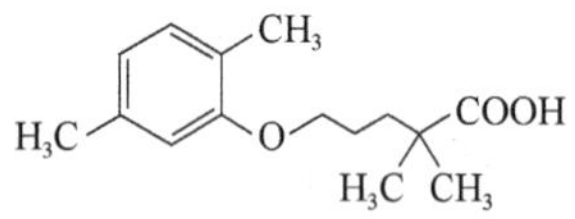

吉非罗齐

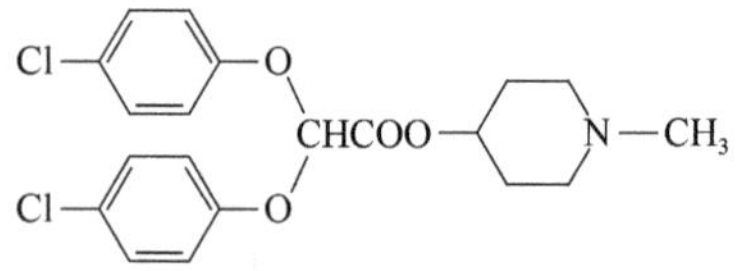

利贝特

**氯贝丁酯　Clofibrate**

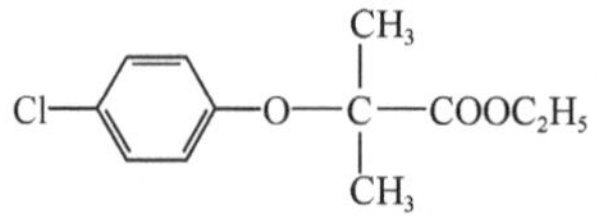

$C_{12}H_{15}ClO_3$　242.20

本品又名氯苯丁酯、安妥明、冠心平。

本品为无色或微黄色澄明油状液体，味初辛辣后变甜，有特殊臭味。易溶于乙醇、丙酮、氯仿、乙醚、石油醚，不溶于水。

本品具有酯的性质，在碱性条件下与羟胺生成异羟肟酸钾，再经酸化后，加1%的三氯化铁水溶液生成异羟肟酸铁，显紫色。

本品水解后生成对氯苯氧异丁酸和乙醇，前者为白色结晶，熔点为118～119℃。乙醇与次碘酸钠作用，生成黄色的碘仿固体。

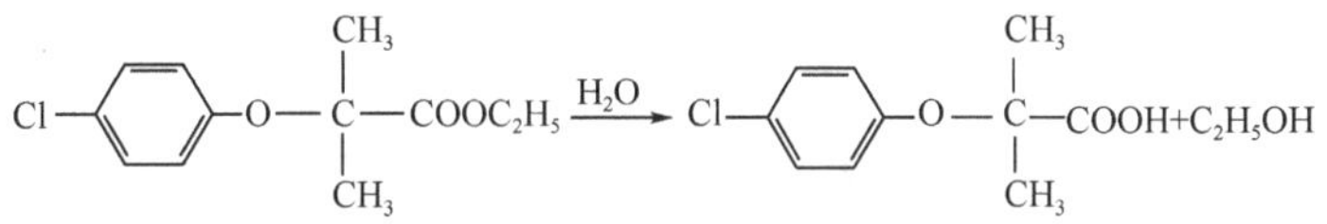

本品具有明显的降低甘油三酯作用，尤以降低极低密度脂蛋白（VLDL）为主。用于治疗高脂血症、尿崩症。

### 非洛贝特 Fenofibrate

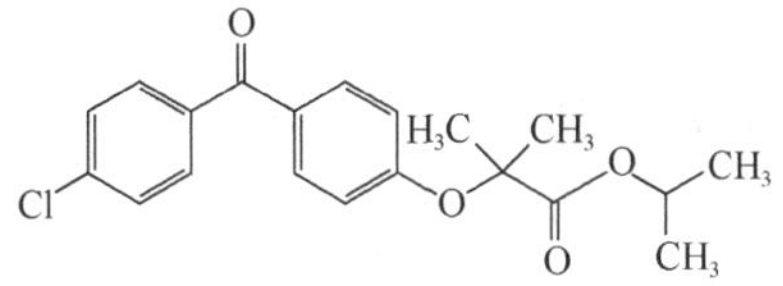

$C_{20}H_{21}ClO_4$  360.83

本品为白色或类白色结晶性粉末，无臭，无味。极易溶于氯仿，易溶于丙酮或乙醚，略溶于乙醇，几乎不溶于水。熔点为78～82℃。

本品的无水乙醇液，在286nm波长处有最大吸收。

本品用于治疗成人饮食控制疗法效果不理想的高脂血症，其降甘油三酯及混合型高脂血症作用较胆固醇作用明显。

## 三、烟 酸 类

烟酸为B族维生素，一直是防治糙皮病的重要辅助药物。20世纪50年代发现高剂量的烟酸可降低人体中总胆固醇（TC）、TG水平，对高脂血症有效。但由于烟酸具有扩血管作用，常伴有潮红、皮肤瘙痒及胃肠道不适等副作用，为此合成了一系列烟酸的衍生物，如烟酸脂类的前药肌醇烟酸脂，烟酸的类似物阿西莫司等。

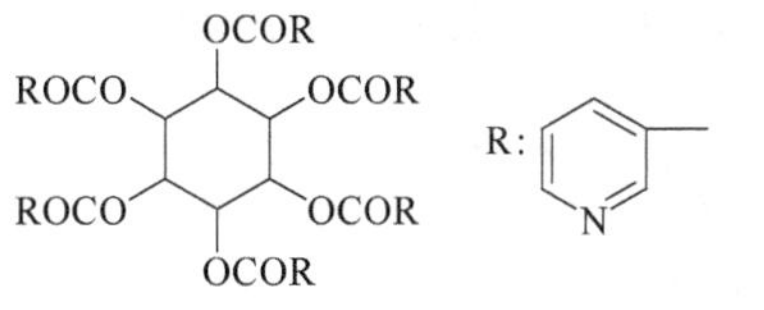

烟酸肌醇酯

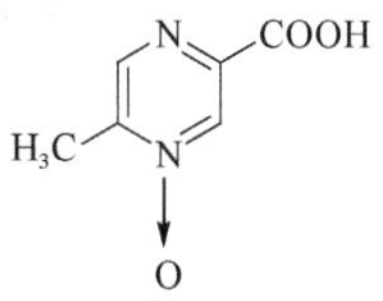

阿西莫司

烟酸类药物调节血脂的机制一方面可能是抑制脂肪的分解，使游离脂肪酸的来源减少，从而减少肝脏甘油三酯及VLDL的合成与释放；另一方面烟酸类药物能直接抑制肝脏中VLDL和胆固醇的生物合成。

# 第2节 抗心绞痛药

心绞痛是由冠状动脉供血不足，心肌剧烈暂时性缺血、缺氧引起。抗心绞痛药主要通过扩张冠状动脉，增加心肌供血和供氧，减轻心肌前后负荷，降低心肌耗氧量来达到治疗目的。抗心绞痛药主要包括硝酸酯及亚硝酸酯类、钙拮抗剂、β受体拮抗剂及其他类。本节主要介绍前两类药物，β受体拮抗剂详见本书第四章。

# 一、硝酸酯及亚硝酸酯类药物

目前临床常用的有硝酸甘油、硝酸异山梨酯等。这类药物以扩张静脉为主，降低心肌氧耗，从而缓解心绞痛，同时又能在体内释放 NO 这种血管舒张因子，从而扩张冠脉，适用于各型心绞痛。

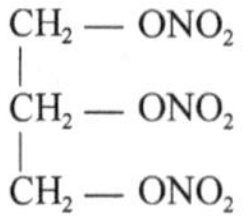

$$CH_2 — ONO_2$$
$$|$$
$$CH_2 — ONO_2$$
$$|$$
$$CH_2 — ONO_2$$

硝酸甘油

**链接**

## 诺贝尔与硝酸甘油

1863 年，诺贝尔与父亲及弟弟共同研制炸药，因意外爆炸事故导致工厂被炸毁，弟弟也在事故中遇难，政府禁止他们再进行试验。因此，他一度把实验室设在了斯德哥尔摩市外马拉湖的一条驳船上。该年秋季，诺贝尔成功发明硝酸甘油炸药用雷管，同年 10 月，诺贝尔获得硝酸甘油炸药专利。

## 硝酸异山梨酯　Isosorbide Dinitrate

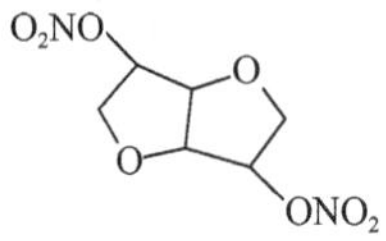

$C_6H_8N_2O_8$　236.14

本品又名消心痛。

本品为白色结晶性粉末。微溶于水，易溶于乙醇、氯仿、丙酮。

本品为硝酸酯类药物，遇热或撞击易爆炸，故一般配成 10%乙醇溶液运输或贮存。

本品干燥品较稳定，但在酸、碱溶液中容易水解。

本品水溶液加入硫酸，再缓缓加入硫酸亚铁试液，液层接界面显棕色。

本品具有扩张冠脉作用，是长效抗心绞痛药。临床用于心绞痛、心肌梗死等的缓解和预防。

**课堂互动**

硝酸酯类药物最大的危险性在哪里？在运输和贮存硝酸酯类药物时，应注意哪些问题？

## 单硝酸异山梨酯　Isosorbide Mononitrate

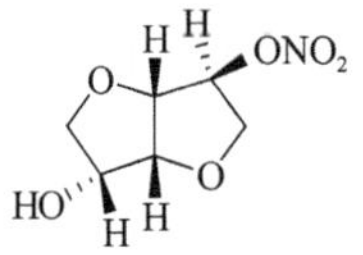

本品为白色针状结晶或结晶性粉末，无臭。易溶于乙醇和丙酮，溶于水和氯仿，几乎不溶于己烷。比旋度为+170°～+176°（无水乙醇）。

本品为硝酸酯类药物，受热或受到撞击易发生爆炸。

本品为硝酸异山梨酯的活性代谢产物，具有明显的扩血管作用。口服吸收、分布迅速，不受肝代谢效应的影响，生物利用度几乎 100%。

本品作用及作用机制与硝酸甘油类似，主要用于冠心病的治疗和预防心绞痛发作，效果优于硝酸异山梨酯。

# 二、钙 拮 抗 剂

钙拮抗剂可通过抑制钙离子内流，减弱心肌收缩力，扩张血管，降低心肌耗氧量，从而用于治疗心绞痛，抗高血压，抗心律失常和防治心肌梗死。钙拮抗剂按照化学结构可分为二氢吡啶类、苯烷基胺类、苯并硫氮杂䓬类、二苯哌嗪类。

### （一）二氢吡啶类

该类药物结构上有二氢吡啶环，具有选择性较高、临床作用较强、应用广泛等特点。常用的代表药物有硝苯地平、尼群地平、尼莫地平、氨氯地平、非洛地平等。

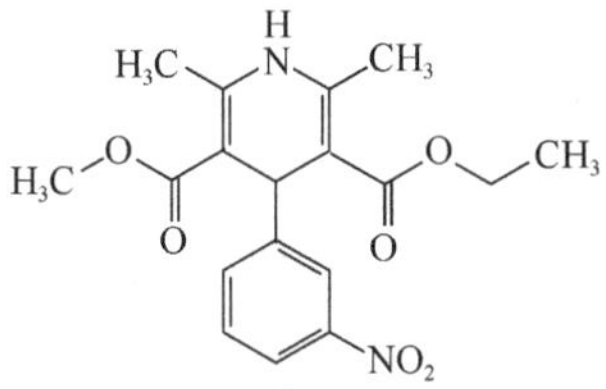

尼群地平

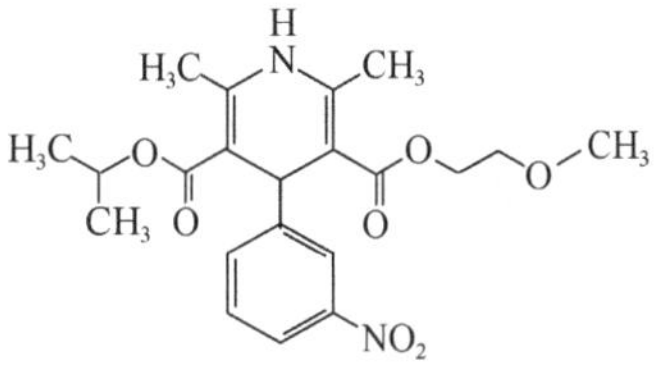

尼莫地平

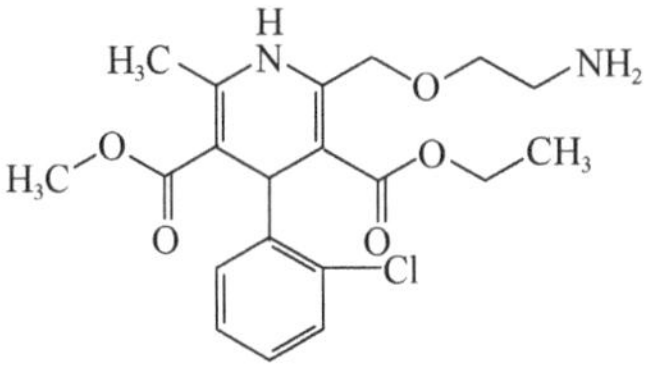

氨氯地平

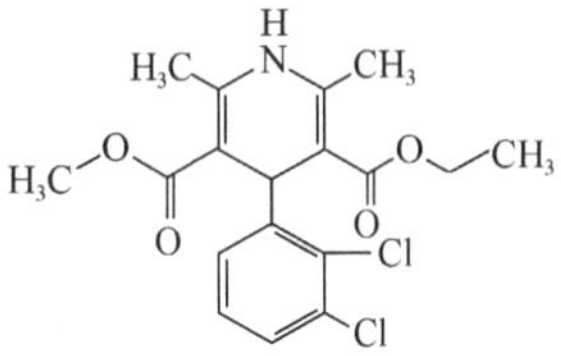

非洛地平

**硝苯地平 Nifedipine**

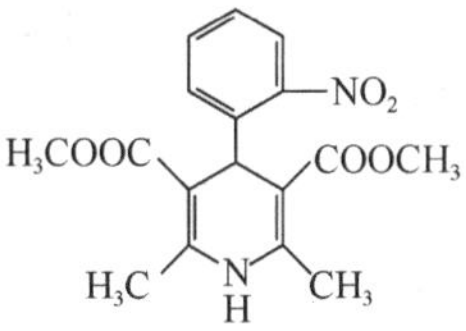

$C_{17}H_{18}N_2O_6$　346.34

**案例 7-2**

小李爷爷长期使用硝苯地平片治疗心绞痛药，为图方便，他一次性购买了多瓶硝苯地平片备用。后来，小李发现爷爷的硝苯地平片没有放在凉暗处贮存，虽在有效期内但药片上已经出现了许多深褐色斑点。

问题：1. 合格的硝苯地平片外观是怎样的？
2. 已经出现了许多深褐色斑点的硝苯地平片还能使用吗？为什么？
3. 该药最有可能发生了什么变化？为什么？
4. 请尝试对爷爷进行该药的用药宣教。

本品又名硝苯吡啶、心痛定。

本品为黄色无臭无味的结晶性粉末。极易溶于丙酮、氯仿，溶于乙酸乙酯，微溶于甲醇、乙醇，几乎不溶于水。熔点为 172～174℃。

**课堂互动**

硝苯地平遇热或撞击容易发生爆炸吗？为什么？

本品具有硝基苯化合物的鉴别反应，遇氢氧化钠溶液显橙红色。

本品在光照和氧化剂存在条件下，发生光歧化反应，生成硝基苯吡啶衍生物和亚硝基苯吡啶衍生物，后者对人体有害，故在生产和贮存中要注意遮光、密封。

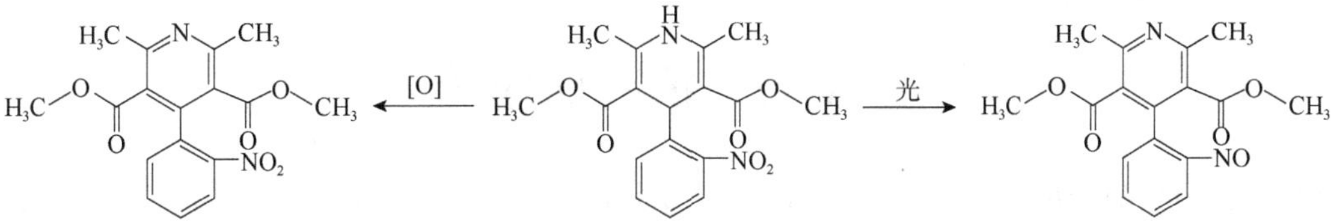

**光歧化反应**

光歧化反应又名分子光学歧化反应，是指在光催下进行的，氧化作用和还原作用发生在同一分子内部处于同一氧化态的元素上，使该元素原子（或离子）一部分被氧化，另一部分被还原，这种自身的氧化还原反应即为光歧化反应。

本品临床主要用于预防和治疗冠心病、心绞痛，对顽固性、重度高血压有一定疗效。

### （二）苯烷基胺类

苯烷基胺的结构是由药物中的叔氨基通过连接两个苯烷基构成，代表药物有维拉帕米，临床上主要用于治疗快速型心律失常。

**盐酸维拉帕米　Verapamil Hydrochloride**

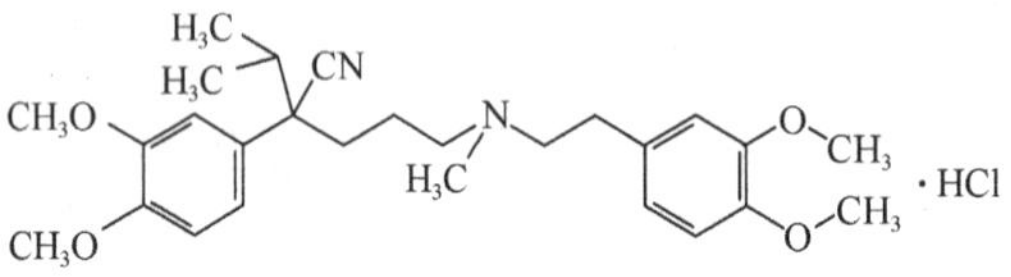

$C_{27}H_{38}N_2O_4 \cdot HCl$　491.07

本品又名异搏定、戊脉定。

本品为白色结晶性粉末，无臭。易溶于甲醇、乙醇、氯仿，溶于水。熔点为 141～145℃。

本品的化学稳定性良好，在酸、碱及光照、加热条件下均稳定。

维拉帕米为手性化合物，有不对称中心，右旋体活性强，药用品为其外消旋体。

本品含叔氨基，水溶液加硫氰酸铬铵试液，即生成淡红色沉淀。

本品左旋体是室上性心动过速患者的首选药，右旋体主要用于治疗心绞痛。

### （三）苯并硫氮杂草类

本类药物是一种高特异性的钙拮抗剂，扩张冠状动脉和侧支循环作用显著，无耐受性，副作用较小。代表药物有地尔硫草，主要用于变异型心绞痛、抗心律失常和老年人高血压治疗等。

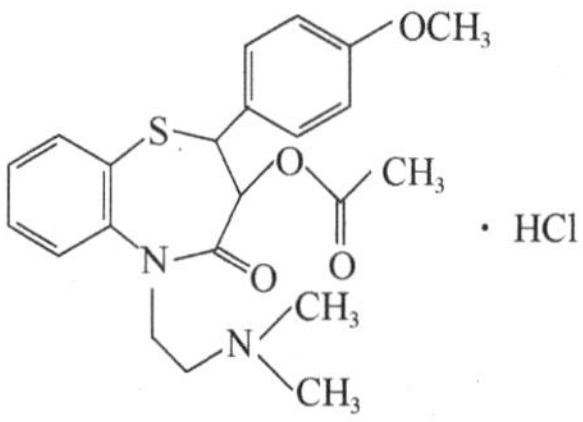

地尔硫草

### （四）二苯哌嗪类

本类药物对血管平滑肌钙通道有抑制作用，包括桂利嗪、氟桂利嗪等，临床主要用于脑细胞和脑血管疾病，对缺血性脑缺氧引起的脑损伤和代谢异常、脑水肿等有效。

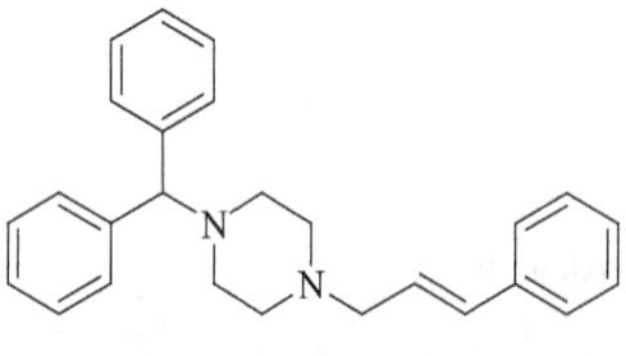

桂利嗪 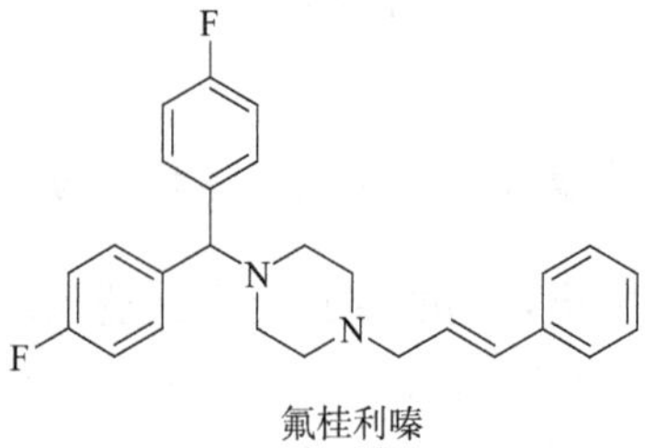　　　　　　　　　　　　氟桂利嗪

**考点：**抗心绞痛药的分类及各类代表；硝苯地平、硝酸异山梨酯、单硝酸异山梨酯的结构特点及主要性质、用途

# 第3节　抗高血压药

高血压是指体循环动脉血压高于正常血压，可引起头昏、头痛、心悸、失眠等症状。抗高血压

药又称为降压药，指能降低血压用于高血压病治疗的药物，主要包括中枢性降压药、作用于交感神经系统药、血管紧张素转化酶抑制剂、血管紧张素 Ⅱ 受体拮抗剂、利尿降压药、α₁ 和 β 受体阻断剂、钙拮抗剂等。α₁ 和 β 受体阻断剂见第四章，钙拮抗剂见本章第 2 节。

## 一、中枢性降压药

本类药物作用于中枢神经系统，通过激活延脑中枢 α₂ 受体，抑制中枢神经系统发放交感神经冲动，导致血压下降。代表药物有可乐定、甲基多巴。

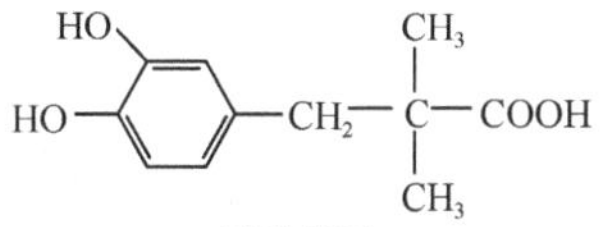

甲基多巴

### 盐酸可乐定　Clonidine Hydrochloride

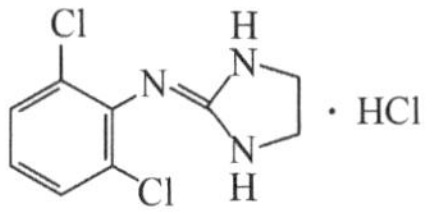

$C_9H_9Cl_2N_3 \cdot HCl$　266.56

本品又名氯压定。

本品为白色结晶性粉末，无臭，有苦味。溶于水和无水乙醇、甲醇，难溶于氯仿，不溶于乙醚。

本品的碱性溶液中，加入硝普钠溶液呈紫色，放置后颜色加深。

本品与溴化金溶液可形成不规则叶片状或针状结晶。与苦味酸反应，生成棱柱状结晶。

本品水溶液显氯化物的鉴别反应。

本品临床用于治疗高血压。最常见不良反应为口干、嗜睡、头晕、夜尿频多等。

## 二、作用于交感神经系统药

本类药物能抑制交感神经递质进入神经末梢囊泡贮存而迅速被单胺氧化酶破坏，导致儿茶酚胺类神经递质耗竭，产生温和而持久的降压作用。临床代表药主要有利血平、胍乙啶。

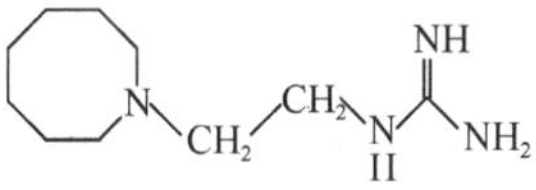

胍乙啶

### 利血平　Reserpine

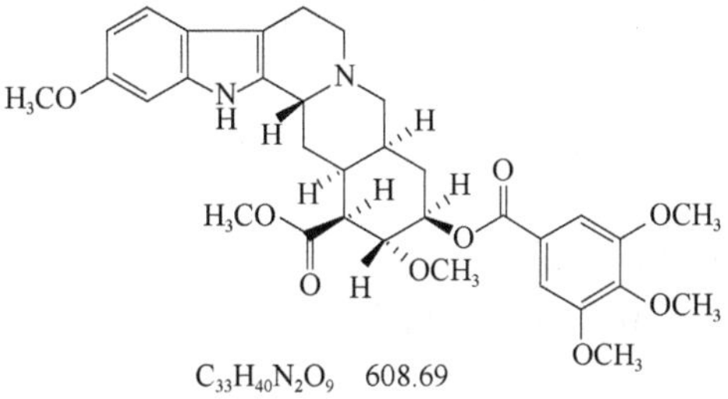

$C_{33}H_{40}N_2O_9$　608.69

本品又名蛇根碱、利舍平。

本品为白色或淡黄褐色的结晶或棱柱状结晶性粉末，无臭，几乎无味。略溶于水，易溶于氯仿、冰醋酸，溶于甲醇、乙醇、乙醚等。熔点为 264～265℃。比旋度为 –115°～–131°。

本品是萝芙木树中提取的生物碱，具有仲胺结构，氮上氢原子可与亚硝酸发生反应，生成黄色的 N-硝基仲胺类化合物。

**利血平的发现**

1918 年，人们发现萝芙木根提取物有抗高血压作用，随后利血平从提取物中被分离和鉴定出来，并作为第一个从植物中提取而来的抗高血压药物应用于临床。

本品在光和热的影响下，$C_3$ 位发生差向异构化，生成 3-异利血平，为无效异构体。

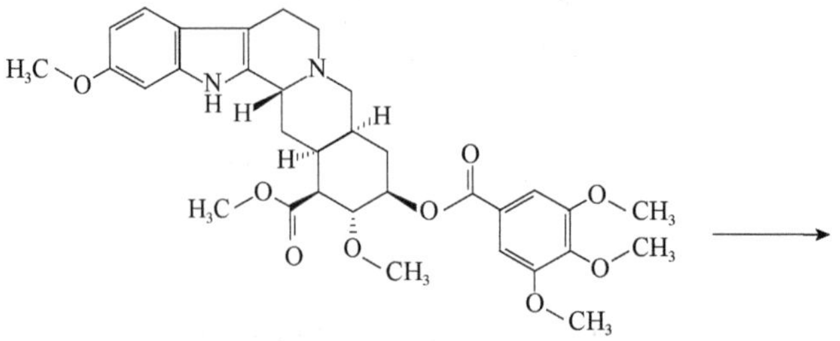

本品结构上有吲哚环，具有还原性，在光或氧的作用下，可发生氧化反应，生成 3，4-二去氢利血平，为具有黄绿荧光的黄色物质；进一步氧化生成 3，4，5，6-四去氢利血平，具蓝色荧光；再进一步氧化则生成无荧光的褐色和黄色聚合物。故本品需避光、密封保存。配制注射液要采取措施防止自动氧化和水解的发生。

本品具有两个酯键，在酸性或碱性条件下水解生成利血平酸而失效。

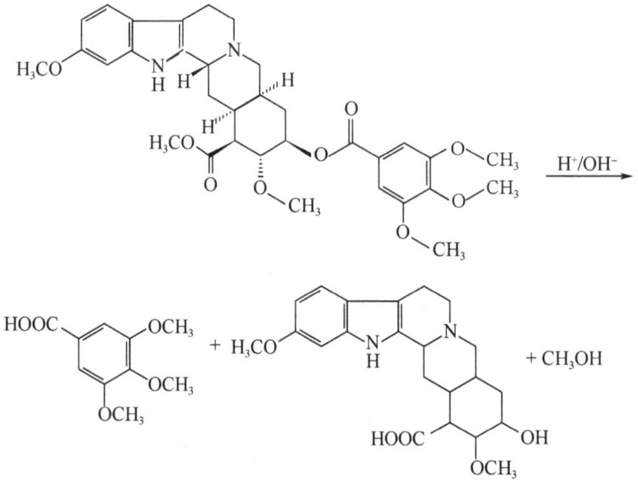

本品加新制的香草醛试液后显玫瑰红色。

本品用于早期轻度的高血压，作用缓慢、温和而持久。

**课堂互动**

利血平的稳定性好吗？为什么？

**考点**：利血平的别名、结构特点、主要性质（酸碱性、旋光性、稳定性、鉴别等）及临床用途

# 三、血管紧张素转化酶抑制剂（ACEI）

本类药物主要通过抑制血管紧张素转化酶而抑制血管紧张素的生成，从而产生降压作用。主要

包括卡托普利、依那普利等。

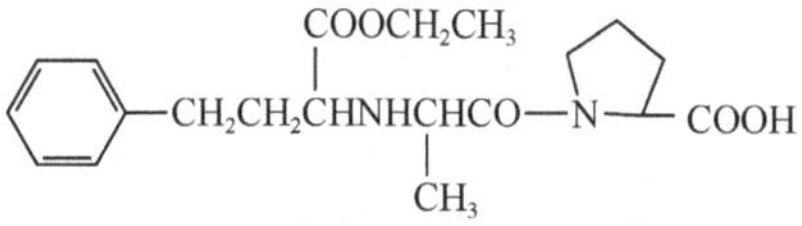

依那普利

## 卡托普利　Captopril

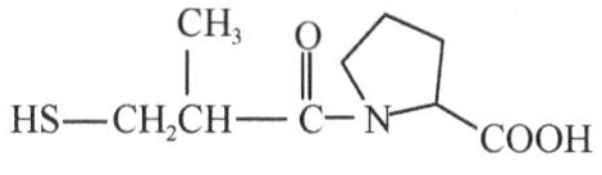

$C_9H_{15}NO_3S$　217.29

本品又名开搏通、巯甲丙脯酸。

本品为白色或类白色结晶性粉末。有类似蒜的特臭，味咸。易溶于甲醇、乙醇和氯仿，溶于水。本品具有旋光性。

本品是第一个可以口服的 ACEI。

本品结构中含巯基（—SH），具有还原性，见光或在水溶液中，可发生自动氧化反应，生成二硫化物。加入螯合剂或抗氧剂可延缓氧化。

本品与亚硝酸发生酯化反应生成红色的亚硝酰硫醇酯。

本品用于高血压和充血性心力衰竭。常与小剂量利尿药合用，可提高降压效果。

# 四、血管紧张素Ⅱ受体拮抗剂

本类药物通过阻断血管紧张素Ⅱ受体中的 $AT_1$ 受体，有效抑制血管收缩，使收缩压和舒张压下降。代表药物主要包括氯沙坦、缬沙坦、厄贝沙坦等。其中，氯沙坦作为第一个 $AT_1$ 受体拮抗剂类药物，具有可以口服、高效、选择性好等特点。

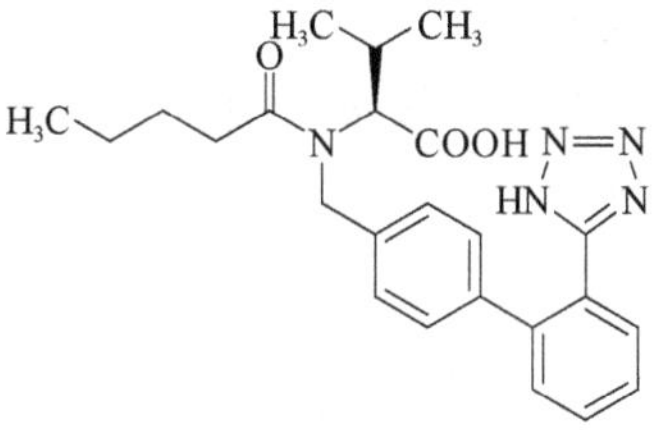

缬沙坦

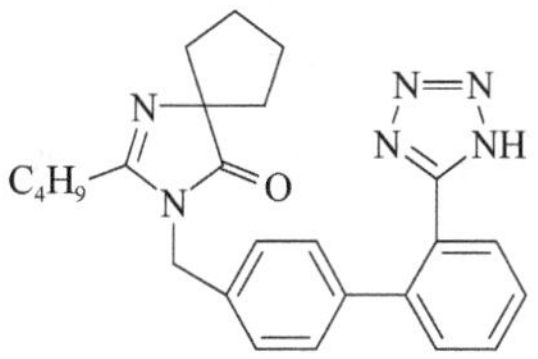

厄贝沙坦

## 氯沙坦　Losartan

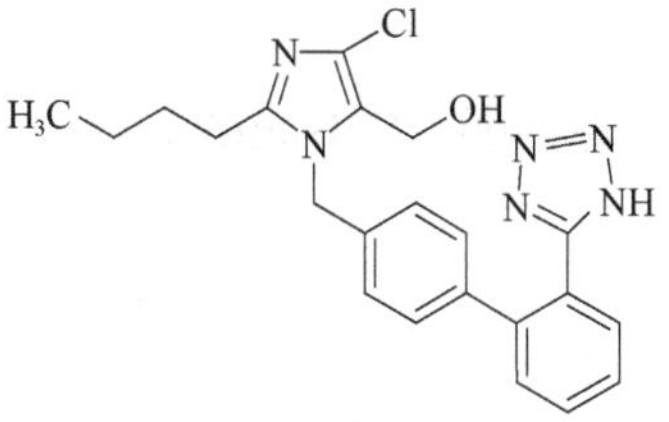

$C_{22}H_{21}ClN_6O$　436.89

本品为淡黄色结晶。熔点为 183.5～184.5℃。

本品为中等强度的酸，可与氢氧化钾成盐，通常药用氯沙坦的钾盐。

本品口服吸收较好，蛋白结合率高达 99%，经肝脏代谢为有活性的 EXP-3174 和另外两种无活性的产物，原药和代谢产物均可经肝脏代谢及肾脏排泄。

本品具有良好的抗高血压、抗心力衰竭作用，可用于各型高血压患者。

**考点**：血管紧张素转化酶抑制剂、血管紧张素Ⅱ受体拮抗剂主要代表药物；卡托普利的别名、结构式、
结构特点、主要性质（巯基的三大性质等）及临床用途

# 五、利尿降压药

利尿降压药直接作用于肾脏，改变肾小管和集合管的滤过性，促进 $Na^+$、水排泄，增加尿量，消除水肿和降低血压。根据化学结构可分为多羟基化合物类、α、β-不饱和酮类、磺酰胺类及苯并噻嗪类、醛固酮类、含氮杂环类。其中临床上用于抗高血压的主要为磺酰胺类的氢氯噻嗪和醛固酮类的螺内酯。多羟基化合物类如甘露醇，主要用于消除水肿。

## 氢氯噻嗪  Hydrochlorothiazide

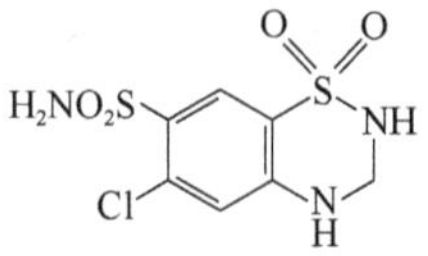

$C_7H_8ClN_3O_4S_2$   297.74

本品又名双氢克尿塞、双克、双氢氯噻嗪。

**案例 7-3**

取氢氯噻嗪约 20mg，加氢氧化钠试液 3ml，煮沸 5 分钟，放冷，分为两等份：一份中加盐酸使成酸性，加 4% 亚硝酸钠溶液 0.25ml，摇匀，加 10% 氨基磺酸铵溶液 0.2ml，摇匀，加新制的 0.5% 变色酸溶液 1ml 与醋酸钠试液 5ml，应显红色；另一份中加变色酸试液 5ml，置水浴上温热，应显蓝紫色。

**问题：** 1. 氢氯噻嗪可以发生水解反应吗？为什么？

2. 氢氯噻嗪的水解产物是什么？

3. 显红色的试管发生了什么化学反应？为什么能发生这种反应？

本品为白色结晶性粉末，无臭，味微苦。可溶于丙酮，微溶于乙醇，不溶于水、氯仿或乙醚，溶于氢氧化钠溶液。熔点为 265～273℃，熔融时同时分解。

本品在氢氧化钠溶液中加热易水解，生成的水解产物其一具有芳伯氨基，可发生重氮化-偶合反应；其二为甲醛，可与变色酸缩合，生成蓝紫色化合物。

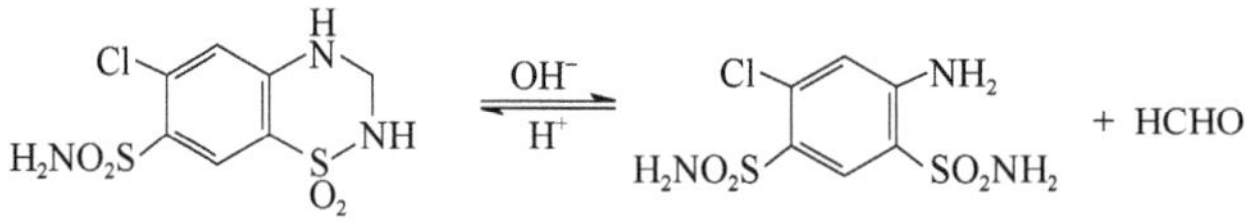

本品兼有利尿作用和降压作用。本品长期、大剂量使用可引起低血钾症，应注意补钾或与保钾利尿药合用。

## 螺内酯  Spironolactone

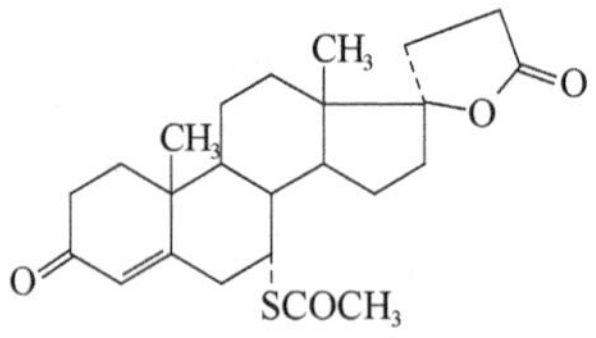

$C_{24}H_{32}O_4S$   416.57

本品又名安体舒通。

本品为白色或类白色的细微结晶性粉末，有轻微的硫醇臭。极易溶于氯仿，易溶于苯、乙酸乙酯，溶于乙醇，难溶于水。熔点为 203～209℃，熔融时同时分解。

本品分子结构中具有甾环，加硫酸后，溶液显橙黄色并有强烈的黄绿色荧光。

本品分子结构中含有机硫，经硫酸加热破坏，产生硫化氢气体，遇湿润的醋酸铅试纸显暗黑色。

本品为低效能利尿药，临床上用于醛固酮增多而引起的顽固性水肿。长期单独使用可致高血钾症及男性雌性化。常与其他利尿药合用以提高疗效。

如何区别氢氯噻嗪和螺内酯？螺内酯与氢氯噻嗪合用的好处是什么？

考点：氢氯噻嗪和螺内酯的别名、结构特点、主要性质（鉴别等）及临床用途

# 第 4 节　抗心律失常药

心律失常是指心跳频率和节律的异常，是心血管系统常见的临床病症之一。一般按心搏频率的快慢将心律失常分为两类：缓慢型心律失常和快速型心律失常。本节主要介绍快速型心律失常治疗药物。

治疗快速型心律失常的药物按照作用机制分可为四大类：Ⅰ类，钠通道阻滞剂，按照程度分为Ⅰ$_A$、Ⅰ$_B$、Ⅰ$_C$ 三类；Ⅱ类，β 受体拮抗剂；Ⅲ类，延长动作电位时程（APD）的药物，由于 APD 过程中主要是 $K^+$外流，故而该类药物亦称作钾通道阻滞剂；Ⅳ类，钙通道阻滞剂，即钙拮抗剂。β 受体阻断剂见第 4 章，钙拮抗剂见本章第 2 节。

## 一、钠通道阻滞剂

本类药物主要阻滞钠通道，抑制钠离子内流，从而抑制心肌细胞动作电位的振幅，减慢传导，延长有效不应期。本类药物包括盐酸普鲁卡因胺、硫酸奎尼丁、盐酸美西律等。

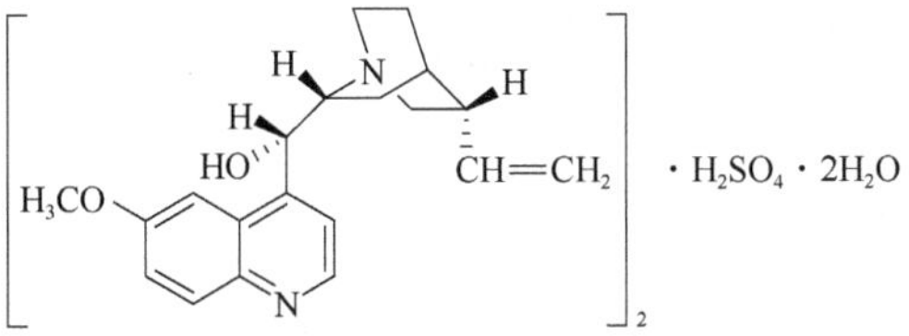

硫酸奎尼丁 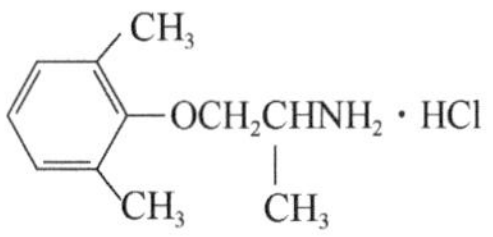　　　　　　　　　　　盐酸美西律

### 盐酸普鲁卡因胺　*Procainamide Hydrochloride*

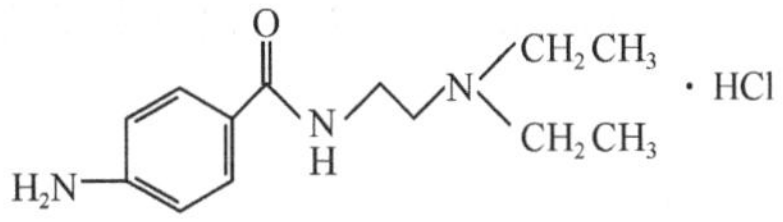

$C_{13}H_{21}N_3O \cdot HCl$　271.79

本品又名盐酸奴佛卡因胺。

本品为白色无臭结晶性粉末，易吸潮。易溶于水，溶于乙醇、丙二醇，略溶于氯仿、丙酮。熔点为 165～169℃。

本品结构中具有芳伯氨基，可发生重氮化-偶合反应显猩红色；易被空气中的氧气等氧化变色，在配制注射剂时可加入亚硫酸氢钠作为抗氧剂。

本品结构中的芳酰胺用过氧化氢处理转变为异羟肟酸，再与三氯化铁反应生成异羟肟酸铁而显紫红色。

本品在酸性水溶液中或长期放置后水解为对氨基苯甲酸和二乙氨基乙胺，但比普鲁卡因稳定，在贮存期间易氧化变色。

本品水溶液显氯化物的性质反应。

请比较盐酸普鲁卡因胺和盐酸普卡因结构和性质上的异同点。

本品主要用于治疗阵发性心动过速、房性早搏、室性早搏、心房颤动等。

### 盐酸美西律　Mexiletine Hydrochloride

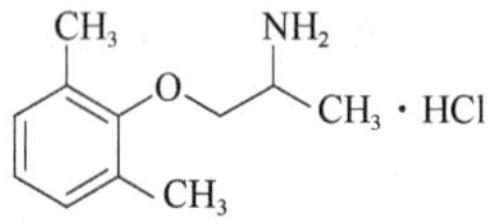

$C_{11}H_{17}NO \cdot HCl$　215.72

本品又名慢心律。

本品为白色或类白色结晶粉末，几乎无臭。本品熔点为 200～204℃。

本品加水溶解后，加碘试液 2 滴，即生成红色沉淀。

本品在肝内代谢较慢，主要由肾脏排泄，当正常人尿液 pH 由 5～8 升高时，血药浓度可显著升高，故本品应用时需监控尿液的 pH。

本品主要用于慢性室性心律失常，如室性早搏、室性心动过速。

## 二、延长动作电位时程药

该类药物又称为钾通道阻滞药或复极化抑制药，当心肌细胞膜上的钾通道被阻滞时，$K^+$外流速率减慢，使心律失常消失，恢复窦性心律。主要代表药物有盐酸胺碘酮等。

### 盐酸胺碘酮　Amiodarone Hydrochloride

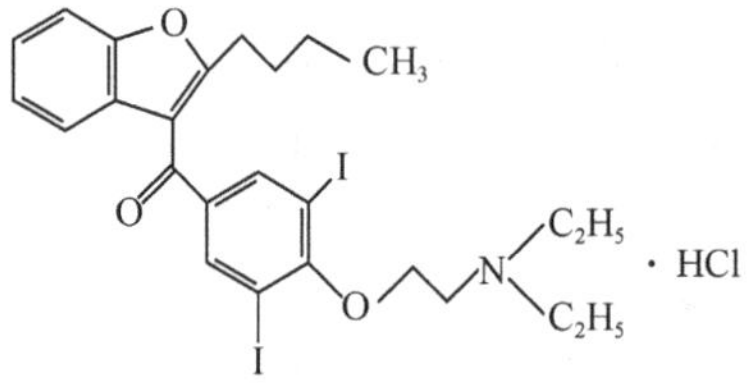

$C_{25}H_{29}I_2NO_3 \cdot HCl$　681.78

本品又名乙胺碘呋酮、胺碘达隆。

本品为白色或类白色结晶性粉末，无臭、无味。易溶于氯仿、甲醇，溶于乙醇，微溶于丙酮，难溶于水。熔点为 158～162℃，熔融时同时分解。

本品结构中含有羰基，用乙醇溶解后，加入 2,4-二硝基苯肼溶液，反应生成黄色的苯腙衍生物沉淀。

本品与硫酸共热，有紫色的碘蒸气产生。

本品口服吸收较慢，起效慢，生物利用度低，半衰期长达 9～44 天，分布广泛，主要代谢为氮去乙基产物，为活性代谢产物。

本品为广谱抗心律失常药。适用于成人或儿童因各种原因引起的心房颤动、室上性和室性心律失常。

**考点：**抗心律失常药的分类及各类代表；盐酸普鲁卡因胺、盐酸胺碘酮的别名、结构特点、主要性质及临床用途；盐酸普鲁卡因胺和盐酸普卡因结构和性质上的异同点

# 第5节　抗血栓药

血栓主要是通过血小板黏附、聚集、释放，激活凝血因子，形成纤维蛋白等一系列生理过程形成。血栓形成是机体应激反应，但随着年龄增长，血管内皮损伤和血流动力学改变，脑部、心脏、肾脏等器官血栓形成就会危及生命。按照作用机制不同，抗血栓药主要分为抗血小板药、抗凝血药和溶栓药。溶栓药包括尿激酶、链激酶等。本节重点介绍抗血小板药和抗凝血药。

# 一、抗血小板药

按作用机制可分为五类：环氧化酶（COX）抑制剂，如阿司匹林（见第 5 章）；血栓素合成酶抑制剂，代表药物如奥扎格雷；磷酸二酯酶抑制剂，代表药如西洛他唑；血小板二磷酸腺苷受体拮抗剂，代表药如氯吡格雷；血小板 GPⅡb/Ⅲa 受体抑制剂，代表药如替罗非班。

### 氯吡格雷　Clopidogrel

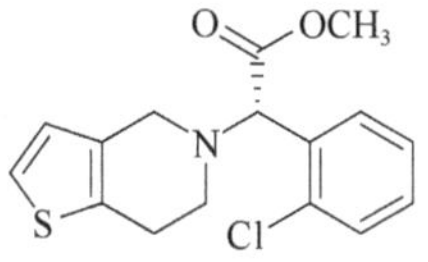

$C_{16}H_{16}ClNO_2S$　321.06

本品又名波立维。

本品为无色油状物，药用其硫酸盐，为白色结晶。

本品为噻吩并四氢吡啶衍生物，有一个手性碳原子，*S*-异构体活性强。

本品为前药。药物进入体内很快被吸收，并在肝脏中被代谢，噻吩环开环生成有活性的巯基衍生物，其巯基选择性地与血小板膜上的 ADP 受体以二硫键结合，通过改变 GPⅡb/Ⅲa 复合物构象，抑制 ADP 诱导的 GPⅡb/Ⅲa 的活化，使纤维蛋白原无法与 GPⅡb/Ⅲa 受体发生黏连而阻碍血小板的聚集。

本品临床主要用于预防动脉粥样硬化患者发生心肌梗死、缺血性脑卒中或心脑血管性死亡等。

# 二、抗凝血药

抗凝血药是指能降低机体凝血功能，防止血栓形成或防止已形成血栓进一步发展的药物。代表药物包括肝素、低分子肝素和华法林钠。前两者主要通过注射给药，后者可以口服给药。

### 华法林钠　Warfarin Sodium

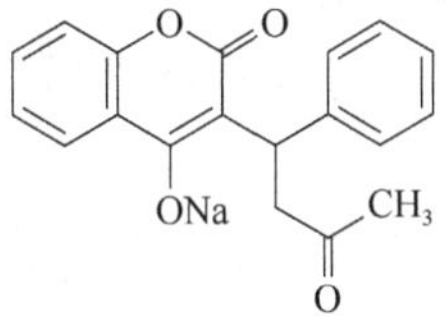

$C_{19}H_{15}NaO_4$　330.31

本品又名苄丙酮香豆素。

本品为白色结晶性粉末，无臭，味微苦。极易溶于水，易溶于乙醇，几乎不溶于氯仿或乙醚。熔点为 162～164℃。

本品结构中有一个手性碳原子，药用其外消旋体。

本品具有内酯环结构，容易水解开环失效。

本品加水溶解后，滴加硝酸滤过，滤液滴加重铬酸钾试液，振摇后溶液显淡绿蓝色。

本品可用于治疗急性心肌梗死、肺栓塞及人工心脏瓣膜手术等引起的血栓栓塞性疾病。由于其不是直接作用于已存在的凝血因子，故起效较慢。

# 第 6 节　抗心力衰竭药

心力衰竭是一种心肌收缩和舒张发生障碍的疾病。抗心力衰竭药主要包括强心苷类药、利尿剂、磷酸二酯酶抑制剂、ACEI、多巴胺类非特异性 β 受体激动剂、钙敏化剂等。本节重点介绍强心苷类药物。

强心苷类药物是一类加强心肌收缩力的药物（正性肌力药）。主要通过抑制心肌细胞膜的

$Na^+$-$K^+$-ATP 酶，使衰竭心肌收缩敏捷，心肌收缩力增强，心脏输出量增加，主要用于治疗充血性心力衰竭（CHF）。本类药物是从毛花洋地黄、紫花洋地黄的植物中提取的甾体苷元类药物，由糖苷基和配糖基两部分组成。临床上主要使用地高辛、去乙酰毛花苷、毒毛花苷 K 等。

### 地高辛　Digoxin

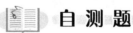

$C_{41}H_{64}O_{14}$　780.93

### 案例 7-4

　　李奶奶被诊断患有心力衰竭，医生开具了利尿剂螺内酯片和强心药地高辛片。过了一段时间，由于两瓶药标签掉落，李奶奶已经无法分清两个药了，于是请教医院药师小王怎么办。

**问题：** 1. 小王可以采用何种方法区别出螺内酯和地高辛呢？为什么？

　　　　2. 小王在区别出两药后，可对患有心力衰竭的李奶奶进行哪些用药指导？

　　本品又名狄戈辛、异羟基洋地黄毒苷。

　　本品为白色结晶或结晶粉末，无臭，味苦。易溶于吡啶，微溶于稀醇，极微溶于氯仿，不溶于水或乙醚。熔点为 235～245℃，熔融时同时分解。

　　本品具有手性，比旋度为+9.5～+12.0°（2%吡啶溶液）。

　　本品具有内酯环和糖苷键，在酸、碱作用下可水解变质，故不宜与酸碱类药物配伍。

　　本品具有强心苷结构，加入三氯化铁的冰醋酸溶液后，滴加硫酸，液面分层，接界处显棕色，放置后，上层显靛蓝色。

　　本品临床上主要是用于治疗充血性心力衰竭（CHF），也可用于控制快速性心房颤动、心房扑动。

　　需要注意的是，本品安全范围小，易发生毒性反应，特别是心脏毒性，因此临床应用时应监测血药浓度，剂量应个体化，以保证用药安全。

**考点：**抗血栓药的分类，代表药物氯吡格雷和华法林钠结构、性质和作用；抗心力衰竭代表药地高辛的结构、性质和作用特点

## 自 测 题

### 一、名词解释

　1. HMG-CoA 还原酶抑制剂　2. ACEI

　3. 血管紧张素Ⅱ受体拮抗剂　4. 光歧化反应

### 二、选择题

**（一）A 型题（单项选择题）**

1. 下列属于羟甲戊二酰辅酶 A（HMG-CoA）还原酶抑制剂的药物是（　）

　　A. 烟酸　　　　B. 氯贝丁酯　　　C. 非洛贝特

　　D. 洛伐他汀　　E. 硝苯地平

2. 下列属于苯氧乙酸类的降血脂药物是（　）

　　A. 烟酸　　　　B. 氯贝丁酯　　　C. 辛伐他汀

　　D. 洛伐他汀　　E. 硝苯地平

3. 下列药物乙醚溶液，加盐酸羟胺的饱和乙醇溶液和氢氧化钾的饱和乙醇溶液，加热 2 分钟后，冷却，滴加稀盐酸呈酸性，再加 1%三氯化铁溶液，显紫色的药物是（　）

　　A. 烟酸　　　　B. 氯贝丁酯　　　C. 辛伐他汀

　　D. 洛伐他汀　　E. 硝苯地平

4. 在高温和猛烈撞击条件下容易发生爆炸的药物是（　）

A. 硝酸异山梨酯    B. 普萘洛尔
C. 拉贝洛尔    D. 洛伐他汀
E. 硝苯地平

5. 下列属于硝苯地平结构式的是（   ）

A.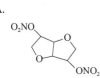

B.

C.

D.

E.

6. 下列属于二氢吡啶类钙拮抗剂的药物是（   ）
   A. 普萘洛尔    B. 维拉帕米    C. 地尔硫䓬
   D. 氟桂利嗪    E. 硝苯地平

7. 下列属于抑制交感神经，导致神经递质消耗的降压药物是（   ）
   A. 氯沙坦    B. 可乐定    C. 利血平
   D. 卡托普利    E. 硝苯地平

8. 下列属于血管紧张素转化酶抑制剂的药物（ACEI）是（   ）
   A. 氯沙坦    B. 可乐定    C. 利血平
   D. 卡托普利    E. 硝苯地平

9. 下列属于血管紧张素Ⅱ受体拮抗剂是（   ）
   A. 氯沙坦    B. 可乐定    C. 利血平
   D. 卡托普利    E. 硝苯地平

10. 下列含有两个磺酰氨基的药物是（   ）
   A. 氯沙坦    B. 氢氯噻嗪    C. 利血平
   D. 卡托普利    E. 螺内酯

11. 下列具有甾体结构，加入硫酸显色的利尿剂是（   ）
   A. 呋塞米    B. 氢氯噻嗪    C. 甘露醇
   D. 螺内酯    E. 氨苯蝶啶

12. 下列属于钠通道阻滞剂的抗心律失常药物是（   ）
   A. 盐酸普鲁卡因胺    B. 普萘洛尔
   C. 胺碘酮    D. 维拉帕米
   E. 硝苯地平

13. 下列属于延长电位时程的抗心律失常药物是（   ）
   A. 奎尼丁    B. 普萘洛尔    C. 胺碘酮
   D. 维拉帕米    E. 硝苯地平

14. 下列属于盐酸普鲁卡因胺结构式的是（   ）

A.

B.

C.

D.

E.

15. 下列药物加入氢氧化钠，滴加盐酸、亚硝酸钠和碱性β-萘酚产生猩红色沉淀的药物是（   ）
   A. 盐酸普鲁卡因胺    B. 普萘洛尔
   C. 胺碘酮    D. 维拉帕米
   E. 硝苯地平

16. 下列药物乙醇溶解后可和2,4-二硝基苯肼反应生成黄色的苯腙衍生物沉淀的是（   ）
   A. 盐酸普鲁卡因胺    B. 普萘洛尔
   C. 胺碘酮    D. 维拉帕米
   E. 硝苯地平

17. 下列为双香豆素衍生物，体外无抗凝血作用，参与体内抗凝过程的药物是（   ）
   A. 阿司匹林    B. 奥扎格雷
   C. 氯吡格雷    D. 替罗非班
   E. 华法林

18. 下列属于血小板二磷酸腺苷受体（ADP）抑制剂抗血小板的药物是（   ）
   A. 阿司匹林    B. 奥扎格雷    C. 氯吡格雷
   D. 替罗非班    E. 华法林

19. 下列属于$Na^+$-$K^+$-ATP酶抑制剂的抗心力衰竭药物是（   ）
   A. 地高辛    B. 卡托普利    C. 呋塞米
   D. 米力农    E. 吗啡

20. 下列具有甾体结构的抗心力衰竭药物是（   ）
   A. 地高辛    B. 氨力农    C. 呋塞米

D. 米力农　　　　　　　E. 吗啡

**（二）B 型题（配伍选择题）**

（21～25 题共用备选答案）

A. 可乐定　　　B. 利血平　　　C. 卡托普利

D. 氯沙坦　　　E. 氢氯噻嗪

21. 可引起干咳的抗高血压药物是（　　）

22. 作用于血管紧张素 II 受体的药物是（　　）

23. 属于中枢性降压药的是（　　）

24. 可发生氧化生成蓝色荧光物质的降压药是（　　）

25. 属于中效利尿降压药物的是（　　）

（26～30 题共用备选答案）

A. 盐酸普鲁卡因胺　　　B. 普萘洛尔

C. 胺碘酮　　　　　　　D. 维拉帕米

E. 氢氯噻嗪

26. 具有萘环的抗心律失常药是（　　）

27. 作用钾离子通道的药物是（　　）

28. 具有芳伯氨基的抗心律失常药物是（　　）

29. 作用钙离子通道的药物是（　　）

30. 含有潜在芳伯氨基的利尿降压药是（　　）

**（三）X 型题（多项选择题）**

31. 下列具有调血脂作用的药物有（　　）

A. 硝苯地平　　　　B. 辛伐他汀　　C. 氯贝丁酯

D. 非洛贝特　　　　E. 烟酸

32. 下列具有抗心绞痛作用的药物是（　　）

A. 硝酸甘油　　　　　B. 硝酸异山梨酯

C. 硝苯地平　　　　　D. 氨氯地平

E. 普萘洛尔

33. 下列属于钙拮抗剂的药物是（　　）

A. 硝酸甘油　　　　　B. 硝酸异山梨酯

C. 硝苯地平　　　　　D. 氨氯地平

E. 普萘洛尔

34. 下列具有抗高血压作用的药物是（　　）

A. 可乐定　　　　　B. 利血平　　　C. 硝苯地平

D. 卡托普利　　　　E. 氯沙坦

35. 下列作用于肾素-血管紧张素-醛固酮系统（RAAS）, 的抗高血压药是（　　）

A. 可乐定　　　　　B. 利血平　　　C. 硝苯地平

D. 卡托普利　　　　E. 氯沙坦

36. 下列具有抗心律失常作用的药物是（　　）

A. 奎尼丁　　　　　　　B. 普鲁卡因胺

C. 普萘洛尔　　　　　　D. 胺碘酮

E. 维拉帕米

37. 下列属于钠通道阻滞剂的抗心律失常药是（　　）

A. 奎尼丁　　　　　　　B. 普鲁卡因胺

C. 普萘洛尔　　　　　　D. 胺碘酮

E. 维拉帕米

38. 下列可用于抗血栓的药物是（　　）

A. 华法林　　　　　　　B. 肝素

C. 低分子肝素　　　　　D. 奥扎格雷

E. 氯吡格雷

**三、填空题**

1. 硝酸异山梨酯属于_____类抗心绞痛药，在酸碱条件下容易_____，遇热或_____容易发生爆炸。

2. 硝苯地平遇到光和暴露在空气中，可发生_____，生成_____和_____，其中后者对人体有害。

3. 利血平在光和氧的作用下，生成具有黄绿色荧光的_____，进一步被氧化为具蓝色荧光的_____。

4. 卡托普利结构中含_____，具有还原性，见光或在水溶液中，可发生自动氧化反应，生成_____。

5. _____为第一个上市的血管紧张素 II 受体拮抗剂。

6. 抗心律失常药物中，_____具有芳伯氨基，加入盐酸、_____和_____生成猩红色沉淀。

7. 地高辛加入含有三氯化铁的_____溶液后，滴加_____，液面分层，接界处显棕色，放置后，上层显_____色。

**四、简答题**

1. 请分析硝酸异山梨酯的理化性质和贮存条件。

2. 列举抗高血压药的分类和代表药。

3. 如何区别盐酸胺碘酮和盐酸普鲁卡因胺？

4. 利血平的稳定性好吗？为什么？

**五、分析题**

1. 从化学结构上分析硝苯地平性质不稳定的原因及贮存条件。

2. 请分析氢氯噻嗪可用水解后重氮化-偶合反应鉴别的原因。

（刘　峰）

# 第 **8** 章

# 合成抗感染药

抗感染药是指一类能抑制或杀灭包括病原微生物或寄生虫的药物，主要包括合成的抗感染药物及抗生素。本章重点介绍合成抗感染药，包括磺胺类药物及磺胺增效剂、喹诺酮类抗菌药、抗结核病药、抗真菌药、抗病毒药、抗寄生虫药及其他抗菌药。

## 第 1 节　磺胺类药物

磺胺类药物最早并不是用于治疗疾病，而是在工业上作染料使用。直到 1932 年，人们发现偶氮染料百浪多息有防止细菌感染的作用后，开启了对磺胺类药物抗菌作用的研究。这类药物从发现、应用到作用机制学说的建立，只用了十几年的时间。

> **链 接**
>
> **多马克与染料百浪多息**
>
> 　1932 年，多马克发现了一种红色的染料，能够杀死被感染小鼠体内的链球菌。随后他发现这种染料不但对小鼠有效，对人也同样有效。这种神奇的染料就是百浪多息。百浪多息是世界上第一种商品化的磺胺类抗菌药。

### 一、磺胺类药物的结构、分类与通性

#### （一）结构

磺胺类药物都是对氨基苯磺酰胺（简称磺胺）的衍生物，此类药物的结构通式如下：

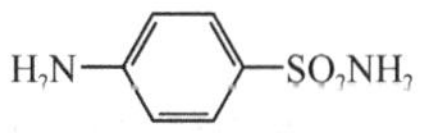

$$H_2N \text{—} \bigcirc \text{—} SO_2NH_2 \qquad R_1\text{—}NH\text{—}\overset{4}{\bigcirc}\text{—}SO_2NH\text{—}\overset{1}{R_2}$$

对氨基苯磺酰胺 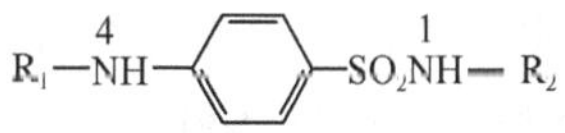　　　　　　　　　磺胺类药物结构通式

其中 $R_1$ 多为氢原子，$R_2$ 多为杂环，如嘧啶、异噁唑等，杂环上常有甲基或甲氧基取代。

**课堂互动**

写出磺胺类药物的结构式，并根据其结构式初步推断其化学性质。

#### （二）分类

磺胺类药物的分类通常是根据作用的临床感染部位不同可分为三大类，局部感染用磺胺药（如磺胺醋酰等），全身性感染用磺胺药，肠道感染用磺胺药（如磺胺脒）。其中，全身性感染用磺胺药根据药物在体内作用时间长短又可分为三类，即短效磺胺药（如磺胺异噁唑）、中效磺胺药（如磺胺嘧啶）、长效磺胺药（如磺胺甲氧嘧啶）。

#### （三）通性

磺胺类药物多为白色或淡黄色结晶或结晶性粉末，无臭无味。难溶于水，能溶于丙酮或乙醇中。具有一定熔点。

### 1. 磺酰氨基的性质

（1）酸性：磺酰氨基上的氢呈酸性，可溶于碱溶液中生成水溶性的盐。临床上常用其钠盐的水溶液，如磺胺嘧啶钠注射液、磺胺醋酰钠滴眼液等。酸性弱于碳酸（$pK_a$ 为 6.37）的磺胺类药物的钠盐水溶液易吸收空气中的二氧化碳而析出沉淀，因此配制使用其钠盐注射液时应避免与酸性药物配伍。

（2）重金属离子取代反应：磺酰氨基上的氢原子可被某些金属离子（如铜、钴、银等）取代，生成不同颜色的金属盐沉淀。不同的磺胺类药物与硫酸铜试液反应可生成不同颜色的铜盐沉淀，见表 8-1。

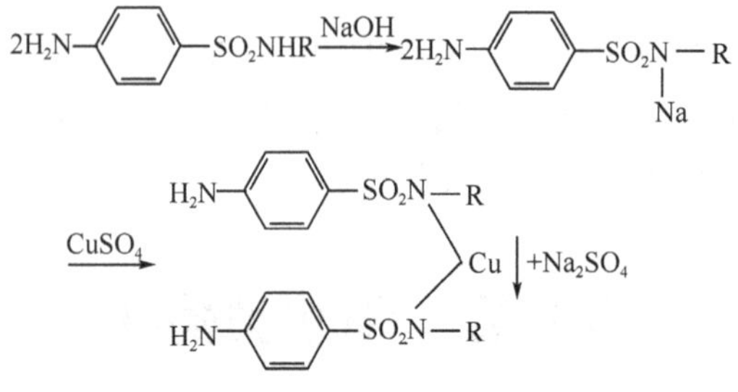

表 8-1　常见磺胺类药物铜盐沉淀颜色表

| 药物名称 | 铜盐沉淀颜色 |
| --- | --- |
| 磺胺嘧啶 | 黄绿色→紫色 |
| 磺胺甲噁唑 | 草绿色 |
| 磺胺甲基嘧啶 | 橄榄绿→暗灰色 |
| 磺胺醋酰钠 | 蓝绿色 |

### 2. 芳伯氨基的性质

（1）弱碱性。芳伯氨基呈弱碱性，可与酸生成不稳定的盐。

（2）具有还原性。含芳伯氨基的磺胺类药物，具有还原性，易发生自动氧化，氧化产物多为有色的偶氮化合物和氧化偶氮化合物。因此磺胺类药物钠盐注射液在配制过程中需加硫代硫酸钠作抗氧剂，安瓿内充氮气以隔绝空气。

（3）重氮化-偶合反应。磺胺类药物含有芳伯氨基（或水解后产生），在酸性溶液中与亚硝酸钠进行重氮化反应生成重氮盐，在碱性条件下与 $\beta$-萘酚偶合，生成猩红色或橙红色偶氮化合物，可用于鉴别。

（4）与芳醛缩合反应。芳伯氨基能与多种芳醛（如香草醛、对二甲氨基苯甲醛等）缩合成有色的希夫氏碱。

# 二、磺胺类药物的作用机制与构效关系

## （一）作用机制

磺胺类药物的作用机制，公认的是 Wood-Fieldes 等提出的代谢拮抗学说。该学说认为，磺胺类药物的分子形状、大小和电荷分布都与对氨基苯甲酸（PABA，为细菌繁殖所必需的二氢叶酸原料）极为相似，二者能产生竞争性拮抗。磺胺类药物通过竞争性拮抗，抑制二氢叶酸合成酶，阻断二氢叶酸的合成，导致细菌生长受阻而产生抑菌作用。

## （二）构效关系

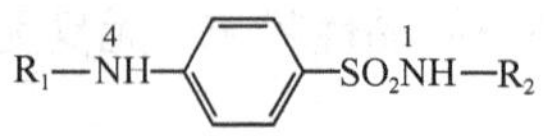

（1）对氨基苯磺酰胺是产生抗菌作用的基本结构，且氨基和磺酰氨基必须处于对位。

（2）在苯环上的其他位置引入其他任何取代基，或苯环用其他杂环代替时，其抗菌作用降低或消失。

（3）芳伯氨基是抗菌活性的必需基团，$N^4$氨基上的一个氢被其他基团取代，则必须在体内代谢还原成芳伯氨基才有效，否则无效。

（4）$N^1$上的氢单取代可使药物的活性增加，抑菌作用多较磺胺强。其中以杂环取代的衍生物具有较好的疗效和较小的毒性，如噻唑、噁唑、嘧啶、吡嗪等。杂环上有取代时，以甲基、甲氧基最常见。

**考点：**磺胺类药物的作用机制和构效关系

# 三、磺胺类代表药物

常用的磺胺类代表药物包括磺胺嘧啶、磺胺甲噁唑等。

### 磺胺嘧啶　Sulfadiazine

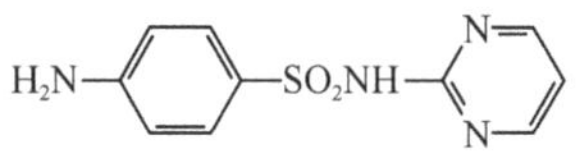

$C_{10}H_{10}O_2N_4S$　250.28

**案例 8-1**

某患者诊断为流行性脑膜炎，医生开具了下列处方：

10%磺胺嘧啶钠注射液　　2ml
维生素 C 注射液　　　　　5ml　}　iv.gtt
10%葡萄糖注射液　　　　500ml

问题：1. 磺胺嘧啶钠溶液能否与酸性药物配伍？为什么？
　　　2. 以上处方是否合理？为什么？
　　　3. 该处方如不合理，应采取怎样的处理措施？

本品英文简称为 SD。

本品为白色或类白色的结晶或粉末。无臭，无味。微溶于乙醇或丙酮，几乎不溶于水，易溶于氢氧化钠试液和氨试液，能溶于稀盐酸溶液。

本品遇光易氧化变色，色渐变暗。

本品具有芳伯氨基，可发生重氮化-偶合反应，生成橙红色沉淀。

本品的钠盐与硫酸铜试液生成黄绿色沉淀，放置后变为紫色。

本品可与钠离子或银离子反应生成磺胺嘧啶钠或磺胺嘧啶银作为药用。磺胺嘧啶钠可制注射液，磺胺嘧啶银具有收敛伤口的作用，可外用于治疗烧伤、烫伤的感染。

本品抗菌作用强，副作用和毒性较小，口服吸收完全，血药浓度较高，且容易透过血-脑屏障进入脑脊液，为预防和治疗流行性脑脊髓膜炎的首选药。

**考点：**磺胺嘧啶的别名、结构特点、理化性质和用途。

### 磺胺甲噁唑　Sulfamethoxazole

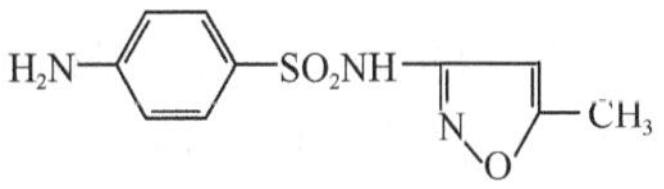

$C_{10}H_{11}N_3O_3S$　253.28

本品又名新诺明，其英文简称为 SMZ。

本品为白色结晶性粉末。无臭，味微苦。几乎不溶于水，略溶于乙醇，易溶于稀盐酸、氢氧化钠试液和氨试液。熔点为 168～172℃。

本品具芳伯氨基，遇光易氧化生成偶氮化合物和氧化偶氮化合物而变黄并逐渐加深。

本品具有芳伯氨基，可发生重氮化-偶合反应，生成橙红色沉淀。

本品的钠盐水溶液与硫酸铜试液作用，产生草绿色铜盐沉淀。

本品主要用于尿路、呼吸道、外伤及软组织感染等。常制成片剂口服，若与甲氧苄啶合用抗菌效果更佳。

> **链 接** 磺胺甲噁唑与小苏打的联用
>
> 　　磺胺药主要由肾脏排泄，在尿液中的浓度高，可形成结晶性沉淀，易发生尿路刺激和阻塞现象，出现结晶尿、血尿、疼痛和尿闭。在服用磺胺嘧啶、磺胺甲噁唑和复方磺胺甲噁唑后宜大量饮水，以尿液冲走结晶，也可加服碳酸氢钠片（小苏打）以碱化尿液，减少结晶尿的形成。

**考点：**磺胺甲噁唑的结构特点、主要性质和用途。

## 四、抗菌增效剂

常见的磺胺类药物抗菌增效剂是甲氧苄啶。由于甲氧苄啶没有磺胺类药物的基本结构，所以甲氧苄啶不属于磺胺类药物。

### 甲氧苄啶　Trimethoprim

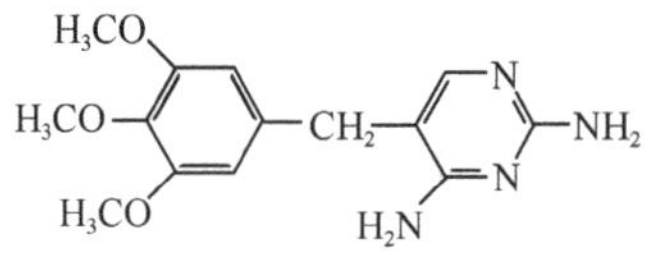

$C_{14}H_{18}N_4O_3$　290.32

本品又名甲氧苄氨嘧啶、磺胺增效剂、抗菌增效剂，其英文简称为 TMP。

本品为白色或类白色结晶性粉末。无臭，味苦。几乎不溶于水，微溶于乙醇或丙酮，易溶于冰醋酸。熔点为 199～203℃。

本品的醇溶液加稀硫酸和碘试液，即生成棕褐色沉淀。

本品为抗菌增效剂，与磺胺类药物和某些抗生素合用可产生协同作用增强抗菌疗效，临床上常与磺胺甲噁唑配伍制成复方新诺明使用。

> **链 接** 磺胺类药物与 TMP 的联用
>
> 　　磺胺类药物能抑制二氢叶酸合成酶，使细菌体内二氢叶酸合成受阻，而 TMP 能抑制二氢叶酸还原酶，使细菌体内二氢叶酸不能还原生成四氢叶酸。若磺胺类药物如 SMZ 与 TMP 合用，可同时从两个环节对细菌体内四氢叶酸的合成起双重阻断作用，从而产生协同抗菌效果，使磺胺类药物的抗菌作用增强数倍至数十倍，而且可以降低细菌对磺胺类药物的抗药性。

**考点：**复方磺胺甲噁唑的构成及意义

# 第2节　喹诺酮类药物

喹诺酮类抗菌药是近年来发展非常迅速的一类新型抗菌药，从 1962 年发现萘啶酸至今，已经合成出了十多万个喹诺酮类化合物，临床常用的有二十几个喹诺酮类药物。因为此类药物具有广谱高效，毒副作用小，合成简单、经济的特点，已成为抗菌药中非常重要的一类。

## 一、分类、结构特点与理化性质

### （一）分类

喹诺酮类药物按抗菌谱和抗菌活性强弱可以分为四代：

**1. 第一代喹诺酮类药物**　主要有萘啶酸等。其特点是抗菌谱较窄，对治疗耐抗生素的革兰氏阴性菌感染有一定的作用，而对革兰氏阳性菌和铜绿假单胞菌几乎无效，在体内易被代谢，仅用于治疗尿路及肠道、胆道的感染。

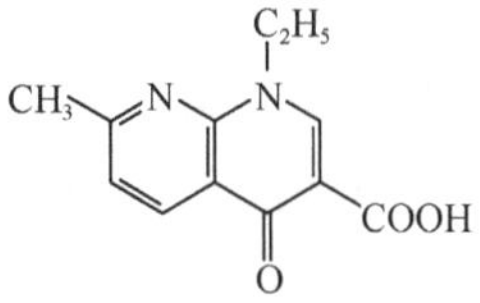

萘啶酸

**2. 第二代喹诺酮类药物**　主要有吡哌酸、西诺沙星。这类药物抗菌谱从革兰氏阴性菌扩大到阳性菌，对铜绿假单胞菌及变性杆菌有效，如吡哌酸对尿路感染及肠道感染的疗效较好，且毒性低，副作用小。

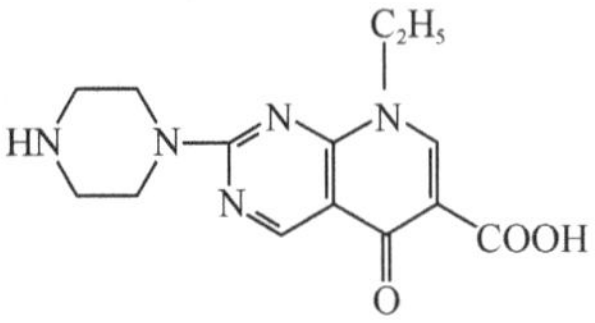

吡哌酸

**3. 第三代喹诺酮类药物**　主要有诺氟沙星（氟哌酸），氧氟沙星（氟嗪酸）、环丙沙星（环丙氟哌酸）等十多种。抗菌谱进一步扩大，对革兰氏阴性菌和革兰氏阳性菌均有明显的抑制作用，有些药物对支原体、衣原体、军团菌以及分枝杆菌也有效，耐药性低，毒副作用小，在大多数组织（除脑组织和脑脊液外）和体液中均有较好的分布，用于治疗泌尿系统感染、肠道感染及呼吸道感染等，是目前最常用的合成抗菌药。

**4. 第四代喹诺酮类药物**　主要有莫西沙星、加替沙星、司帕沙星和吉米沙星，又称为"新喹诺酮类"。其抗菌谱进一步扩大，对革兰氏阳性菌（如肺炎链球菌）和厌氧菌的抗菌活性进一步提高，对革兰氏阴性菌的抗菌活性与环丙沙星相似或略优，对结核分枝杆菌、军团菌、幽门螺杆菌等亦有良好活性，具有生物利用度好，半衰期较长等优点，为喹诺酮类药物的临床应用打开了更广阔的空间。

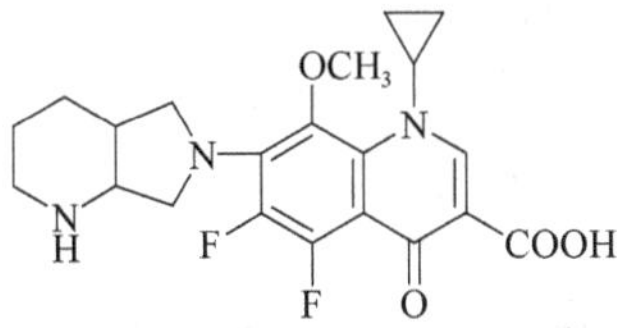

莫西沙星 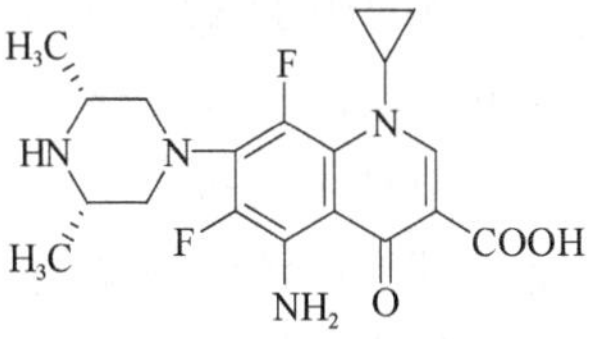　　　　　　　　　司帕沙星

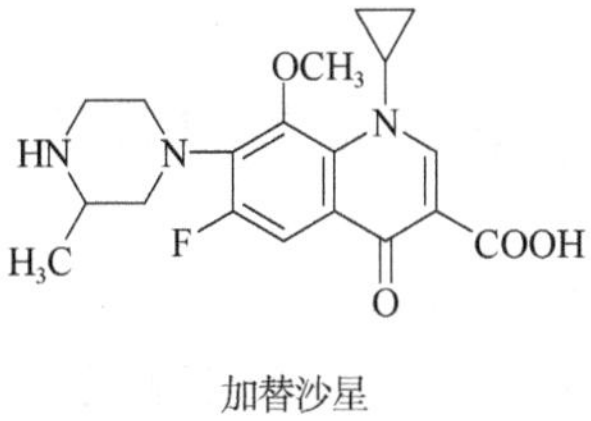

加替沙星 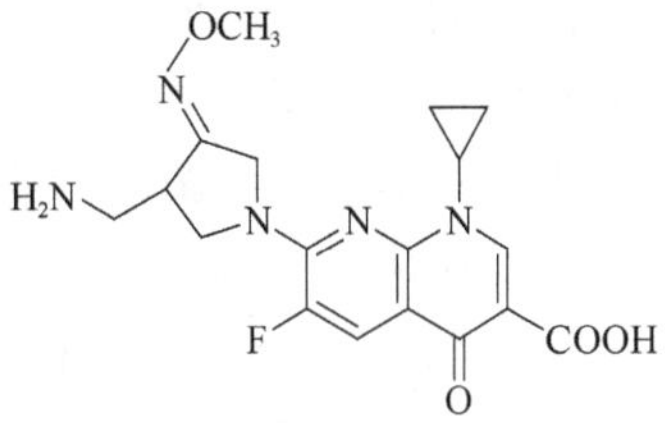　　　　　　　　　吉米沙星

## （二）结构特点与理化性质

归纳本类药物的结构，可概括为以下基本结构通式：

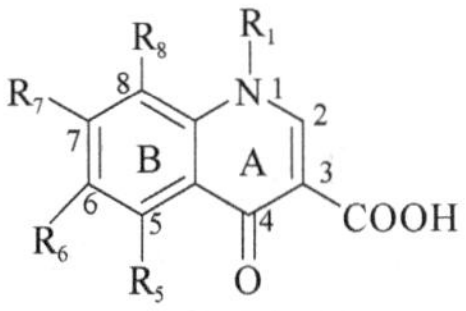

吡啶酮酸基本结构

该类药物的基本母核结构上 1 位为可取代的氮原子，3 位羧基，4 位羰基，6 位往往为氟原子，其他位可以有不同的取代基。

由于本类药物含有 3 位羧基、4 位羰基及杂环，具有以下主要理化性质：

（1）本类药物含有羧基、杂环氮原子（类似叔氨基），故显酸、碱两性，可溶于酸性或碱性水溶液中。

（2）本类药物遇光照可分解，对患者产生光毒性反应，应采取避光措施。

（3）本类药物结构中 3 位羧基、4 位羰基，易与金属离子如钙、镁、铁等离子生成配合物，不仅降低药效，时间较长可造成体内的金属离子流失。故本类药物不能与含有金属离子的食物或药物同用。

**链接** 　　　　　　　　　　喹诺酮类药物的用药指导

喹诺酮类药物因含有羧基而显酸性，对胃肠道有一定的刺激性，故一般饭后口服较好。因其 3 位的羧基和 4 位的酮基极易和金属离子形成配合物，故不宜和含金属离子的食物或药物同服，且 18 岁以下患者、妊娠期妇女禁用，老人也应慎用。同时，该药在使用中避免与强光接触，避免发生光毒性反应。

# 二、构效关系与作用机制

## （一）构效关系

喹诺酮类抗菌药物具有 4-吡啶酮-3-羧酸（简称吡啶酮酸）基本结构，对喹诺酮类药物结构及生物活性的研究，将其构效关系总结以下几点：

（1）喹诺酮类基本结构中吡啶酮酸环（A 环）是抗菌作用必需的基本结构，其中 3 位羧基和 4 位酮基是抗菌活性不可缺少的部分。而 B 环可作较大改变，可以是苯环、吡啶环和嘧啶环等。

（2）1 位取代基对抗菌活性的影响较大。若为脂肪烃基，以乙基或与乙基体积相近的取代基（如氟乙基）取代活性较好；若为脂环烃基，以环丙基取代活性最好；若为芳烃基，以 2,4-二氟苯基和 4-羟基苯基为佳。若 1 位和 8 位间成环状化合物时，产生光学异构体，以（S）-异构体作用最强，氧氟沙星的（S）-异构体左氧氟沙星的抗菌活性为其消旋体的两倍。

（3）2 位引入取代基，其活性消失或减弱。

（4）5 位取代基中以氨基为最好，可提高吸收或组织分布，其他基团取代则活性下降。

（5）6 位引入氟原子，可使活性显著增强。由于 6 位氟原子的引入可使药物增加对 DNA 螺旋酶的结合力，而且对细菌细胞壁的穿透性也增加。

（6）7 位引入五元或六元杂环，抗菌活性明显增强，其中以哌嗪基为最好，且哌嗪基的 4 位若被甲基取代则可提高抗革兰氏阳性菌的活性。

（7）8 位引入—F、—Cl、—OCH$_3$，可降低最小抑菌浓度，其中，—OCH$_3$ 取代抗厌氧菌活性增加，但—F 取代光毒性也增加，最可能引起光毒性的是 6,8-二氟喹诺酮类。

**课堂互动**

为什么环丙沙星比吡哌酸抗菌作用强，莫西沙星比司帕沙星光毒性小？

## （二）作用机制

DNA 螺旋酶（又称拓扑异构酶Ⅱ）和拓扑异构酶Ⅳ在细菌 DNA 自身的合成（复制）、转录过程中发挥着重要作用，是细菌生长所必需的酶。喹诺酮类药物通过抑制细菌 DNA 螺旋酶和拓扑异构酶Ⅳ，使细菌 DNA 超螺旋过程受阻，干扰细菌细胞的 DNA 复制而呈现杀菌作用。

# 三、喹诺酮类代表药物

## 诺氟沙星　Norfloxacin

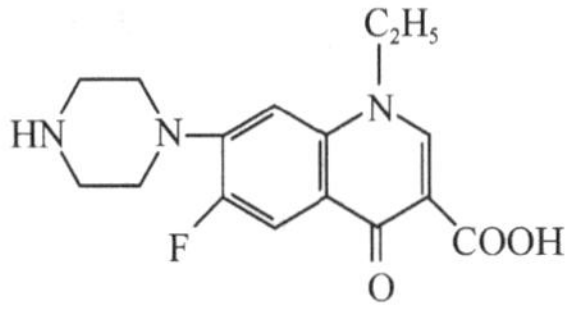

$C_{16}H_{18}FN_3O_3$　319.24

本品又名氟哌酸。

本品为类白色至淡黄色结晶性粉末，无臭，味微苦。极微溶于水，略溶于二甲基甲酰胺，易溶于盐酸、醋酸或氢氧化钠溶液。

本品结构上有叔氨基、仲氨基和羧基，显酸碱两性。

本品性质较稳定，但在光照下能发生分解，产生的分解产物对人体有毒性。

本品与铁离子反应显红棕色。

本品结构上有有机 F，经有机破坏后，显 $F^-$ 的鉴别反应。

本品主要用于治疗敏感菌所致泌尿生殖系统、胃肠道及盆腔等的感染，也可用于耳鼻喉、皮肤和软组织的感染。

## 氧氟沙星　Ofloxacin

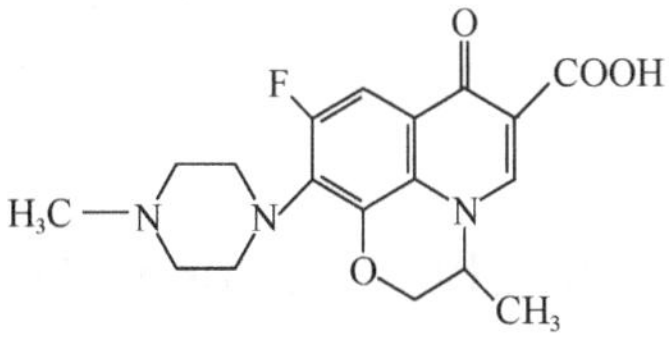

$C_{18}H_{20}FN_3O_4$　361.38

本品又名氟嗪酸。

本品为白色至微黄色结晶性粉末，无臭，味苦。难溶于水，易溶于冰醋酸，微溶于甲醇中，略溶于氯仿、稀酸或氢氧化钠溶液。

本品稳定性与诺氟沙星相似，遇光渐变色。

本品口服效果较好，抗菌谱广，抗菌活性强。用于呼吸、泌尿系统等的感染。

**链接**

### 氧氟沙星与左氧氟沙星

左氧氟沙星，又名左旋氟嗪酸，是氧氟沙星的左旋光学异构体，是第三代喹诺酮类抗菌药中的优秀品种之一。其抗菌活性是氧氟沙星的 2 倍，且毒副作用小。其水溶性是氧氟沙星 8 倍，更适合制成注射剂。

**课堂互动**

左氧氟沙星为什么要比同厂家同剂型同规格的氧氟沙星价格更贵？

## 盐酸环丙沙星　Ciprofloxacin Hydrochloride

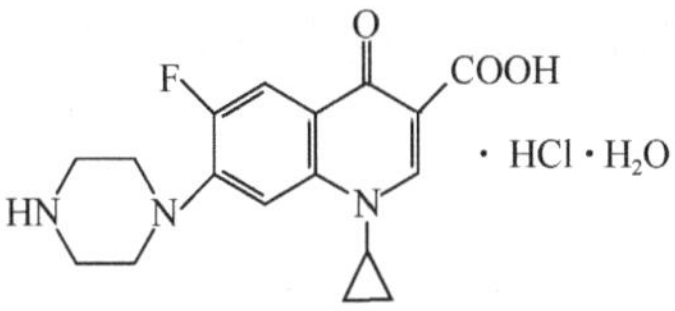

· HCl · $H_2O$

$C_{17}H_{18}FN_3O_3$ · HCl · $H_2O$　385.82

本品又名盐酸环丙氟哌酸。

环丙沙星与诺氟沙星结构上有什么差异?

本品为白色或微黄色结晶性粉末。无臭,味微苦。能溶于水,易溶于盐酸或氢氧化钠,微溶于甲醇,极微溶于乙醇。熔点为 308～310℃。

本品稳定性较好,在室温保存 5 年未发现异常。但其水溶液受热或长时间光照后,可检测出哌嗪开环产物和脱羧产物。

本品溶液与丙二酸和醋酐反应,显红棕色。

本品主要用于泌尿生殖系统、胃肠道、骨关节和皮肤软组织感染,同时还可用于治疗淋病、肺炎和败血症等。

考点:喹诺酮类药物的分类(分代)及各类代表药;喹诺酮类药物的基本结构、结构特点、理化性质、作用机制、使用注意事项;诺氟沙星、氧氟沙星、环丙沙星的别名、结构特点、主要性质与用途

# 第 3 节　其他类合成抗菌药物

其他类合成抗菌药物主要包括硝基呋喃类、异喹啉类、硝基咪唑类和噁唑烷酮类抗菌药。

## 一、硝基呋喃类

硝基呋喃类抗菌药主要有呋喃唑酮和呋喃妥因,它们作用于微生物酶系统,抑制乙酰辅酶 A,干扰微生物的糖代谢而起抑菌作用。

### 呋喃妥因　Nitrofurantoin

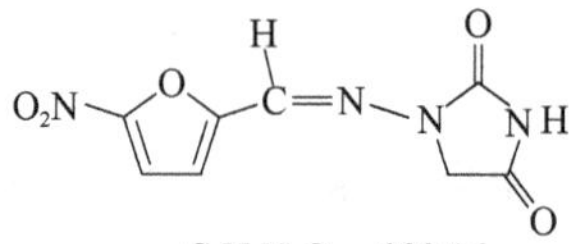

$C_8H_6N_4O_5$　238.16

本品为黄色结晶性粉末,无臭,味苦。溶于二甲基甲酰胺(DMF),微溶于丙酮,极微溶于乙醇,几乎不溶于水或氯仿。

本品遇光色渐变深。

本品水溶液,加氢氧化钠试液,溶液显深橙红色。加氨试液和硝酸银试液,即生成黄色沉淀(与呋喃西林及呋喃唑酮区别)。

本品抗菌谱较广,对大多数革兰阳性菌及革兰氏阴性菌均有抗菌作用。临床上用于泌尿系统感染,如肾盂肾炎、尿路感染、膀胱炎及前列腺炎等。

## 二、硝基咪唑类

该类药物主要有甲硝唑和替硝唑,可用于抗厌氧菌感染,也可用于抗滴虫和抗阿米巴原虫感染。

甲硝唑水溶性低,根据前药原理,将甲硝唑制成磷酸酯钾盐,则增大水溶性,可制成注射剂使用。替硝唑是甲硝唑的羟基被乙磺酰基取代的类似物,具有口服吸收好、耐受性低、副作用小等特点。

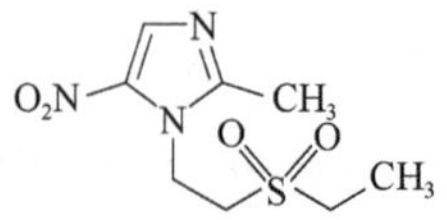

替硝唑

## 甲硝唑　Metronidazole

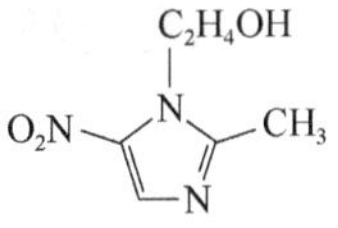

$C_6H_9N_3O_3$　171.16

本品又名灭滴灵。

本品为白色或微黄色结晶或结晶性粉末。有微臭，味苦、略咸。略溶于乙醇，微溶于水、氯仿，极微溶于乙醚。熔点为 159～163℃。

本品分子结构中具有硝基，在锌粉和盐酸作用下，可还原成氨基，继而与盐酸、亚硝酸钠和碱性 $\beta$-萘酚发生重氮化-偶合反应。

**课堂互动**

甲硝唑能发生重氮化-偶合反应吗？为什么？

本品加氢氧化钠试液温热，即得紫红色溶液，滴加稀盐酸使成酸性后即变成黄色，再滴加过量氢氧化钠试液则变成橙红色。此反应为芳香性硝基化合物的一般反应。

本品分子结构中具有咪唑环，呈弱碱性，加稀硫酸液使甲硝唑溶解，加三硝基苯酚试液，放置后即产生黄色沉淀。

本品为抗阿米巴药、抗滴虫药、抗厌氧菌药，具有口服容易吸收、适用范围广、作用强、毒性小等优点，是治疗阴道滴虫病的特效药。

**链接**

### 甲硝唑与双硫仑反应

双硫仑反应又称双硫醒样反应或酒醉貌反应，系指双硫仑抑制乙醛脱氢酶，阻止乙醇的正常代谢，致使饮用少量乙醇也可引起乙醛中毒的反应。硝唑类药物如甲硝唑可以抑制乙醛脱氢酶出现高乙醛血症，导致人体产生双硫仑反应。所以，患者在使用甲硝唑期间，应严禁饮酒或含酒精的饮料。

# 三、异喹啉类

异喹啉类抗菌药的典型药物为盐酸小檗碱，它是黄连和三颗针等植物中的生物碱，又名盐酸黄连素，外观为黄色结晶性粉末，味极苦，具有抗菌活性强、毒性低、副作用低的特点，主要用于肠道感染。

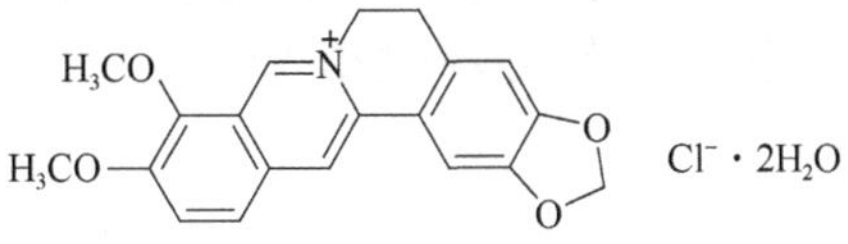

盐酸小檗碱

# 四、噁唑烷酮类

利奈唑胺是第一个用于临床的噁唑烷酮类抗菌药，主要用于治疗社区获得性肺炎、皮肤或软组织感染、医院获得性肺炎和万古霉素耐药的肠球菌的感染。

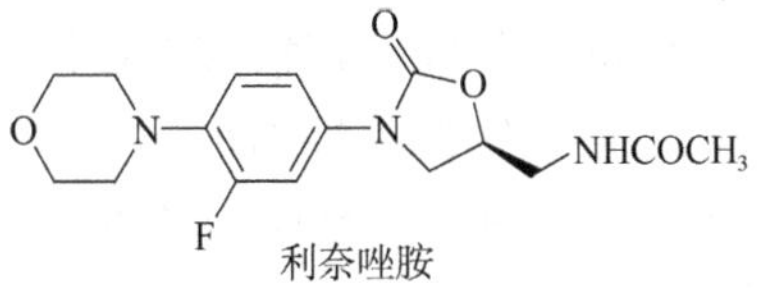

利奈唑胺

**考点：** 常见的其他类合成抗菌药分类及代表药物；甲硝唑的别名、结构特点、鉴别、用途及使用注意事项

# 第4节 抗结核病药

结核病是由结核杆菌感染引起的一种常见的慢性传染性疾病。机体的各组织器官（如肺、脑、骨和皮肤等）都可被感染，其中以肺结核最为常见。治疗结核病的药物称为抗结核病药。

## 一、抗生素类抗结核病药

抗生素类抗结核病药主要有硫酸链霉素、利福霉素类等。链霉素是第一个被发现的氨基糖苷类抗生素，它是由灰色链丝菌发酵产生的抗生素，为抗结核常用药物。

### 硫酸链霉素　Streptomycin Sulfate

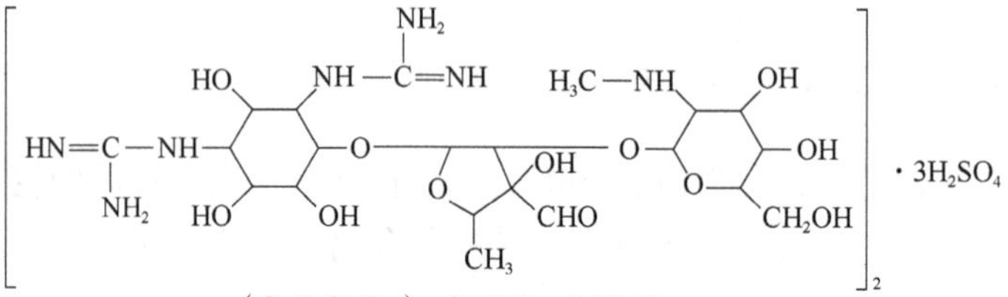

$(C_{21}H_{39}N_7O_{12})_2 \cdot 3H_2SO_4$　1457.40

**案例 8-2**

护士小李发现有一支已经配制好的硫酸链霉素注射液，瓶口敞开着放在注射室的桌子上。此时正好有一名结核患者来治疗，小李未经思考就将该药注射给了这位患者。

**问题：**1. 硫酸链霉素注射剂外观性状是怎样的？

2. 硫酸链霉素稳定性如何？容易发生什么变化？

3. 小李的行为是否正确？为什么？

链霉素是由链霉胍、链霉糖和 N-甲基葡萄糖胺组成。其分子结构中有三个碱性中心，能和各种酸成盐，临床上常用其硫酸盐。

本品为白色或类白色粉末。几乎无臭，味微苦，有引湿性。易溶于水，几乎不溶于乙醚，不溶于乙醇或氯仿。

本品的干燥品在室温条件下性质较稳定，潮解后易变质。过酸或过碱均能水解失效，最稳定 pH 为 5.0～7.5。

本品在碱性下水解产生的链霉糖经脱水和分子重排生成麦芽酚，麦芽酚在酸性条件下与三价铁离子作用，生成紫红色配合物。该反应被称为麦芽酚反应。

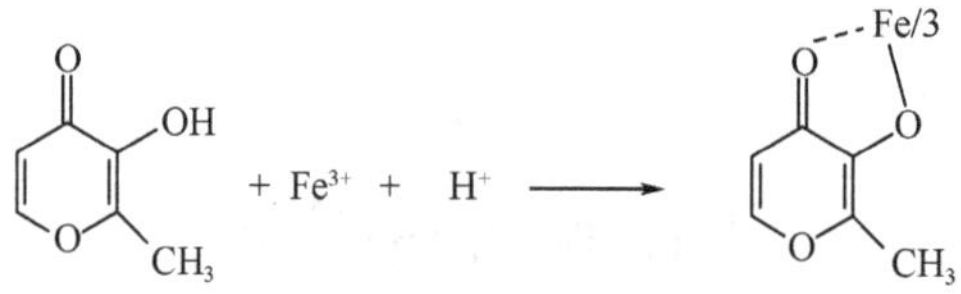

本品加氢氧化钠试液后发生水解生成链霉胍，加 8-羟基喹啉乙醇液和次溴酸钠试液，显橙红色，称为坂口反应。

链霉素分子中具有醛基，易被氧化剂氧化成链霉素酸而使链霉素失效，也可被还原剂（如葡萄糖、维生素 C 等）还原成双氢链霉素，使药物的毒性增加。

本品在酸性条件下可水解生成链霉胍和链霉双糖胺，链霉双糖胺可进一步水解生成链霉糖和 N-甲基葡萄糖胺。

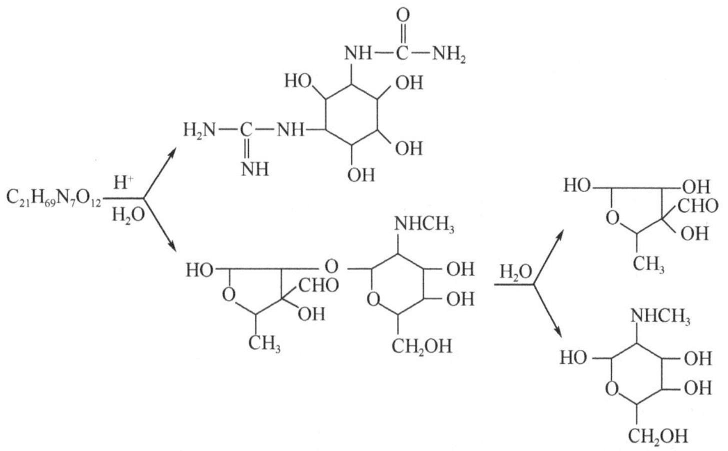

本品主要用于治疗各种结核病，也可用于治疗肠道感染、尿道感染和败血症。使用时需要注意的是，本品对第八对脑神经有损害，严重的可能导致眩晕、耳聋等。

## 利福平　**Rifampicin**

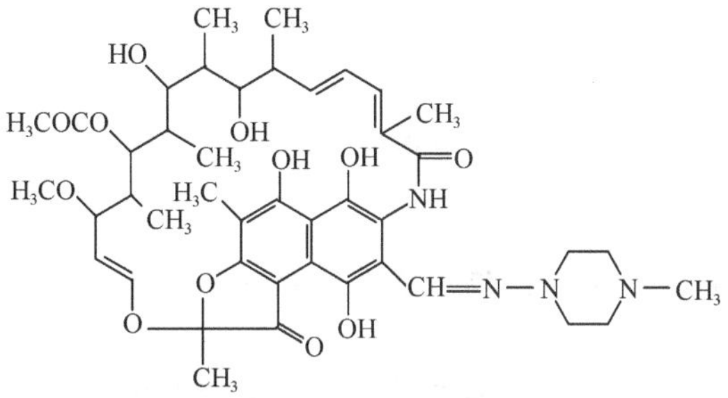

$C_{43}H_{58}N_4O_{12}$　822.95

本品为鲜红色或暗红色的结晶性粉末。无臭，无味。几乎不溶于水，能溶于甲醇，易溶于氯仿。

本品具有 1，4，5-萘三酚结构，有还原性，遇光易变质，在碱性条件下易被氧化成醌类化合物而使疗效降低。同时，本品具有内酰胺结构，在强酸中易发生水解。因此本品的 pH 应控制在 4.0～6.5 之间。

本品的盐酸溶液加入亚硝酸钠，溶液由橙色变为暗红色。这是因为本品具有还原性，能被亚硝酸氧化成醌型化合物而变色。

本品体内代谢主要发生在 $C_{21}$ 位酯键水解，其代谢物为脱乙酰基利福霉素。利福平的另一代谢物为 3-醛基利福霉素 SV。利福平的代谢物仍有抗菌活性，但活性下降。代谢物具有色素基团，因而尿液、粪便、唾液、泪液、痰液及汗液等常呈橘红色。

> **链接**
>
> 利福平的用药指导
>
> 由于利福平代谢物具有色素基团，结核病患者服用利福平以后，尿液、粪便、唾液、泪液、痰液及汗液等常会呈现橘红色。这是正常现象，药师在调剂药品时应告诉患者不要惊慌。

本品主要用于治疗各种结核病，与异烟肼、乙胺丁醇合用有协同作用，并可降低细菌耐药性。本品还可用于治疗沙眼和麻风病。

# 二、合成类抗结核病药

合成类抗结核病药主要包括对氨基水杨酸钠、异烟肼和盐酸乙胺丁醇等。

## 对氨基水杨酸钠　**Sodium Aminosalicylate**

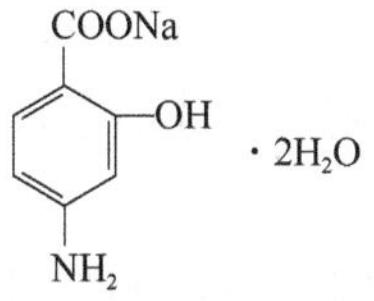

$C_7H_6NNaO_3 \cdot 2H_2O$　211.14

本品又名 PAS-Na。

本品为白色或类白色的结晶或结晶性粉末。无臭，味甜带咸。易溶于水，不溶于乙醚和氯仿，略溶于乙醇。

**⬇ 课堂互动** ————————————————————

请根据结构式分析该药的结构特点和主要的化学性质。

———————————————————————————————————

本品水溶液不稳定，遇光照和受热时，颜色变为淡黄、黄或红棕色。

本品分子结构中含有酚羟基，在稀盐酸溶液中与三氯化铁反应可生成紫红色配合物。

本品分子结构中具有芳伯氨基，可发生重氮化–偶合反应，生成橙红色偶氮化合物。

本品水溶液具有钠盐的特殊反应。

本品可用于治疗各种结核病。由于其服用量大，且结核杆菌易产生耐药性，故本品常与链霉素或异烟肼等药物合用，以增强疗效和降低细菌耐药性。

### 异烟肼　Isoniazid

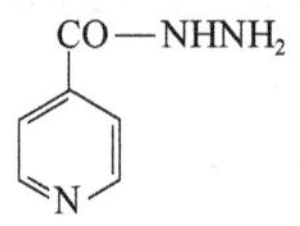

$C_6H_7N_3O$　137.14

**案例 8-3**

某药厂工人在生产异烟肼注射液时，使用了不锈钢设备进行分装，并将这批异烟肼注射剂成品放置在了潮湿的库房当中。

**问题：** 1. 异烟肼注射剂在潮湿的环境下贮存可能发生什么变化？

2. 异烟肼制剂在生产过程中能接触金属器皿吗？

3. 该药厂在生产这批异烟肼注射剂的过程中操作是否正确？为什么？

———————————————————————————————————

本品又名雷米封。

本品为无色结晶或白色、类白色结晶性粉末。无臭，味微甜后苦。易溶于水，微溶于乙醇，极微溶于乙醚。熔点为 170～173℃。

本品酰肼结构在酸或碱性条件下能水解成异烟酸和毒性较大的游离肼。光、水分、重金属离子、温度、pH 等均可加速药物的水解。因此异烟肼常制成粉针剂或片剂使用，且变质后的异烟肼不可再供药用。

本品分子结构中的肼基可与芳醛（如对二甲氨基苯甲醛、香草醛等）缩合成腙而析出结晶。如异烟肼与香草醛缩合生成异烟腙（也具有抗结核作用），其熔点为 228～231℃。

本品结构中的肼基具有还原性，能与氨制硝酸银、溴酸钾、碘等氧化剂发生氧化还原反应，生成异烟酸并放出氮气。如与氨制硝酸银反应可在试管壁生成银镜。

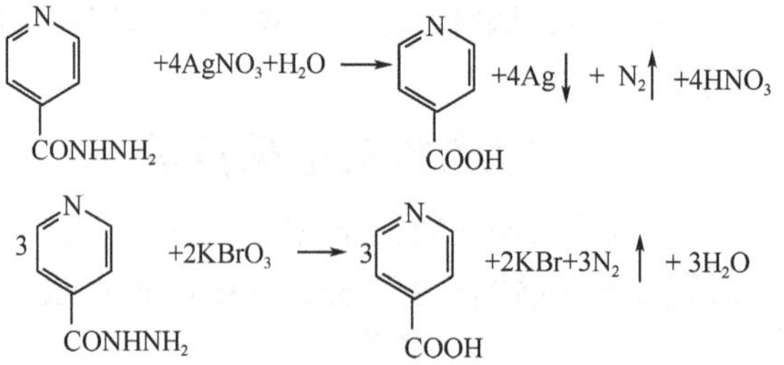

本品可与铜、铁离子等发生配合反应，生成有色的配合物。故配制时应避免与金属器皿接触，并避免与含此类金属离子的药物合用。

本品能与一些生物碱沉淀剂反应生成沉淀。如与氯化汞反应生成白色沉淀，与碘化铋钾反应生成红棕色沉淀。

本品用于治疗各种类型的活动性结核病，作用强，毒性小。

**考点：** 硫酸链霉素、利福平、异烟肼、对氨基水杨酸钠的结构特点、理化性质、临床用途与使用注意事项

# 第 5 节　抗 真 菌 药

真菌感染一般分为浅表真菌感染和深部真菌感染。发生在皮肤、黏膜、皮下组织的感染称为浅表真菌感染，占真菌感染的 90%；侵害人体黏膜深处、内脏、泌尿系统、脑和骨髓等的感染称为深部真菌感染。

目前临床上使用的抗真菌药物主要包括抗生素类抗真菌药、氮唑类抗真菌药及其他类抗真菌药。

## 一、抗生素类抗真菌药

抗真菌抗生素分为多烯和非多烯两类。其中多烯类主要对深部真菌感染有效，因结构中含有共轭多烯基团，性质不稳定，遇光、热、氧等迅速被破坏。主要药物有两性霉素 B、制霉菌素等。

### 两性霉素 B　Amphotericin B

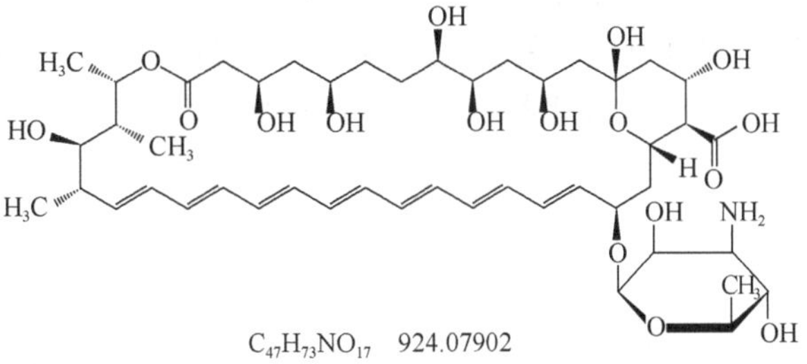

$C_{47}H_{73}NO_{17}$　924.07902

本品为黄色或橙黄色粉末。无臭或几乎无臭，无味。有吸湿性。

本品溶于二甲亚砜，微溶于二甲基甲酰胺，极微溶解于甲醇，不溶于水、无水乙醇、氯仿和乙醚。

本品含有氨基和羧基，故具有酸碱两性。

本品遇光、热、强酸和强碱均不稳定，在日光下易被破坏失效，在 pH 为 4～10 时稳定，应避光贮存。

本品主要用于深部真菌感染，也用于治疗皮肤和黏膜真菌感染。

## 二、氮唑类抗真菌药

氮唑类抗真菌药近年发展较快，应用较多。按结构可分为咪唑类和三氮唑类。其中咪唑类抗真菌药主要有克霉唑、咪康唑、益康唑、酮康唑。三氮唑类抗真菌药主要有氟康唑、伊曲康唑等，可用于浅表及深部真菌感染。

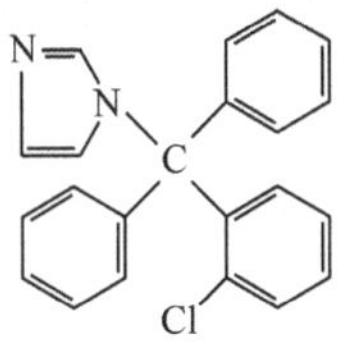

克霉唑

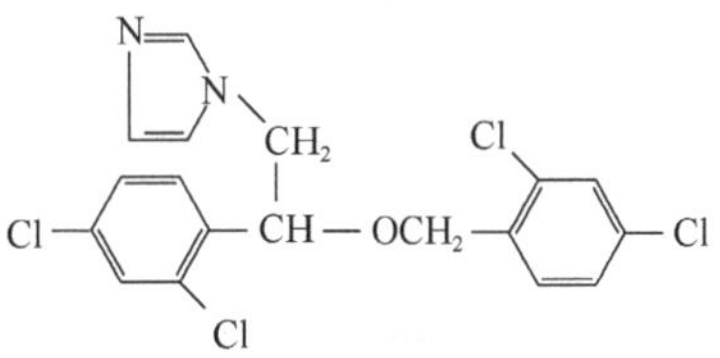

咪康唑

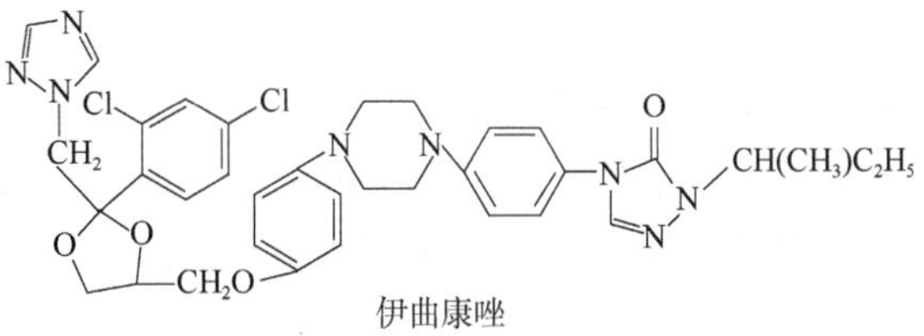

伊曲康唑

**氟康唑 Fluconazole**

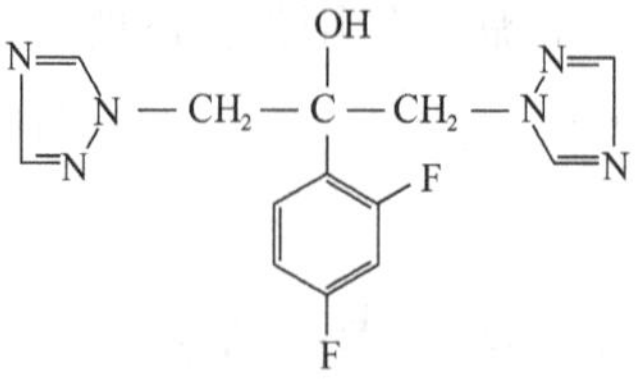

$C_{13}H_{12}F_2N_6O$    306.271

本品为白色或黄白色结晶性粉末，略有异臭，味苦。易溶于冰醋酸、甲醇或乙醇，难溶于水，几乎不溶于乙醚。熔点为137~141℃。

本品显有机氟的鉴别反应。

本品应密封，在干燥处保存。

本品可经口服或注射给药，蛋白结合率较低，生物利用度高，并具有穿透中枢的特点。对新型隐性球菌、白色念珠菌及其他念珠菌、黄曲菌、烟曲菌、皮炎芽生菌、粗球孢子菌、荚膜组织胞浆菌等均有抗菌作用。

## 三、其他类抗真菌药

1981年，人们发现了烯丙胺型化合物萘替芬，随后又发现了抗真菌活性更高、毒性更低的特比萘芬和布替萘芬。萘替芬类药物具有较高的抗真菌活性，局部外用治疗皮肤癣菌的效果优于益康唑，治疗白色念珠菌病的效果同克霉唑。特比萘芬与萘替芬相比，其抗菌谱更广，抗菌活性更强。

1991年上市的二甲吗啉类广谱抗真菌药阿莫罗芬，抗浅表真菌有长效作用，用于指甲癣可一周一次。

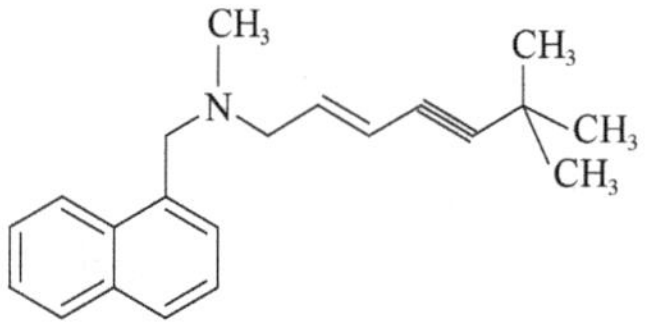

特比萘芬 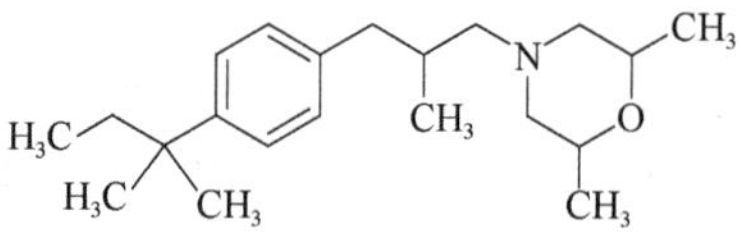                    阿莫罗芬

氟胞嘧啶原为抗肿瘤药，后发现有抗霉菌活性。其特点是口服吸收好，并在脑脊液中可达到一定的药物浓度，但毒性大，易产生耐药性。临床上多与氟康唑及两性霉素B等合并使用。

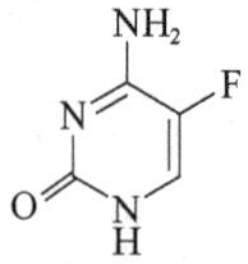

氟胞嘧啶

棘白菌素类药物是21世纪初开始在临床应用的一类新型广谱抗真菌药，对耐氟康唑的念珠菌及曲霉菌等真菌均有较好的活性。目前，已上市的药物包括卡泊芬净、米卡芬净、阿尼芬净等，是一类发展前景很好的药物。

*考点：抗真菌药的分类、代表药物及用途*

# 第6节 抗病毒药

抗病毒药是指用于预防和治疗病毒性感染疾病的药物，分为核苷类和非核苷类。核苷类主要有阿昔洛韦、利巴韦林和齐多夫定，其中齐多夫定为美国FDA批准的第一个用于艾滋病及相关症状治疗的药物；非核苷类主要有盐酸金刚烷胺，该药常用于预防和治疗各种A型流感病毒感染。

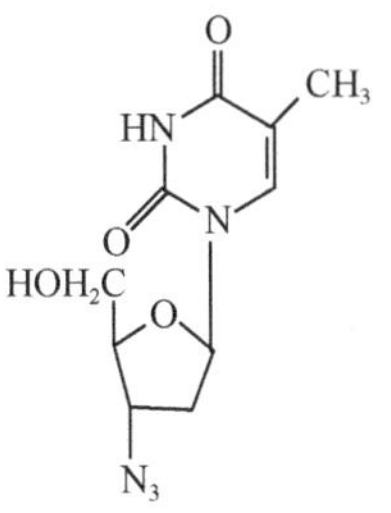

齐多夫定 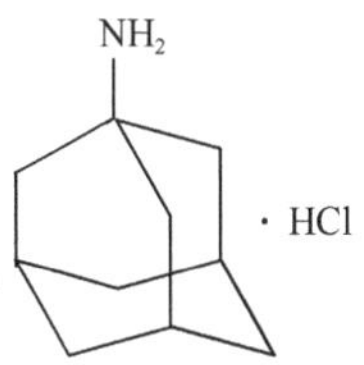　　　　　　　　　　　　　　盐酸金刚烷胺

# 一、核苷类抗病毒药

核苷类是抗病毒药物中数量最多、发展最快的一类，代表药物有阿昔洛韦、利巴韦林等。

## 阿昔洛韦　Aciclovir

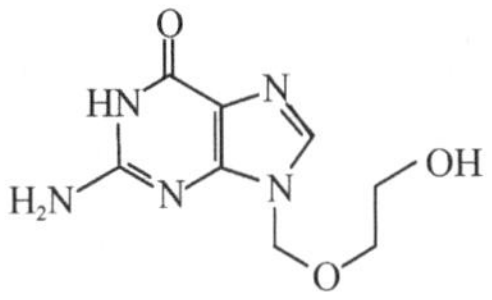

$C_8H_{11}N_5O_3$　225.21

又称无环鸟苷。

本品为白色结晶性粉末。无臭，无味。略溶于热水或冰醋酸，极微溶于水，几乎不溶于乙醚或氯仿。溶于氢氧化钠或碳酸钠溶液，其钠盐易溶于水，可制成注射剂与滴眼剂。

本品是核苷类抗病毒药，是抗疱疹病毒的首选药物。临床主要用于带状疱疹、疱疹性脑炎、疱疹性角膜炎、生殖器疱疹的治疗，也可用于病毒性乙肝的协同治疗。

## 利巴韦林　Ribavirin

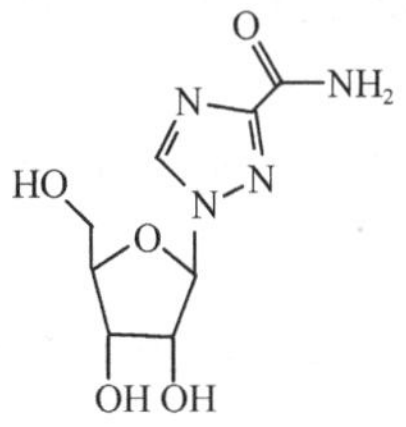

$C_8H_{12}N_4O_5$　244.21

本品又名病毒唑。

本品为白色结晶性粉末。无臭，无味。易溶于水，微溶于乙醇，不溶于氯仿或乙醚。

本品的水溶液加氢氧化钠试液后，加热至沸，会发出氨臭味，同时能使湿润的红色石蕊试纸变为蓝色。

本品是核苷类抗病毒药，可用于病毒性呼吸道感染和皮肤疱疹病毒感染等。

# 二、非核苷类抗病毒药

## 盐酸金刚烷胺

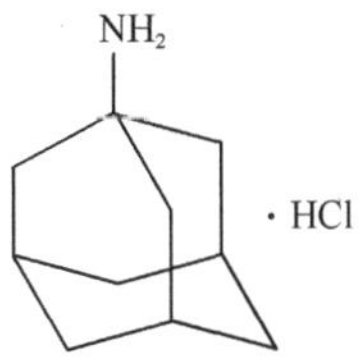

$C_{10}H_{17}N$　151.25

本品为白色结晶性粉末，无臭，味苦。易溶于水或乙醇。

本品为三环胺类抗病毒药，具有生物碱性质，加盐酸成酸性后，再加硅钨酸试液，产生白色沉淀。

临床主要用于预防和治疗各种流感病毒感染，也可用于治疗帕金森病。

考点：抗病毒药的分类、代表药物及典型药物的别名、主要性质和用途

# 第7节　抗寄生虫药

抗寄生虫病药物是用于预防和治疗寄生在人体或其他牲畜体内肠虫、血吸虫、疟原虫、丝虫、阿米巴原虫及滴虫等寄生虫引起的疾病的药物，主要包括驱肠虫药、抗疟药、抗滴虫病药、抗血吸虫和丝虫病药等。本节主要简介驱肠虫药、抗血吸虫和丝虫病药、抗疟药。

## 一、驱肠虫药

驱肠虫药作用于肠道蛔虫、钩虫、蛲虫及绦虫等，能麻痹虫体的神经肌肉系统，使其失去附着肠壁的能力而被排出体外，主要包括哌嗪类、咪唑类、嘧啶类、三萜类和酚类，目前临床使用的多为咪唑类药物，如盐酸左旋咪唑、阿苯达唑、甲苯咪唑等。

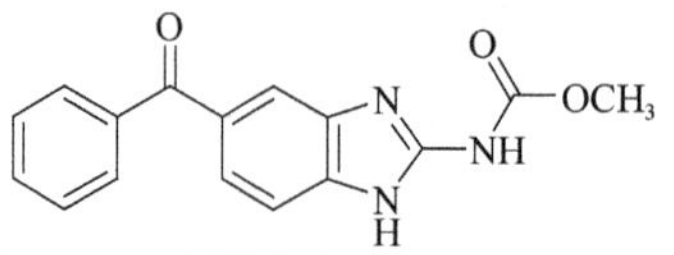

甲苯咪唑

### 盐酸左旋咪唑　Levamisole Hydrochloride

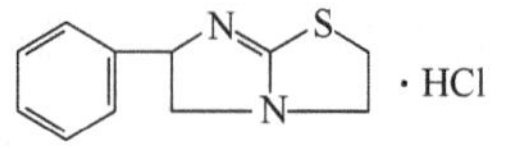

$C_{11}H_{12}N_2S \cdot HCl$　240.76

本品为白色或类白色的针状结晶或结晶性粉末。无臭，味苦。极易溶于水，易溶于乙醇，微溶于氯仿，极微溶于丙酮。熔点为 $225 \sim 230$℃。

本品基本结构为氢化咪唑环并氢化噻唑环，分子中含有手性碳原子，存在光学异构体，药用品为左旋体。

本品水溶液加氢氧化钠溶液煮沸，噻唑环开环生成巯基，与硝普钠试液反应立即显红色，放置后色变浅。

本品分子结构中含有叔胺氮原子，显弱碱性，可与生物碱沉淀试剂反应，如其水溶液与碘试液作用生成红棕色沉淀。

本品为盐酸盐，水溶液显氯化物的一般反应。

本品为广谱驱肠虫药，同时还具有免疫调节作用。有致畸胎作用和胚胎毒性，孕妇禁用。

**课堂互动**

驱肠虫药按化学结构分为哪几类？具有免疫调节作用的广谱驱肠虫药是哪一种？

### 阿苯达唑　Albendazole

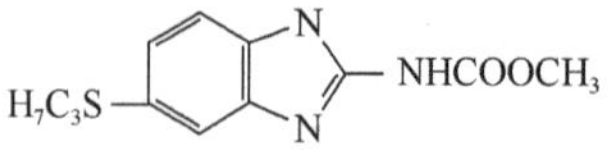

$C_{12}H_{15}N_3O_2S$　265.35

本品又名肠虫清、丙硫咪唑、丙硫达唑。

本品为白色或类白色粉末。无臭，无味。不溶于水、乙醇，微溶于氯仿、丙酮，可溶于冰醋酸。熔点为 $206 \sim 212$℃，熔融同时分解。

本品分子结构中含有有机硫，灼烧后产生硫化氢气体，能使湿润的醋酸铅试纸显黑色斑点。

如何鉴别有机硫?

本品分子结构中含有咪唑环,其稀硫酸溶液与碘化铋钾试液作用生成红棕色沉淀。

本品为广谱驱肠虫药。有致畸胎作用和胚胎毒性,孕妇禁用。

# 二、抗血吸虫病和抗丝虫病药

## (一)抗血吸虫病药

抗血吸虫病药分为锑剂和非锑剂。我国曾一度广泛使用锑剂,但因其毒性较大,现已少用。临床上主要使用非锑剂类,常用的药物有吡喹酮、呋喃丙胺等。

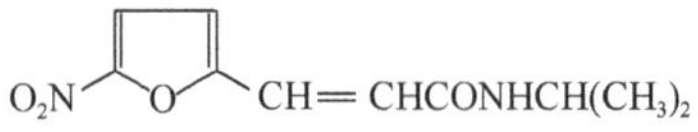

$$O_2N \underset{O}{\bigcirc} CH = CHCONHCH(CH_3)_2$$

呋喃丙胺

### 吡喹酮　Praziquantel

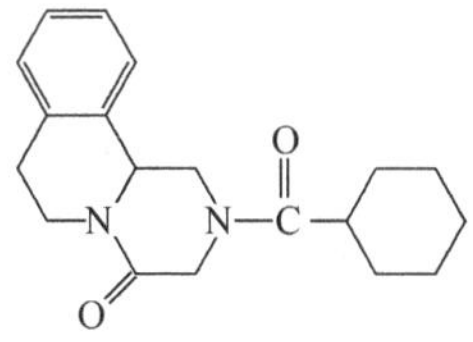

$C_{19}H_{24}N_2O_2$　312.41

本品为白色或类白色结晶性粉末。味苦。不溶于水、乙醚,溶解于乙醇,易溶于氯仿。熔点为136～141℃。

本品结构中有手性碳原子,存在光学异构体,药用品为消旋体。

本品具有广谱、疗效高、毒性小、疗程短等优点,为广谱抗血吸虫病药,是抗日本血吸虫病的首选药。

## (二)抗丝虫病药

丝虫病是由丝虫侵入人体淋巴系统或结缔组织内所致的流行性寄生虫病。其治疗首选药是枸橼酸乙胺嗪。

### 枸橼酸乙胺嗪　Diethylcarbamazine Citrate

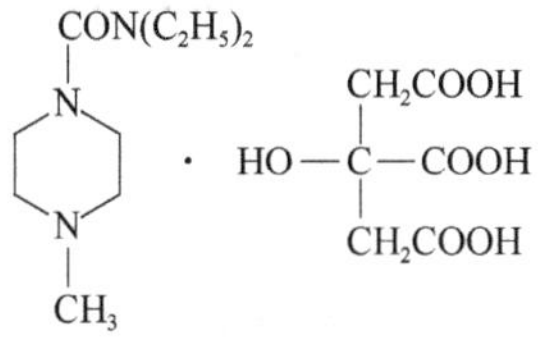

$C_{10}H_{21}N_3O \cdot C_6H_8O_7$　391.42

本品又名海群生、益群生。

本品为白色结晶性粉末。无臭,味微苦,微有引湿性。易溶于水,略溶于乙醇,不溶于丙酮、氯仿、乙醚。熔点为135～139℃。

本品水溶液加氢氧化钠试液,使成碱性,可析出乙胺嗪,用氯仿振摇提取,蒸干氯仿,残渣加入钼酸铵硫酸试液,水浴加热,产生蓝色沉淀。上述氯仿抽提后的水溶液显枸橼酸盐的性质反应,即水溶液中加入吡啶–醋酐(3∶1)试液,振摇,生成黄色到红色或紫红色溶液。

本品主要用于预防和治疗丝虫病,是首选药。

# 三、抗　疟　药

疟疾是由已感染疟原虫的雌性蚊子所传染给人类的一种传染性疾病。抗疟药是指能预防、治疗疟疾或控制疟疾传播的药物,按化学结构分为喹啉类、嘧啶类和萜内酯类。

喹啉类第一个用于临床的药物奎宁是从茜草科植物金鸡纳树皮中提取分离出的一种生物碱，对红细胞内期的疟原虫有较强的杀灭作用，可控制疟疾的症状。对奎宁进行结构改造得到氯喹和伯氨喹，氯喹具有速效杀虫作用，伯氨喹能杀灭人体血液中各型疟原虫的配子体，可作为防止疟疾复发和传播的首选药物。

嘧啶类代表药物乙胺嘧啶能抑制疟原虫的二氢叶酸还原酶，对多数疟原虫有较强的抑制作用，临床上作为预防药物。

萜内酯类代表药物为青蒿素，为我国科学家首次从菊科植物黄花蒿中分离得到的新型结构的过氧化物倍半萜内酯，为速效、高效抗疟药。

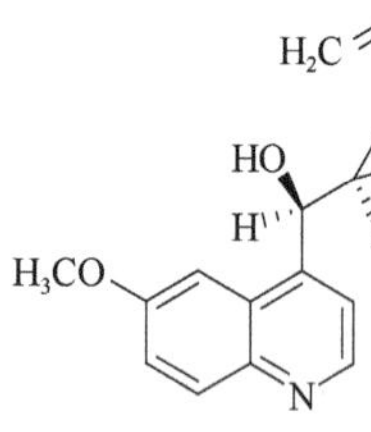

奎宁 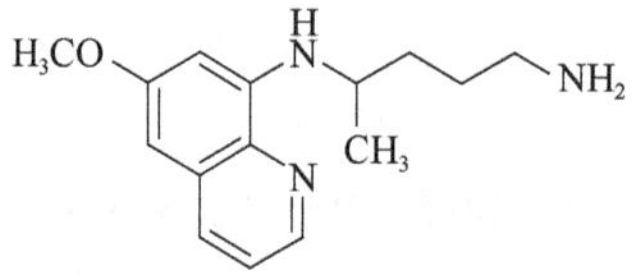　　　　　　伯氨喹 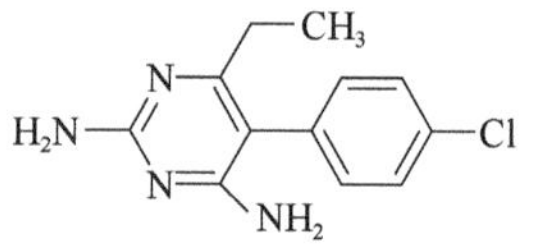　　　　　　乙胺嘧啶

**磷酸氯喹　Chloroquine Phosphate**

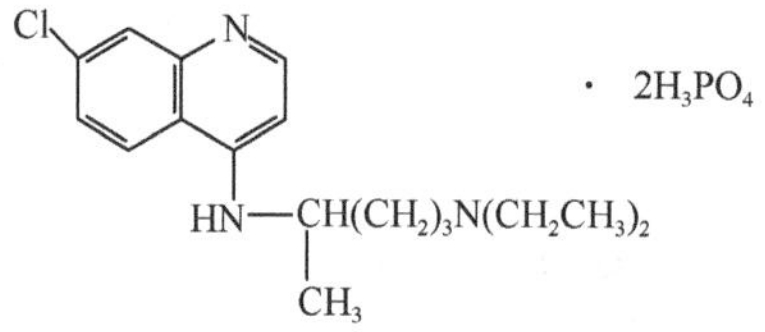

$C_{18}H_{26}ClN_3 \cdot 2H_3PO_4$　　515.87

本品为白色结晶性粉末。无臭，味苦。易溶于水中。熔点为 193～196℃，熔融同时分解。

本品分子结构中含有手性碳原子，有旋光性，药用品为消旋体。

本品的水溶液与苦味酸试液作用，生成黄色沉淀。

本品为抗疟药和抗阿米巴药，是控制疟疾症状和治疗肠外阿米巴病的首选药。

**青蒿素　Artemisinin**

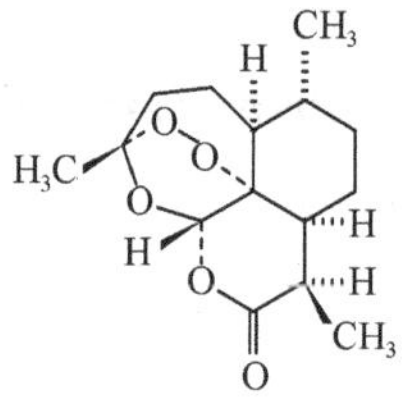

$C_{15}H_{22}O_5$　　282.34

本品为无色针状结晶，味苦。不溶于水，可溶于甲醇、乙醇、乙醚、石油醚，易溶于丙酮、乙酸乙酯、氯仿、苯、冰醋酸。熔点为 150～153℃。

**链 接**　　　　　　　　　**屠呦呦与青蒿素**

屠呦呦，药学家，诺贝尔生理学奖和医学奖获得者。1972 年，她成功提取得到分子式为 $C_{15}H_{22}O_5$ 的无色结晶体，命名为青蒿素。2011 年 9 月，她因发现青蒿素，挽救了全球特别是发展中国家数百万人的生命获得了拉斯克奖和葛兰素史克中国研发中心"生命科学杰出成就奖"。2015 年 10 月，她获得诺贝尔生理学或医学奖，成为首获科学类诺贝尔奖的中国人。

本品是具有过氧键的倍半萜内酯，分子结构中含有手性碳原子，有旋光性，药用品为右旋体。

本品分子结构中含有过氧键，具有氧化性，与碘化钾试液作用生成碘，再加稀硫酸和淀粉指示剂，立即显紫色。

本品分子结构中含有内酯,加氢氧化钠试液加热后发生水解,再加入盐酸羟胺试液、三氯化铁试液,生成深紫红色的异羟肟酸铁,此反应称为异羟肟酸铁反应。

本品分子结构中的过氧键是抗疟的必需基团,遇碳酸钠等强酸强碱可被破坏,故本品在提取过程中应避免与强碱、强酸接触。

本品是目前治疗恶性疟的首选药。由于本品脂溶性大,易于通过血–脑屏障,对恶性疟尤其是对氯喹耐药的脑型疟原虫有迅速杀灭作用。

### 课堂互动

青蒿素抗疟的必需基团是哪一个? 有哪些化学方法可以鉴别青蒿素?

**考点:**抗寄生虫病药的分类、代表药物及典型药物的别名、主要性质和用途

## 自 测 题

### 一、选择题

#### (一) A 型题(单项选择题)

1. 驱肠虫药盐酸左旋咪唑与阿苯达唑的化学结构中共同具有的杂环是( )
   A. 噻唑环　　　B. 噻嗪环　　　C. 咪唑环
   D. 吡唑环　　　E. 嘧啶环

2. 抗疟药磷酸氯喹的化学结构属于( )
   A. 2,4-二氨基喹啉衍生物　　B. 4-氨基喹啉衍生物
   C. 6-氨基喹啉衍生物　　　　D. 8-氨基喹啉衍生物
   E. 2-氨基喹啉衍生物

3. 吡喹酮属于( )
   A. 抗病毒药　　　　　　　B. 抗疟药
   C. 抗血吸虫病药　　　　　D. 抗真菌药
   E. 抗阿米巴病药和抗滴虫病药

4. 青蒿素加氢氧化钠试液加热后,遇盐酸羟胺试液及三氯化铁试液生成深紫红色的异羟肟酸铁,这是因化学结构中含有( )
   A. 内酯结构　　　B. 羟基　　　　C. 醚键
   D. 羧基　　　　　E. 羰基

5. 下列叙述内容与盐酸左旋咪唑特点不符的是( )
   A. 其为广谱驱肠虫药
   B. 白色或类白色的针状结晶,具有左旋性
   C. 水溶液加氢氧化钠试液并煮沸,放冷,加硝普钠试液,即显红色,放置后色渐变浅
   D. 水溶液显氯化物的鉴别反应
   E. 其为抗血吸虫病药

6. 具有下列化学结构的药物属于( )

   A. 驱肠虫药　　　　　　　B. 抗血吸虫病药
   C. 抗疟药　　　　　　　　D. 抗阿米巴病和抗滴虫病药
   E. 抗丝虫病药

7. 抗疟药乙胺嘧啶的分子中含有( )
   A. 4-氨基嘧啶的结构
   B. 2-氨基-4-乙基嘧啶的结构
   C. 2-乙基-4-氨基嘧啶的结构
   D. 2,4-二氨基嘧啶的结构
   E. 2-氨基嘧啶的结构

8. 磺胺类药物的作用机制是抑制( )
   A. 二氢叶酸合成酶　　　B. 二氢叶酸还原酶
   C. 叶酸合成酶　　　　　D. 叶酸还原酶
   E. DNA 螺旋酶

9. 左氧氟沙星具有下列何种性质( )
   A. 酸性　　　　B. 碱性　　　　C. 中性
   D. 酸碱两性　　E. 氧化性

10. 下列具有三氮唑结构的抗真菌药物有( )
    A. 酮康唑　　　B. 氟康唑　　　C. 克霉唑
    D. 两性霉素 B　E. 利巴韦林

11. 需要避光、密闭保存的药物是( )
    A. 磺胺嘧啶　　　　　　B. 磺胺甲噁唑
    C. 异烟肼　　　　　　　D. 对氨基水杨酸钠
    E. 盐酸乙胺丁醇

12. 具有多烯结构的抗生素类抗真菌药是( )
    A. 硫酸链霉素　　　　　B. 利福平
    C. 对氨基水杨酸钠　　　D. 灰黄霉素
    E. 两性霉素 B

13. 复方新诺明由下列哪组药物组成( )
    A. 磺胺嘧啶、甲氧苄啶
    B. 磺胺嘧啶、磺胺甲噁唑
    C. 磺胺异噁唑、甲氧苄啶
    D. 磺胺甲噁唑、甲氧苄啶
    E. 磺胺多辛、甲氧苄啶

14. 加入氨制硝酸银试液,在管壁有银镜生成的是( )
    A. 硫酸链霉素　　　　　B. 异烟肼
    C. 盐酸乙胺丁醇　　　　D. 利福平

E. 对氨基水杨酸钠

15. 呈铜盐反应，生成黄绿色沉淀，放置后变成紫色的是（　　）
    A. 磺胺嘧啶
    B. 磺胺甲噁唑
    C. 磺胺异噁唑
    D. 磺胺多辛
    E. 甲氧苄啶

16. 在喹诺酮类抗菌药的构效关系中，必需基团是（　　）
    A. 8位有哌嗪
    B. 2位有羰基，3位有羟基
    C. 1位有乙基，2位有羟基
    D. 5位有氟
    E. 3位有羟基，4位有酮基

17. 异烟肼因保存不当使其毒性增大的原因是（　　）
    A. 水解生成异烟酸和游离肼，异烟酸使毒性增大
    B. 遇光氧化生成异烟酸，使毒性增大
    C. 遇光氧化生成异烟酸和氮气，异烟酸毒性增大
    D. 水解生成异烟酸和氮气，异烟酸使毒性增大
    E. 水解生成异烟酸和游离肼，游离肼使毒性增大

（二）B型题（配伍选择题）
（18～22题共用备选答案）
    A. 盐酸左旋咪唑
    B. 甲硝唑
    C. 阿苯达唑
    D. 青蒿素
    E. 吡喹酮

18. 加碘化钾试液被氧化析出碘，再加稀硫酸、淀粉指示剂，即显紫色的是（　　）

19. 抗日本血吸虫病首选药（　　）

20. 加氢氧化钠试液温热即显紫红色，滴加稀盐酸成酸性后即变成黄色，再滴加氢氧化钠试液则变成橙红色（　　）

21. 水溶液加氢氧化钠试液并煮沸，放冷，加硝普钠试液，即显红色，放置后色渐变浅的是（　　）

22. 灼烧时分解产生的硫化氢气体，能使湿润醋酸铅试纸显黑色的是（　　）

（三）X型题（多项选择题）

23. 下列药物属于驱肠虫药（　　）
    A. 盐酸左旋咪唑
    B. 阿苯达唑
    C. 青蒿素
    D. 枸橼酸乙胺嗪

E. 甲硝唑

24. 下列药物属于抗疟药的是（　　）
    A. 吡喹酮
    B. 乙胺嘧啶
    C. 磷酸氯喹
    D. 甲硝唑
    E. 青蒿素

25. 有关青蒿素的化学结构特点，说法正确的是（　　）
    A. 含有过氧键
    B. 含有内酯键
    C. 属于倍半萜类化合物
    D. 环上取代有羟基
    E. 环上取代有甲基

26. 有关甲硝唑的化学结构特点，说法正确的是（　　）
    A. 结构中含有母核咪唑环
    B. 5-位取代硝基
    C. 2-位取代羟基
    D. 2-位取代甲基
    E. 1-位取代羟乙基

二、填空题

1. 盐酸左旋咪唑水溶液加氢氧化钠溶液煮沸，噻唑环开环生成_____基，与硝普钠试液反应立即显_____色，放置后色变浅。

2. 甲硝唑加氢氧化钠试液温热，即得_____色溶液，滴加稀盐酸使成酸性后即变成_____色，再滴加过量氢氧化钠试液则变成_____色。此反应为芳香性硝基化合物的一般反应。

3. 阿苯达唑又名_____、_____、丙硫达唑，甲硝唑又名_____。

三、简答题

1. 如何用化学方法区别盐酸左旋咪唑与阿苯达唑、异烟肼与磺胺嘧啶？
2. 喹诺酮类药物使用中的注意事项有哪些？
3. SMZ的构成及意义。
4. 异烟肼的稳定性好吗？为什么？

四、分析题

1. 请根据青蒿素的化学结构式，分析其主要的结构特点和化学性质。
2. 请根据 PAS-Na 的化学结构式，分析其主要的结构特点和化学性质。

（孟婷婷）

# 第 *9* 章
# 抗 生 素

抗生素是指某些微生物的次级代谢产物或用化学方法合成的类似物。抗生素小剂量时即能选择性地抑制或杀灭病原微生物，而对宿主不会产生严重的不良反应。大多数抗生素临床中主要用于治疗细菌感染性疾病，现已扩大到抗肿瘤细胞、免疫抑制和刺激植物生长等。所以抗生素不仅用于医疗卫生，而且还广泛用于农业、畜牧和食品工业等方面。

抗生素按化学结构可分为 β-内酰胺类、氨基糖苷类、大环内酯类、四环素类、氯霉素类和其他类。

## 第1节　β-内酰胺类抗生素

β-内酰胺类抗生素是指分子结构中含有四元 β-内酰胺环的抗生素。根据 β-内酰胺环是否并合其他杂环以及杂环的种类，可分为青霉素类、头孢菌素类、单环 β-内酰胺类、碳青霉烯类、头霉素类，见表 9-1。本节主要介绍前两类。

表 9-1　β-内酰胺类抗生素的结构分类

| 类型 | 基本结构 | 代表药品 |
| --- | --- | --- |
| 青霉素类 | 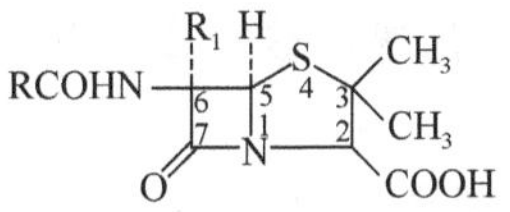 | 青霉素钠 |
| 头孢菌素类 | 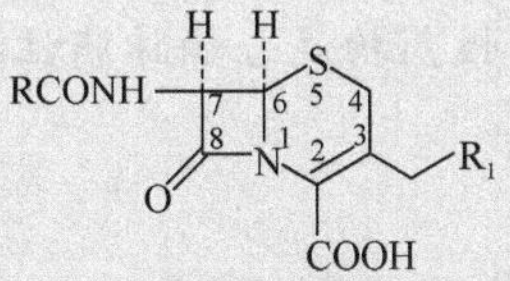 | 头孢氨苄 |
| 单环 β-内酰胺类 | 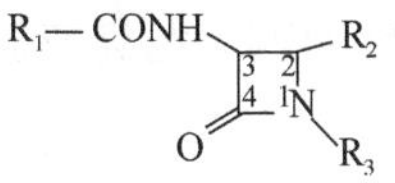 | 氨曲南 |
| 碳青霉烯类 | 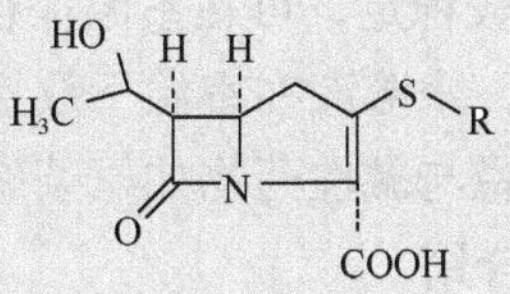 | 亚胺培南 |
| 头霉素类（甲氧头孢霉素类） | 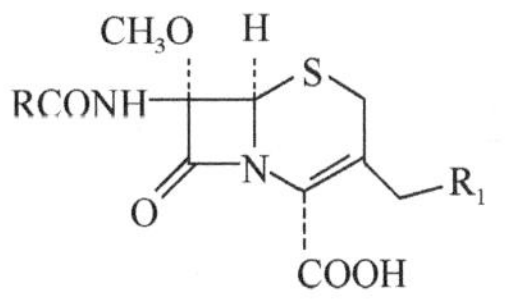 | 头孢拉宗 |

## 一、青 霉 素 类

青霉素类包括天然青霉素和半合成青霉素。

**（一）天然青霉素**

从青霉菌培养液和头孢菌素发酵液中得到的天然青霉素有 7 种，即青霉素 G、K、X、V、N、F 及双氢青霉素。在这些天然青霉素中，以青霉素 G 和青霉素 V 的疗效较好。

本类药物均具有如下基本结构：

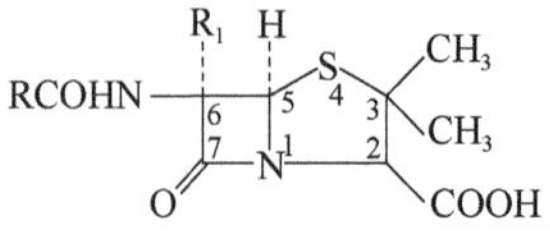

6-APA(6-氨基青霉烷酸)

其中 R 被不同基团取代可得到不同类型的青霉素。

**青霉素钠　Benzylpenicillin Sodium**

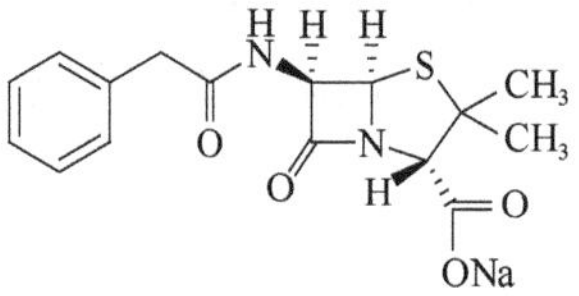

$C_{16}H_{17}N_2NaO_4S$　356.37

**案例 9-1**

某患者肺部感染，发热数日，出现了代谢性酸中毒症状。医生拟用青霉素 G 钠粉针剂与 5%碳酸氢钠注射液混合静脉滴注。

**问题：** 1. 青霉素 G 不溶于水，如何将其制成注射剂？

2. 青霉素 G 钠能与碱性药物或酸性药物混合静脉滴注吗？

3. 该用药是否合理？为什么？

本品又名青霉素 G 钠，苄青霉素钠。

本品是青霉素 G 的钠盐，呈白色结晶性粉末。无臭或微有特异性臭味。有吸湿性。极易溶于水，溶于乙醇，不溶于脂肪油或液体石蜡。

本品结构上有 β-内酰胺环，干燥时较稳定，可在室温保存，但遇酸、碱、醇、酶、金属离子及氧化剂等易水解或分子重排，迅速失效，水溶液在室温下放置也易失效，故常制成粉针剂，临用前用灭菌注射用水溶解后供药用。同时，忌与碱性药物如氨茶碱、碳酸氢钠等注射液合用，也不能与盐酸氯丙嗪、硫酸阿托品等酸性注射液合用。

本品在不同 pH 环境下的反应如下：

**1. 在碱性条件下青霉素发生水解反应**

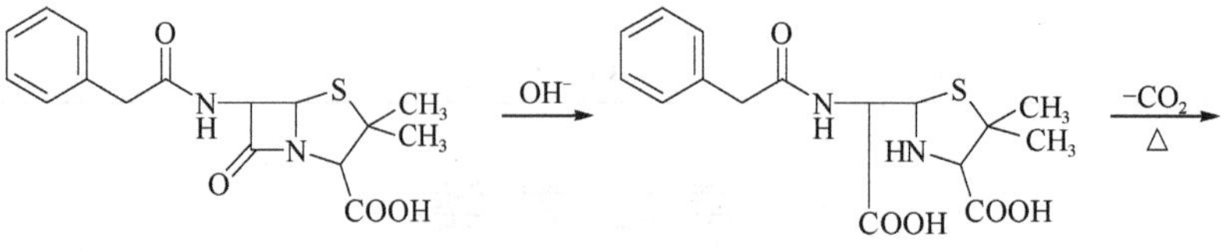

青霉酸

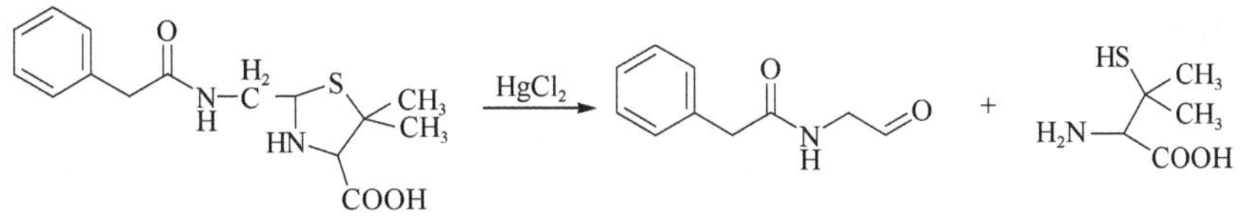
HgCl₂
青霉噻唑酸
青霉醛
青霉胺

2. 在酸性（pH=4）条件下青霉素发生分子重排反应

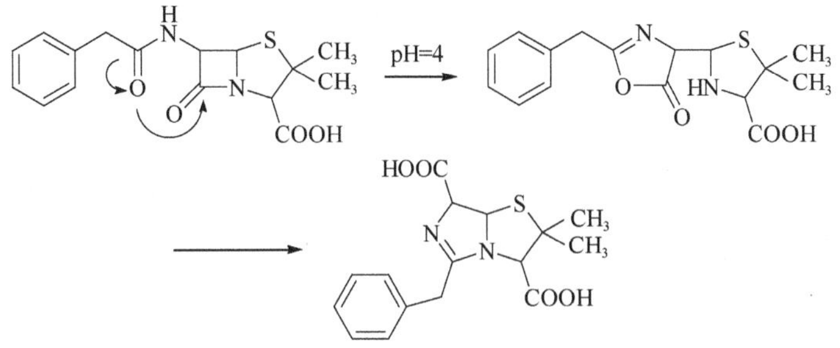
pH=4
青霉二酸

3. 在酸性（pH=2）条件下青霉素发生裂解反应

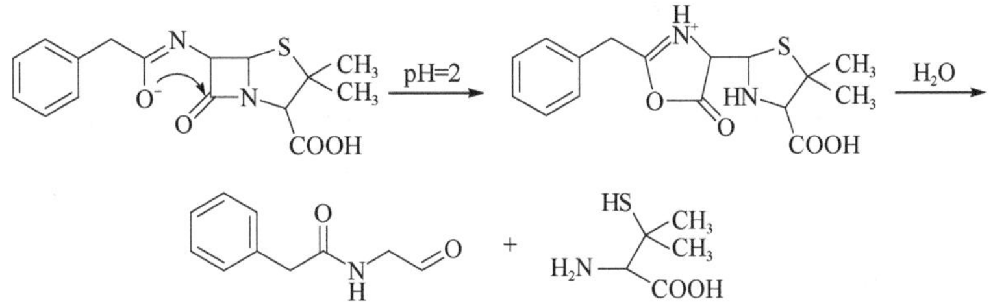
pH=2
H₂O
青霉醛
青霉胺

使用青霉素钠后，细菌可产生 $\beta$-内酰胺酶，使药物失去活性而产生耐药性。酶分解药物的过程与碱性条件下的分解反应相似。

**课堂互动**

青霉素能口服吗？能与酸性或碱性药物配伍使用吗？为什么？

青霉素在碱性条件下与羟胺反应，$\beta$-内酰胺环破裂生成羟肟酸，后者在酸性溶液中与三价铁离子生成酒红色配合物。

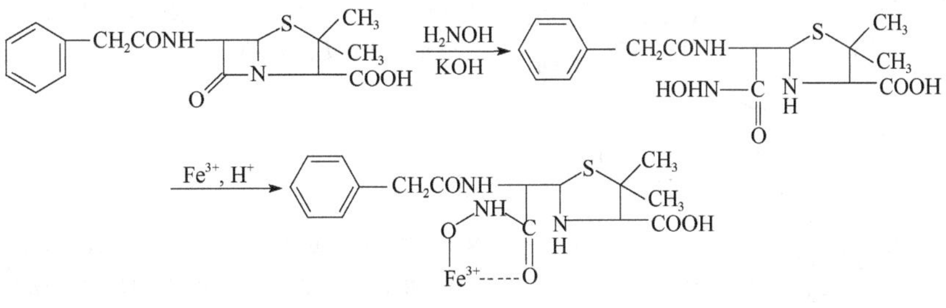
H₂NOH
KOH
Fe³⁺, H⁺

本品水溶液遇稀盐酸，即生成白色沉淀。此沉淀能在乙醇、醋酸戊酯、氯仿、乙醚或过量的盐酸中溶解。

本品主要用于革兰氏阳性菌如链球菌、淋球菌、肺炎球菌和革兰氏阴性球菌所引起的全身或严重的局部感染。本品用药前要做皮肤过敏试验。

### （二）半合成青霉素

苄青霉素的优点是毒性低，但也暴露出许多缺点，如不耐酸，只能注射给药；易产生耐药性，抗菌谱窄仅对革兰氏阳性菌有效；有严重的过敏反应。针对苄青霉素的上述问题，以 6-氨基青霉烷酸母核为靶目标，进行化学结构改造，通过 6 位上不同的酰基取代得到了一系列耐酸、耐酶、广谱的青霉素（表9-2）。

表 9-2　半合成青霉素

| 药物名称 | 药物结构 | 作用特点 |
|---|---|---|
| 非奈西林 | 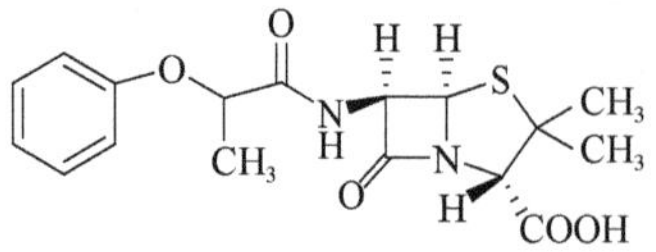 | 耐酸性强于青霉素 V，可口服，主要用于治疗肺炎、咽炎、扁桃体炎、中耳炎等感染 |
| 奈夫西林 | 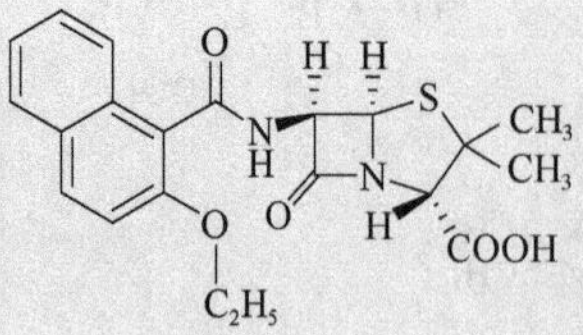 | 对酸稳定，用于治疗耐药性金黄色葡萄球菌感染 |
| 氯唑西林 | 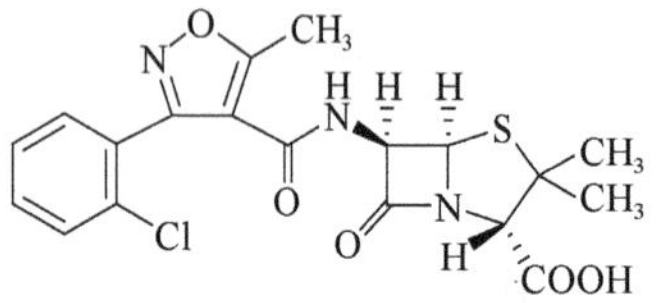 | 耐酶耐酸的性能及血药浓度均高于苯唑西林 |
| 替莫西林 | 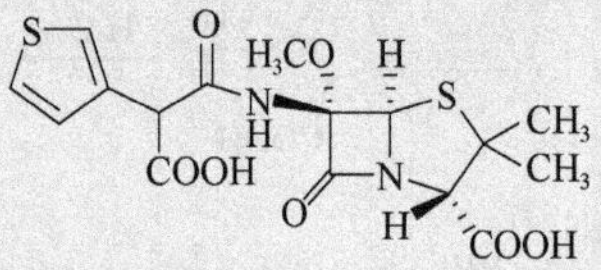 | $C_6-\alpha$ 位引入甲氧基，侧链上引入杂环使药物半衰期延长，并具有广谱耐霉双重作用 |
| 氨苄西林 | 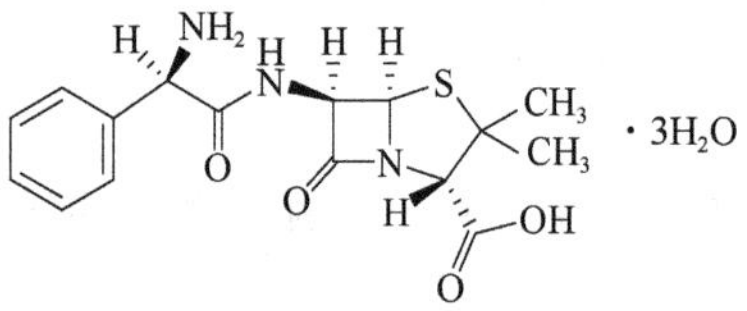 | 为广谱青霉素。对流感杆菌、痢疾杆菌、大肠埃希菌、伤寒杆菌，变形杆菌均有效，用于心内膜炎、脑膜炎、败血症等治疗 |
| 羧苄西林 | 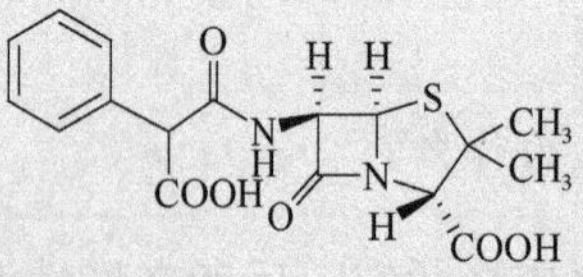 | 主要用于铜绿假单胞菌、大肠埃希菌等引起的感染，对革兰氏阴性菌的抗菌谱比氨苄西林广，需注射给药 |
| 阿帕西林 | 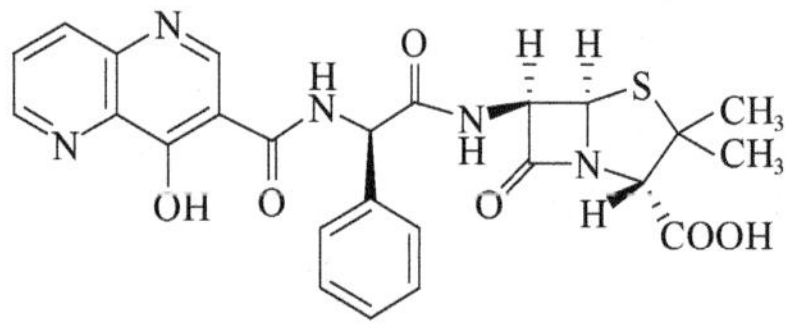 | 为抗假单胞菌抗生素，具有广谱抗菌作用。抗菌力比羧苄西林强 7～10 倍，过敏反应较多见 |
| 阿洛西林 | 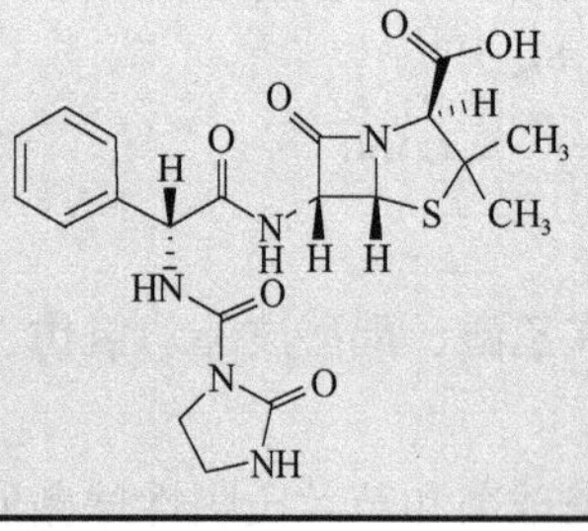 | 为氨脲苄类抗假单胞菌青霉素。在支气管分泌物、组织间液和创口渗出物中有较高浓度，主要用于败血症、肺炎及尿路和软组织感染的治疗 |

1. **耐酸青霉素**　在青霉素 6 位侧链酰氨基 $\alpha$ 位引入吸电子基团，阻碍了青霉素在酸性条件下的电子转移重排，增加了对酸的稳定性，如非奈西林、奈夫西林等。

2. **耐酶青霉素**　在青霉素酰胺侧链上引入空间位阻较大的基团，如三苯甲基具有较大的空间位阻，能有效阻碍与青霉素酶或内酰胺酶活性中心的结合，从而增加了 $\beta$-内酰胺环的稳定性。尽管三苯甲基青霉素的抗菌活性较低，但根据酰胺侧链空间位阻的启发，合成了许多类似物应用于临床，如：苯唑西林、氯唑西林、替莫西林等。

**3. 广谱青霉素**　在青霉素酰胺侧链的 $\alpha$-碳原子上引入亲水性基团,扩大了抗菌谱,如氨苄西林、羧苄西林等,在氨苄西林苯环对位上引入羟基,得到口服吸收较好的阿莫西林。

### 氨苄西林　Ampicillin

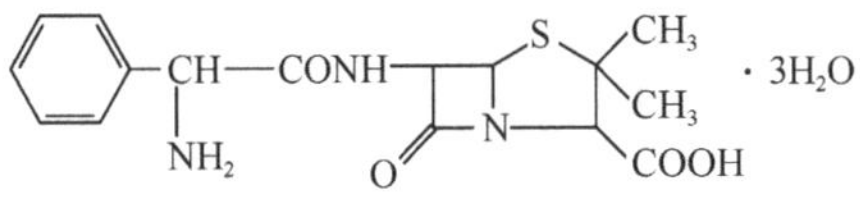

$C_{16}H_{19}N_3O_4S \cdot 3H_2O$　403.45

本品又名氨苄青霉素。

本品为白色结晶性粉末,味微苦。微溶于水,不溶于氯仿、乙醚,在稀酸或稀碱液中溶解。

本品具有 $\alpha$-氨基酸的性质,遇茚三酮即显蓝色,加热后显红色;遇碱性酒石酸铜试液显紫色。

本品分子中有类似肽键（—CONH—）结构,可发生双缩脲反应。

本品口服、注射均可,但口服吸收不完全,注射一般制成粉针剂。主要用于治疗对青霉素敏感的革兰氏阳性球菌、痢疾杆菌、伤寒杆菌、大肠埃希菌、变形杆菌和流感嗜血杆菌等引起的感染。

### 阿莫西林　Amoxicillin

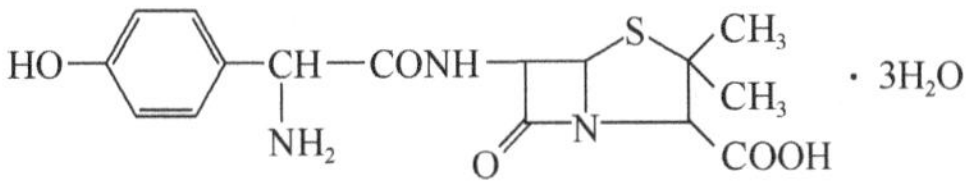

$C_{16}H_{19}N_3O_5S \cdot 3H_2O$　419.16

本品又名羟氨苄青霉素。

本品为白色或类白色结晶性粉末,味微苦。微溶于水,几乎不溶于乙醇。

本品分子中含有羧基、酚羟基和伯氨基,呈酸碱两性。

本品的水溶液在 pH=6 时比较稳定,但在一定条件下,也会发生降解反应和聚合反应。若有磷酸盐、二乙醇胺及糖类等存在时,也能发生分子内成环反应,生成 2,5-吡嗪二酮衍生物。

本品口服吸收较好,对革兰氏阴性菌作用强,主要用于治疗泌尿系统、呼吸系统、胆道等感染性疾病。

## 二、头孢菌素类

头孢菌素又称先锋霉素,包括天然头孢菌素和半合成头孢菌素。

天然头孢菌素 C 是由头孢菌属的真菌产生的抗生素,头孢菌素 C 对酸比较稳定,能够抑制产青霉素酶的金黄色葡萄球菌,同时对革兰氏阴性菌也有一定的活性。

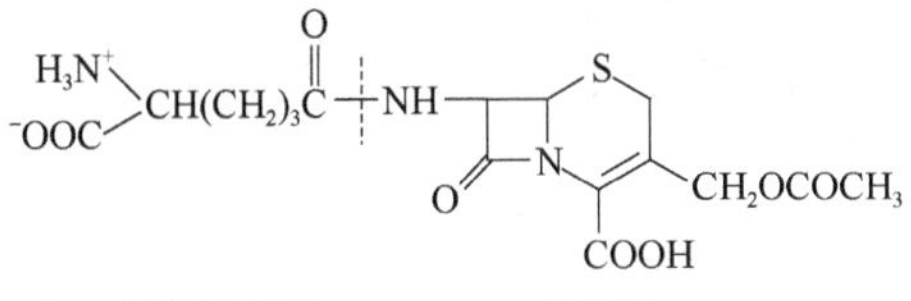

头孢菌素 C

从结构上看,头孢菌素 C 是由 $D$-$\alpha$-氨基己二酸与 7-氨基头孢烷酸（7-ACA）缩合而成。7-氨基头孢烷酸（7-ACA）是头孢菌素类抗菌活性的基本母核,由四元 $\beta$-内酰胺环与六元氢化噻嗪环骈合而成。

与青霉素相比,头孢菌素类"四元环骈合六元环"的结构分子张力小,并且头孢菌素类 $C_2$~$C_3$ 的双键与 N-1 孤对电子能形成共轭,因此头孢菌素类更稳定。

以 7-ACA 为中间体,结合青霉素改造中得到的许多经验,在 7 位或 3 位用不同基团取代得到一系列半合成的头孢菌素类抗生素（表 9-3）。

### 表 9-3 半合成头孢菌素类抗生素

| 分类 | 药物名称 | 药物结构 | 作用特点 |
|------|----------|----------|----------|
| 第一代头孢菌素类抗生素 | 头孢氨苄 | 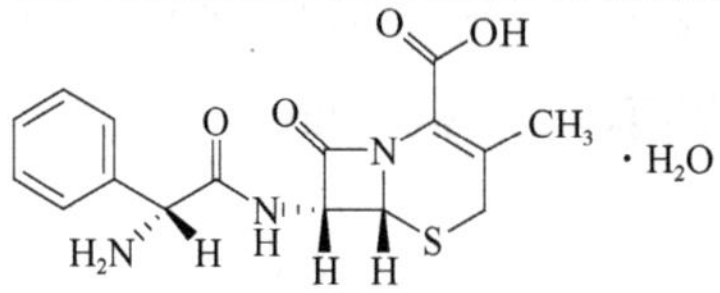 | 革兰氏阴性菌的 $\beta$-内酰胺酶的抵抗力较弱，因此革兰氏阴性菌对第一代头孢菌素类较易产生耐药性 |
| | 头孢唑林 | 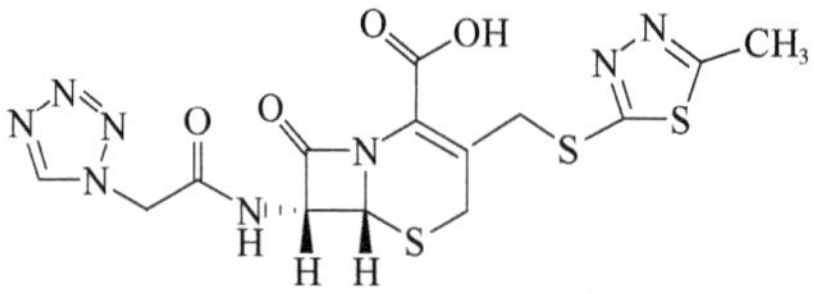 | |
| | 头孢拉定 | 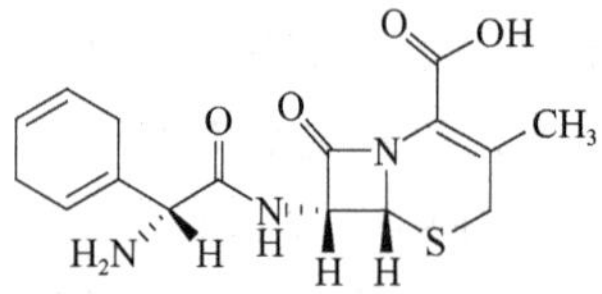 | |
| | 头孢羟氨苄 | 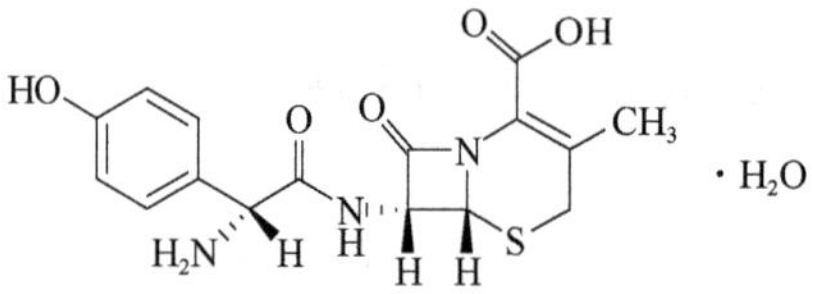 | |
| 第二代头孢菌素类抗生素 | 头孢孟多 | 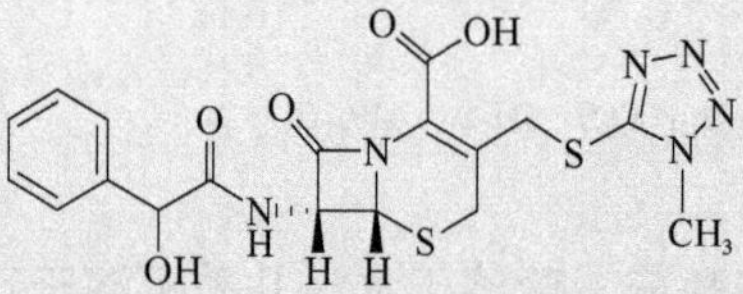 | 革兰氏阳性菌的抗菌效能与第一代相近或较低，而对革兰阴性菌的作用较强。主要表现为抗酶性能强，抗菌谱广 |
| | 头孢呋辛 | 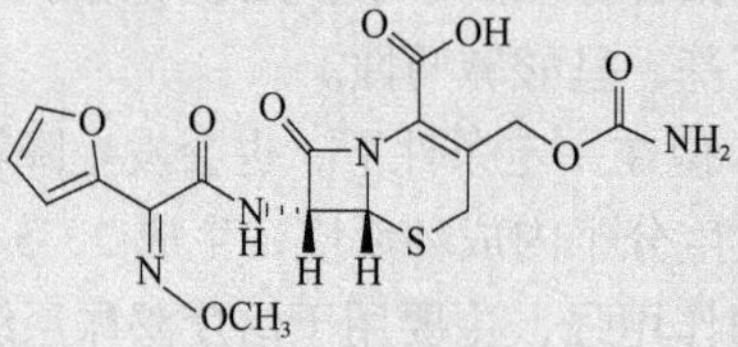 | |
| | 头孢西丁 | 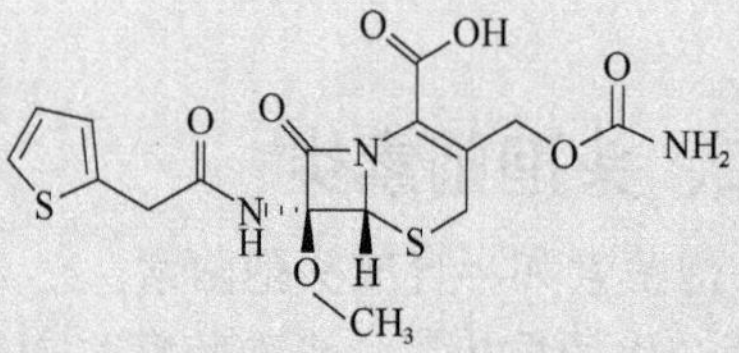 | |
| | 头孢克洛 | 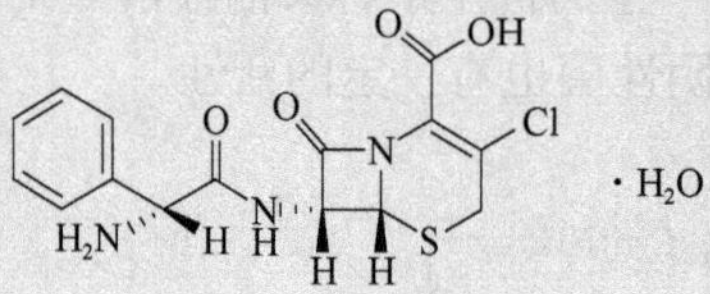 | |
| 第三代头孢菌素类抗生素 | 头孢噻肟 | 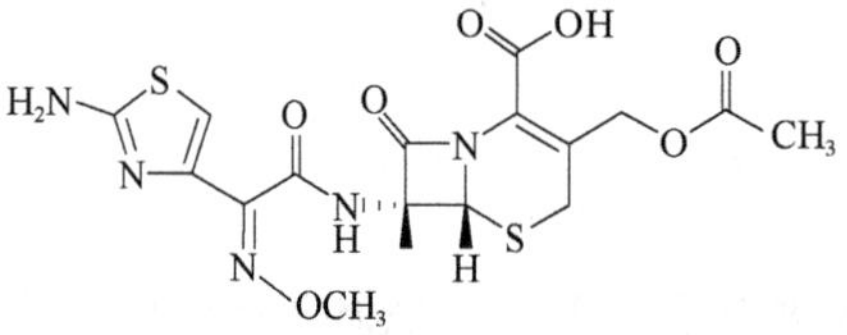 | 革兰氏阳性菌的抗菌效能普遍低于第一代，对革兰氏阴性菌的作用较第二代头孢菌素类更为优越。抗菌谱扩大，对铜绿假单胞菌、沙雷杆菌、不动杆菌等有效，耐酶性能强。可用于对第一代或第二代头孢菌素类抗生素耐药的一些革兰氏阴性菌株 |
| | 头孢曲松 | 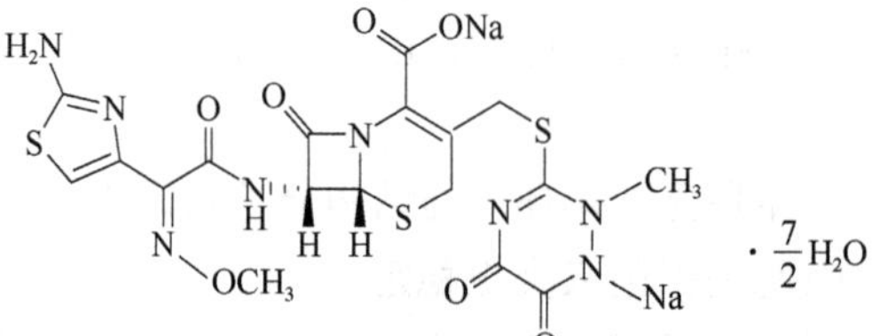 | |

| 分类 | 药物名称 | 药物结构 | 作用特点 |
|---|---|---|---|
| 第三代头孢菌素类抗生素 | 头孢他啶 | 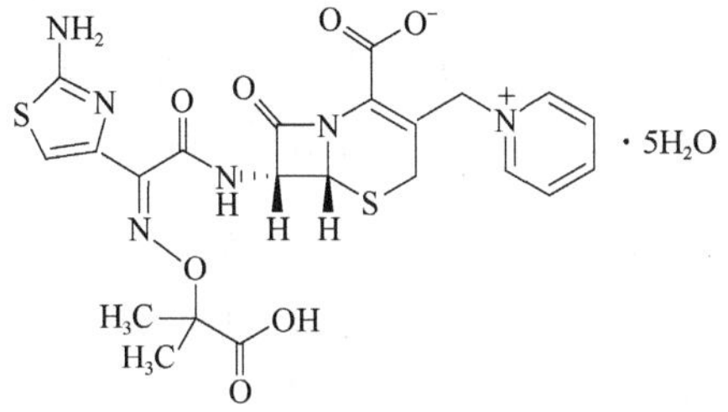 | |
| | 头孢克肟 | 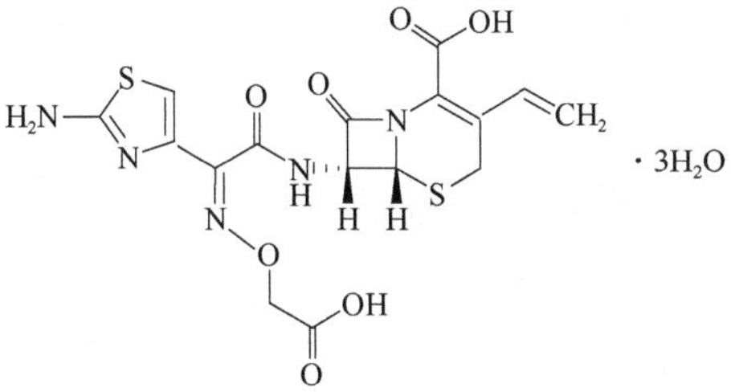 | |
| 第四代头孢菌素类抗生素 | 头孢吡肟 | 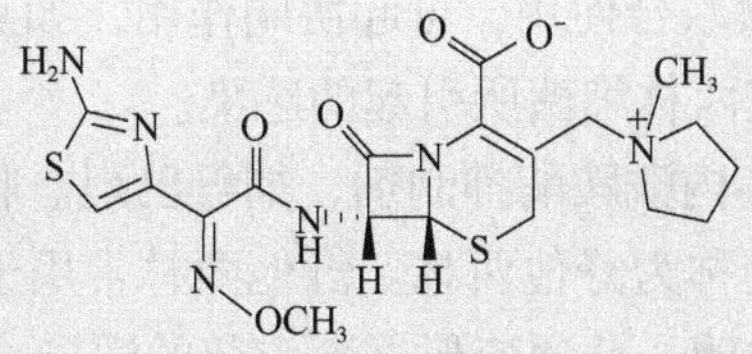 | 其3位含有带正电荷的季铵基团,正电荷使药物能更快地透过革兰氏阴性杆菌的外膜,而且对青霉素结合蛋白有更高的亲和力,对细菌的 β-内酰胺酶更稳定,具有较强的抗菌活性。从抗菌谱来说,对革兰氏阳性菌有更强的抗菌活性 |
| | 头孢匹罗 | 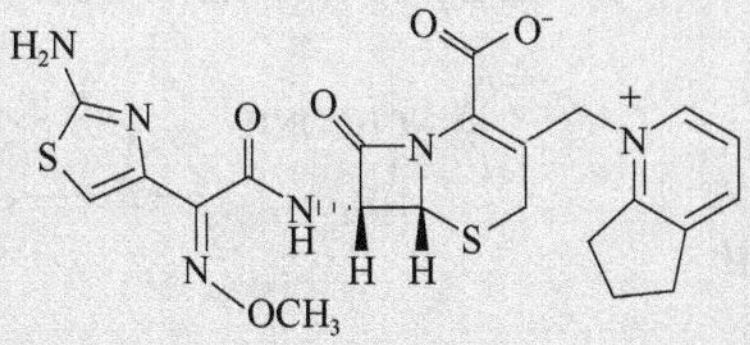 | |

## 头孢氨苄 Cefalexin

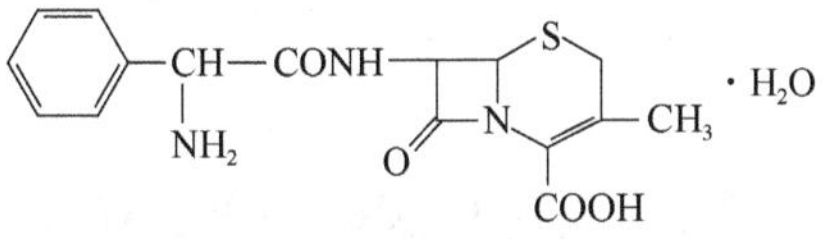

$C_{16}H_{17}N_3O_4S \cdot H_2O$  365.41

本品又称先锋霉素Ⅳ、头孢力新。

本品为白色或微黄色结晶性粉末,微臭。微溶于水,不溶于乙醇、氯仿或乙醚。

本品与含硝酸的硫酸溶液混合,可被氧化而显黄色。

本品口服吸收好,主要用于大肠埃希菌、链球菌等敏感菌所致的呼吸系统、泌尿系统、皮肤和软组织等部位的感染治疗。

## 头孢噻肟钠 Cefotaxime Sodium

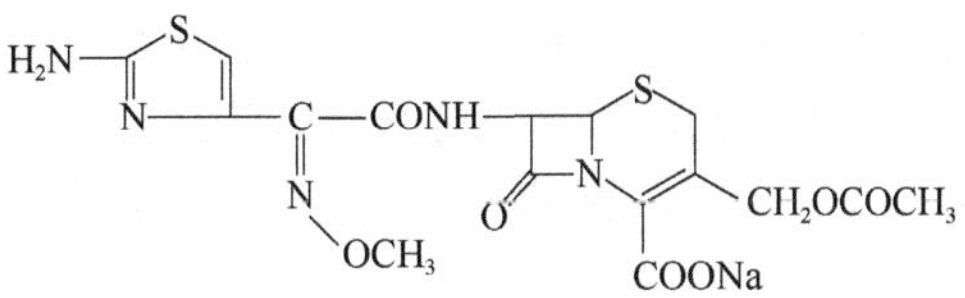

$C_{16}H_{16}N_5NaO_7S_2$  477.45

本品为白色、类白色或微黄白色结晶。无臭或微有特殊臭。易溶于水,微溶于乙醇,不溶于氯仿。

头孢噻肟结构中的甲氧肟基为顺式结构,抗菌活性较反式结构强40～100倍。在光照下,会向反式异构体转化。因此,本品通常在临用前用灭菌注射用水溶解后立即使用,且需避光保存。

**课堂互动**

头孢噻肟钠见光稳定吗？为什么？

本品对革兰氏阴性菌的抗菌活性比较高，尤其对肠杆菌及大多数厌氧菌有强的抑制作用，主要用于治疗敏感菌引起的败血症、脑膜炎以及呼吸道、胆道、消化道、皮肤和软组织等部位的感染性疾病。

**链 接**　　　　　　　　头孢菌素类药物的双硫仑反应

结构上含有"甲硫四氮唑侧链"的头孢菌素类药物如头孢哌酮、头孢孟多、头孢匹胺等，抑制了肝细胞线粒体内乙醛脱氢酶的活性，使乙醛产生后不能进一步氧化代谢，从而导致体内乙醛聚集，出现面部潮红、头痛、腹痛、出汗、心悸、呼吸困难等双硫仑样反应。所以，这些药物在使用期间应禁止饮酒或含酒精的饮料。

## 三、$\beta$-内酰胺酶抑制剂

$\beta$-内酰胺酶是细菌产生的自身保护性酶，能使某些 $\beta$-内酰类抗生素在达到菌体作用部位前被水解失活，这是细菌产生耐药性的主要原因。在研究 $\beta$-内酰胺酶抑制剂时首先发现的是氧青霉烷类克拉维酸，又称棒酸，与 $\beta$-内酰胺类抗生素联合使用，可起协同作用，如克拉维酸与阿莫西林组成复方制剂，称为奥格门汀，用于治疗耐阿莫西林细菌所引起的感染。

另一类是具有青霉烷砜基本结构的 $\beta$-内酰胺酶抑制剂，如舒巴坦。临床上常将氨苄西林与舒巴坦以次甲基相连形成双酯结构的前体药物称为舒他西林。舒他西林常用于治疗对氨苄西林耐药的金黄色葡萄球菌、脆弱拟杆菌、肺炎克雷伯菌、普通变形杆菌引起的感染。

克拉维酸　　　　　　　　舒巴坦　　　　　　　　　　　　　　　舒他西林

**考点**：抗生素的分类及代表药；青霉素类、头孢菌素类药物的基本结构；半合成青霉素类型及其结构特点；青霉素钠的结构、稳定性、鉴别和用途；氨苄西林、阿莫西林、头孢噻肟钠的结构特点、主要性质和用途；常见的 $\beta$-内酰胺酶抑制剂

# 第2节　氨基糖苷类抗生素

氨基糖苷类抗生素由链霉菌、小单胞菌产生，其结构通常以氨基环醇为苷元，与某些氨基糖（单糖或双糖）形成碱性苷。大多是极性化合物，水溶性较高，因此口服给药很难吸收，需注射给药。此类药物绝大多数在体内不经代谢以原药形式经肾排出，产生肾毒性。同时，此类药物对第Ⅷ对脑神经有损害作用，可引起眩晕、不可逆耳聋等，尤其对儿童毒性更大。

临床应用的有链霉素、庆大霉素、卡那霉素、阿米卡星等。链霉素已在第8章第4节介绍。

**链 接**　　　　　　　　氨基糖苷类抗生素的发展

目前，氨基糖苷类抗生素已经发展到第三代。第一代药物为链霉素、新霉素、卡那霉素。第二代主要为庆大霉素、妥布霉素，抗菌谱广且对假单胞菌和耐药菌抗菌作用强。第三代以半合成的阿米卡星、奈替米星为代表，对庆大霉素、卡那霉素耐药菌以及 $\beta$-内酰胺类耐药菌都有效，并且耳毒性低。

## 庆大霉素　Gentamycin

| R | |
|---|---|
| $C_1$ | $-CH(CH_3)NHCH_3$ |
| $C_{1a}$ | $-CH_2NH_2$ |
| $C_2$ | $-CH(CH_3)NH_2$ |

庆大霉素是小单胞菌产生的抗生素，包括庆大霉素 $C_1$、$C_{1a}$、$C_2$。三者均由脱氧链霉胺、紫素胺和 N-甲基-3-去氧-4-甲基戊糖胺综合而成的苷。

本品因含多个氨基，显碱性，所以临床上用其硫酸盐。硫酸庆大霉素为白色或类白色结晶性粉末，无臭，有引湿性，易溶于水，不溶于乙醇、丙酮、氯仿或乙醚。

本品水解后生成 N-甲基戊糖胺，在碱性溶液中与乙酰丙酮作用生成吡咯衍生物，再加入对二甲氨基苯甲醛试液，即显粉红色。

本品水解后可与茚三酮反应，生成紫蓝色的络合物。

本品对革兰氏阴性菌、铜绿假单胞菌、大肠埃希菌、痢疾杆菌、肺炎克雷伯菌等引起的尿路感染以及脑膜炎、烧伤感染等均有较好的疗效。与磺胺增效剂合用，能增强疗效。

**考点：**氨基糖苷类抗生素的结构特点及常见药物；庆大霉素的结构特点、理化性质和作用

# 第 3 节　大环内酯类抗生素

大环内酯类抗生素是由链丝菌产生的一类具有弱碱性的苷类化合物，其结构通常为十四元或十六元的大环内酯环与去氧氨基糖或 6-去氧糖缩合而成。该类抗生素主要有十四元环的红霉素及其衍生物，十五元环的阿奇霉素及十六元环的麦迪霉素、乙酰螺旋霉素。

## 红霉素　Erythromycin

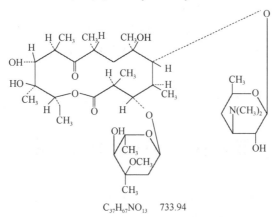

$C_{37}H_{67}NO_{13}$　　733.94

红霉素是 1952 年临床上使用的第一个大环内酯类抗生素，由红色链丝菌产生，包括红霉素 A、B、C。红霉素 A 抗菌活性高，因此通常说的红霉素即指红霉素 A。

本品为白色或类白色结晶或粉末。无臭，味苦。微有引湿性。易溶于甲醇、乙醇或丙酮，微溶于水。

本品饱和水溶液对石蕊试纸呈中性或弱碱性反应，能与酸成盐。

本品在干燥状态时稳定，水溶液则在中性（pH=7.0 左右）时稳定，过酸、过碱或遇热，分子中内酯环、苷键均可水解。

本品丙酮溶液加入盐酸，即显橙黄色，渐渐变为紫红色，再加氯仿振摇，氯仿层显蓝色。本品加硫酸呈红棕色。

本品对革兰氏阳性菌有很强的抗菌活性，对流感杆菌、百日咳杆菌、脑膜炎奈瑟菌等革兰氏阴性菌也有效，是青霉素耐药的葡萄球菌感染以及溶血性链球菌感染的首选药。

> **链接**　　　　　　　　　　　　　　红霉素的改良
>
> 　　由于红霉素存在抗菌谱窄、口服吸收差、胃肠道反应大、对酸极不稳定等缺点，因此将其结构进行了修饰。将红霉素的 6 位羟基甲基化得到克拉霉素，抗菌活性比红霉素强，耐酸，血药浓

度高，对需氧菌、厌氧菌、支原体、衣原体均有效。将红霉素的9位上羰基转化成肟，再对其进行醚化，引入氮、氧的基团可得到罗红霉素，具有对酸稳定，口服吸收快，毒副作用小等优点。利用电子等排原理，在红霉素的8位上以氟原子代替氢，可得氟红霉素，对酸稳定，半衰期长，对肝无损害。

### 阿奇霉素　Azithromycin

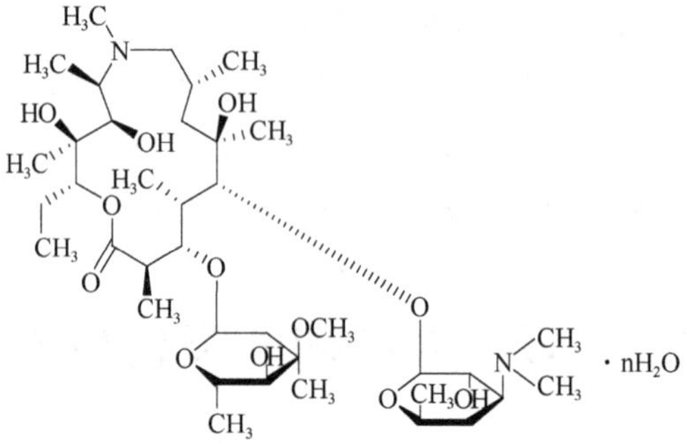

$C_{38}H_{72}N_2O_{12}$　748.99

本品为白色或类白色结晶性粉末，无臭，味苦。微有引湿性。易溶于甲醇、丙酮、氯仿、无水乙醇或稀盐酸，几乎不溶于水。

本品为第一个含氮的十五元杂内酯环的红霉素衍生物，具有较强的碱性。

本品在组织中具有较高的浓度，体内半衰期较长。

本品抗革兰氏阳性菌的活性略低于红霉素，对革兰氏阴性菌的活性是红霉素的2～8倍，尤其对肺炎支原体的抑制作用是大环内酯类抗生素中活性最高的。临床应用于敏感菌所致的呼吸道、皮肤和软组织感染，是社区获得性肺炎的首选药之一。

**考点：** 大环内酯类抗生素的结构特点、代表药物；红霉素、阿奇霉素的结构特点、理化性质与临床应用

# 第4节　四环素类抗生素

四环素类抗生素是由放线菌产生，以氢化并四苯为基本结构的一类可以口服的广谱抗生素，包括金霉素、土霉素、四环素及其半合成衍生物。

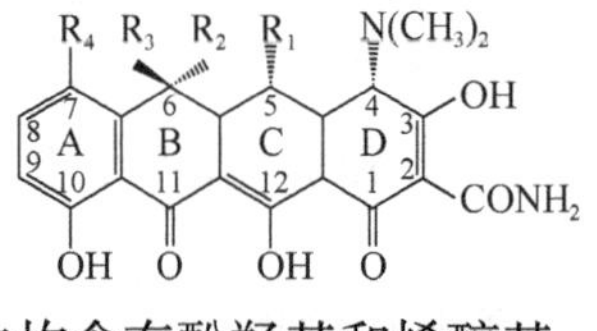

| | $R_1$ | $R_2$ | $R_3$ | $R_4$ |
|---|---|---|---|---|
| 金霉素 | H | OH | $CH_3$ | Cl |
| 土霉素 | OH | OH | $CH_3$ | H |
| 四环素 | H | OH | $CH_3$ | H |

本类抗生素分子中均含有酚羟基和烯醇基，显弱酸性，含有二甲氨基，显弱碱性，故为两性化合物，能溶于碱性或酸性溶液中。

本类抗生素因有酚羟基和烯醇基，具有较强的还原性，虽在干燥状态下较稳定，但遇光易变色，因此需避光保存。

本类抗生素在酸性或碱性条件下都不稳定，其中：

（1）在酸性条件下天然四环素类抗生素结构中的 $C_6$ 位上的羟基与 $C_{5\alpha}$ 上氢发生消除反应生成橙黄色无活性的脱水物。

（2）在pH为2～6条件下，$C_4$ 二甲氨基可发生差向异构化反应，生成肾毒性较大的差向异构体。

（3）在碱性条件下，$C_6$ 上的羟基以氧负离子的形式，与 $C_{11}$ 上的羰基发生分子内亲核反应，经电子转移，C环破裂，生成内酯结构的异构体。

四环素类抗生素分子中含有多羟基、烯醇基及羰基，能与多种金属离子形成不溶性的盐或络合物。如在体内与钙离子螯合成黄色沉淀沉积在骨骼及牙齿上，导致小儿"四环素牙"等。

**课堂互动**

如何解释孕妇妊娠末期或 5 岁以下小儿服用较多四环素、土霉素类抗生素后，会使萌出的牙变黄、暗灰或黑褐色？

金霉素、土霉素以及四环素属于天然四环素类抗生素，抗菌谱基本相似，用于各种革兰氏阳性菌及阴性菌的感染，并且对某些立克次体、滤过性病毒以及原虫也有一定的作用。但天然四环素类存在严重的耐药性的问题，并且不良反应也较多，因此临床使用受到了限制。

针对上述问题，在天然四环素类的基础上进行结构改造，得到半合成衍生物。如将土霉素分子中 6-OH 去掉，得到多西环素；将四环素分子中的 6-CH₃ 和 6-OH 去掉，同时 7 位引入二甲氨基，得到米诺环素。

**盐酸多西环素  Doxycycline Hydrochloride**

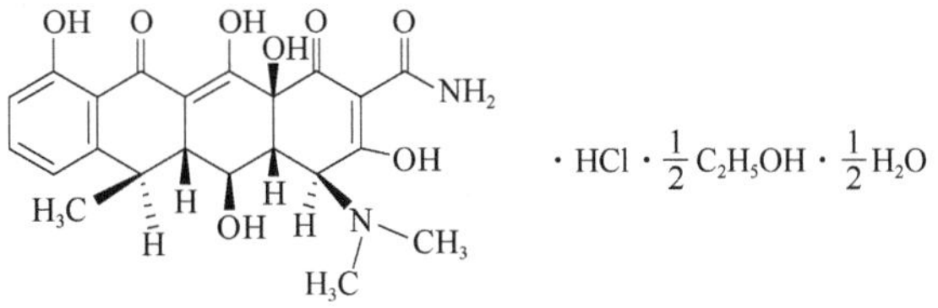

$\cdot HCl \cdot \frac{1}{2} C_2H_5OH \cdot \frac{1}{2} H_2O$

$C_{22}H_{24}N_2O_8 \cdot HCl \cdot \frac{1}{2}C_2H_5OH \cdot \frac{1}{2}H_2O$  512.93

本品又名强力霉素。

本品为淡黄色或黄色结晶性粉末，味苦，无臭。易溶于水、甲醇，微溶于乙醇、丙酮，几乎不溶于氯仿。

本品具有四环素类药物的理化通性。

取本品少许，加入适量硫酸即显黄色。

本品含有结晶乙醇，水溶液与重铬酸钾硫酸溶液共热，产生乙醛气味。

本品主要用于呼吸道感染、慢性支气管炎、肺炎和泌尿系统感染等，抗菌作用比四环素强，对四环素耐药菌仍有效。对支原体肺炎、霍乱及出血热等也有良好的疗效。

**考点：**四环素类抗生素的结构与理化通性；多西环素的结构特点、理化性质及用途

# 第5节  氯霉素类抗生素

氯霉素是从委内瑞拉链霉菌的培养液中提取到的第一个广谱抗生素，现已实现化学方法全合成。

**氯霉素  Chloramphenicol**

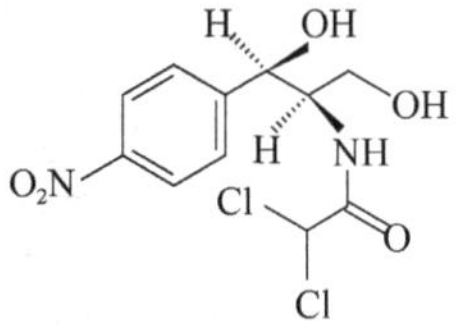

$C_{11}H_{12}Cl_2N_2O_5$  323.13

本品为白色或微带黄色的针状、长片状结晶性粉末，味苦。易溶于甲醇、乙醇、丙酮或丙二醇，微溶于水。熔点为 149～153℃。

本品结构中含有两个手性碳原子，有四个旋光异构体，其中仅 D-（－）-苏阿糖型有抗菌活性，为临床上使用的氯霉素。

本品性质稳定，能耐热，水溶液煮沸 5 小时不失效。在中性或弱酸性（pH4.5～7.5）的水溶液中较稳定，但在强酸（pH 2.0 以下）、强碱（pH 9.0 以上）溶液中均可水解失效。

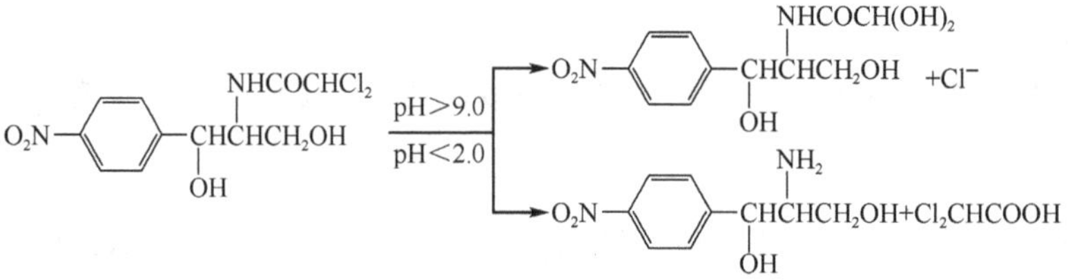

鉴别本品在醇制氢氧化钾试液中加热，使氯霉素中含有的有机氯转变为氯离子，呈氯离子的反应。

本品结构中的硝基经锌粉和氯化钙还原为羟胺化合物，在醋酸钠存在下与苯甲酰氯反应，生成的酰化物在弱酸性溶液中与三价铁离子作用，生成紫红色的配合物。

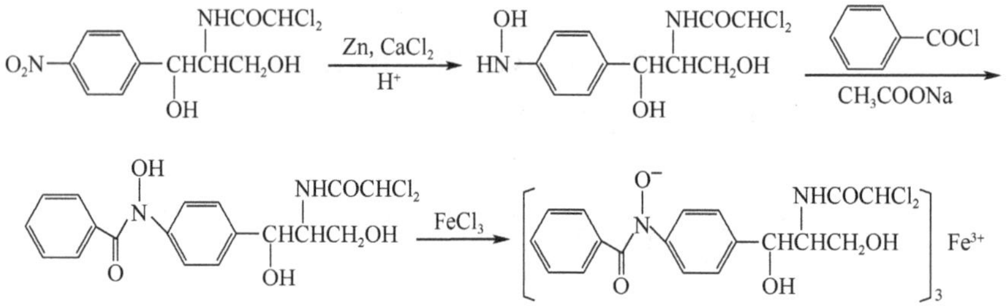

本品主要用于伤寒、副伤寒、斑疹伤寒治疗，对百日咳、沙眼、细菌性痢疾及尿道感染等也有疗效。其主要缺点是抑制骨髓造血功能，引起再生障碍性贫血，故临床使用受到限制。

为避免氯霉素的苦味，增强抗菌活性，延长作用时间，减少毒性，合成了它的衍生物如棕榈氯霉素（无味氯霉素）、琥珀氯霉素等。这两个药为前药，在体内经酶水解，产生有抗菌活性的氯霉素。

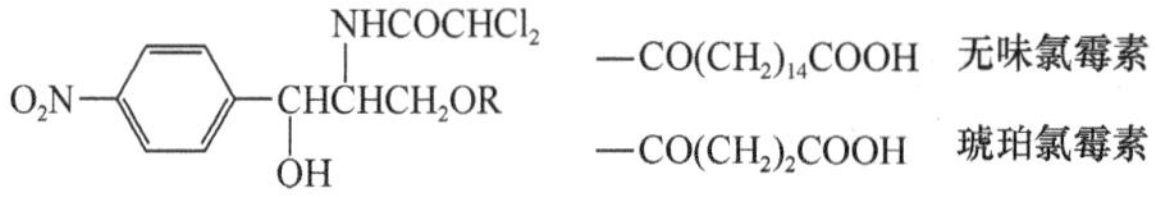

**考点：氯霉素的结构特点、理化性质及其临床用途**

# 第 6 节 其他抗生素

其他抗生素包括环孢素、林可霉素及其衍生物克林霉素、万古霉素和磷霉素等。本节重点介绍克林霉素和磷霉素。

## 克林霉素 Clindamycin

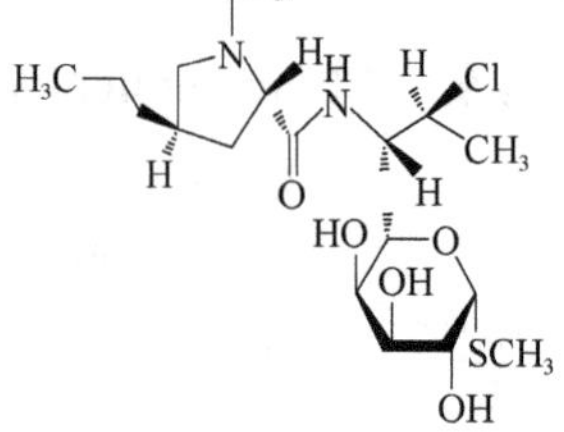

$C_{18}H_{33}ClN_2O_5S$ 424.98

本品又名氯洁霉素。

本品盐酸盐为白色结晶性粉末，无臭，味苦。极易溶于水，易溶于甲醇，微溶于乙醇，几乎不溶于氯仿和丙酮。

本品口服吸收迅速，达峰时间为 0.75～2 小时。空腹口服的生物利用度为 90%，进食不影响其吸收。

本品适用于治疗链球菌属、葡萄球菌属及厌氧菌（包括脆弱拟杆菌、产气荚膜杆菌、放线菌等）所致的中、重度感染，如吸入性肺炎、脓胸、肺脓肿、骨髓炎、腹腔感染、盆腔感染及败血症等。

## 磷霉素 Fosfomycin

C₃H₇O₄P 138.06

本品是从西班牙土壤中放线菌的培养液中分离得到的抗生素，现已用合成方法制得。

本品为白色结晶性粉末，无臭，味咸。易溶于水。有引湿性，在空气中易潮解。

本品有两个手性碳原子，临床应用其（－）-1R，2S 型异构体。其对映体虽然没有抗菌活性，但具有降低氨基糖苷类抗生素毒性和免疫相关细胞功能的修饰作用。

本品抗菌谱广，对葡萄球菌属、大肠埃希菌、沙雷菌属和志贺菌属等均有较高抗菌活性，对铜绿假单胞菌、变形杆菌属、产气杆菌、肺炎埃希菌、链球菌和部分厌氧菌也有一定抗菌作用。

考点：克林霉素、磷霉素的结构特点及用途

# 自测题

## 一、名词解释

β-内酰胺酶抑制剂

## 二、选择题

### （一）A 型题（单项选择题）

1. 半合成青霉素在化学结构上的主要区别在于（ ）
   A. 不同的酰基侧链
   B. 形成不同的盐
   C. 分子的光学活性不一样
   D. 分子内环的大小不同
   E. 羧基的数目不同

2. 半合成青霉素的原料是（ ）
   A. 7-ACA　　　B. 6-APA　　　C. 6-ASA
   D. 氯化亚砜　　E. TMP

3. 青霉素结构中易被破坏的部位是（ ）
   A. 侧链酰氨基　B. 噻唑环　　C. 羧基
   D. β-内酰胺环　E. 噻嗪环

4. 对第八对颅脑神经有损害作用，可引起不可逆耳聋的抗生素是（ ）
   A. 大环内酯类抗生素　　B. 四环素类抗生素
   C. 氯霉素类抗生素　　　D. 氨基糖苷类抗生素
   E. β-内酰胺类抗生素

5. 能引起骨髓造血系统的损伤，产生再生障碍性贫血的药物是（ ）
   A. 阿莫西林　B. 阿奇霉素　C. 庆大霉素
   D. 氯霉素　　E. 氨苄西林

6. 克拉霉素属于哪种结构类型的抗生素（ ）
   A. 大环内酯类抗生素　　B. 四环素类抗生素

C. 氯霉素类抗生素　　　D. 氨基糖苷类抗生素
E. β-内酰胺类抗生素

7. 化学结构如下的药物是（ ）

   A. 头孢克洛　　B. 头孢氨苄　　C. 头孢哌酮
   D. 头孢噻吩　　E. 头孢噻肟

8. 下列哪个药物属于单环 β-内酰胺类抗生素（ ）
   A. 舒巴坦　　　B. 氨曲南　　　C. 克拉维酸
   D. 甲砜霉素　　E. 亚胺培南

### （二）X 型题（多项选择题）

9. 下列哪些性质与青霉素钠有关（ ）
   A. 在碱性介质中，β-内酰胺环开环
   B. 有严重的过敏反应
   C. 在酸性介质中稳定
   D. 遇茚三酮即显蓝紫色
   E. 常制成粉针剂

10. 红霉素的衍生物有（ ）
    A. 琥乙红霉素　　　　　B. 罗红霉素
    C. 克拉霉素　　　　　　D. 阿奇霉素
    E. 氟红霉素

11. 含有氢化噻唑环的药物有（ ）
    A. 氨苄西林　B. 阿莫西林　C. 头孢哌酮
    D. 头孢克洛　E. 哌拉西林

12. 下列哪些属于氨基糖苷类抗生素（ ）
    A. 阿米卡星　B. 林可霉素　C. 庆大霉素

D. 链霉素　　　E. 氨苄西林

13.β-内酰胺酶抑制剂有（　　）

    A. 氨苄青霉素　B. 克拉维酸　C. 头孢氨苄

    D. 舒巴坦　　　E. 阿莫西林

14. 下列对阿莫西林的描述中，哪些是正确的（　　）

    A. 是广谱的半合成抗生素

    B. 口服吸收良好

    C. 对β-内酰酶稳定

    D. 易溶于水，临床用其注射剂

    E. 室温放置会发生分子间的聚合反应

15. 克拉维酸可以增效以下哪些药物（　　）

    A. 阿莫西林　　B. 头孢羟氨苄　C. 克拉霉素

    D. 阿米卡星　　E. 土霉素

16. 头孢噻肟钠的结构特点有（　　）

    A. 母核是由β-内酰胺环和氢化噻嗪环骈合而成

    B. 含氧哌嗪结构

    C. 含四氮唑结构

    D. 含 2-氨基噻唑结构

    E. 含噻吩结构

## 三、填空题

1. 抗生素按化学结构可分为_____、_____、_____、_____、_____和_____六大类。

2. β-内酰胺类抗生素按结构分为_____、_____、_____、_____和_____五类。

3. 青霉素类基本化学结构由_____和_____构成。

4. 6-APA 是指_____，7-ACA 是指_____。

5. 四环素类抗生素含有_____和_____而显弱酸性，4 位含有_____而显弱碱性，因此是_____化合物。

## 四、简答题

1. 分析天然青霉素 G 有哪些缺点？试说明耐酸、耐酶、广谱青霉素的结构特点。

2. 为什么头孢菌素类药物比天然青霉素类稳定？

3. 为什么四环素类抗生素不能和牛奶等富含金属离子的食物一起使用？

## 五、分析题

1. 一位哺乳期妇女患肺炎，来门诊输液。因有青霉素过敏史，医生建议使用氯霉素，请分析该用药是否合理。

2. 从结构上分析大环内酯类抗生素在低温和 pH 值为 7 时最稳定，在酸或碱中易失效的原因。

（左　倩）

# 第 *10* 章
# 抗肿瘤药

肿瘤分为恶性肿瘤和良性肿瘤。其中恶性肿瘤是一种严重威胁人类健康的常见病和多发病，其病死率居所有疾病病死率的第二位，仅次于心脑血管疾病。抗肿瘤药物是指抗恶性肿瘤的药物，又称抗癌药，根据作用机制和化学结构可分为烷化剂、抗代谢抗肿瘤药、抗肿瘤植物药有效成分及其衍生物和其他类抗肿瘤药四类。

## 第 1 节 烷 化 剂

烷化剂能在体内与生物大分子化合物发生烷化反应，因而又称为生物烷化剂。烷化剂属于周期非特异性药物，对各期增生活跃的肿瘤细胞均有抑制、杀灭作用，但其选择性不高，对其他一些增生较快的正常细胞也会抑制和损害，因而毒性较大，会产生很多严重的不良反应，如恶心、呕吐、骨髓抑制、脱发等。

目前临床上使用较多的生物烷化剂可以分为氮芥类、乙撑亚胺类、甲磺酸酯及多元醇类、亚硝基脲类等。

## 一、氮 芥 类

氮芥类是 $\beta$-氯乙胺类化合物的总称。其结构可以分为烷化剂和载体两个部分，其中烷化剂部分是抗肿瘤活性的功能基，载体部分可以用来改善该类药物在体内的吸收、分布和稳定性等药代动力学性质，提高药物的选择性和抗肿瘤活性，同时降低药物的毒性。

$$R \overset{|}{-} N \begin{matrix} CH_2CH_2Cl \\ \\ CH_2CH_2Cl \end{matrix}$$

载体部分　烷化基团(氮芥基)

根据载体部分（R）的不同，氮芥类又分为：脂肪氮芥、芳香氮芥、氨基酸氮芥、杂环氮芥、甾体氮芥等。本节主要介绍脂肪氮芥类的盐酸氮芥和杂环氮芥类的环磷酰胺。其他氮芥类抗肿瘤药见表 10-1。

表 10-1　其他氮芥类抗肿瘤药

| 分类 | 药物名称 | 化学结构 |
|---|---|---|
| 脂肪氮芥 | 氧氮芥 | $CH_3 \overset{+}{-} N(\overset{\downarrow}{O}) \begin{matrix} CH_2CH_2Cl \\ CH_2CH_2Cl \end{matrix}$ |
| 芳香氮芥 | 苯丁酸氮芥 | $HOOCCHCHCH_2 -\!\!\!\langle \bigcirc \rangle\!\!\!- N \begin{matrix} CH_2CH_2Cl \\ CH_2CH_2Cl \end{matrix}$ |
| 氨基酸氮芥 | 氮甲 | $\underset{NHCHO}{HOOCCH} -CH_2 -\!\!\!\langle \bigcirc \rangle\!\!\!- N \begin{matrix} CH_2CH_2Cl \\ CH_2CH_2Cl \end{matrix}$ |

续表

| 分类 | 药物名称 | 化学结构 |
|------|----------|----------|
| 杂环氮芥 | 美法仑 | 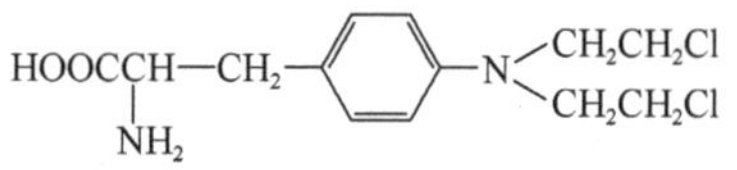 |
| 甾体氮芥 | 泼尼莫司汀 | 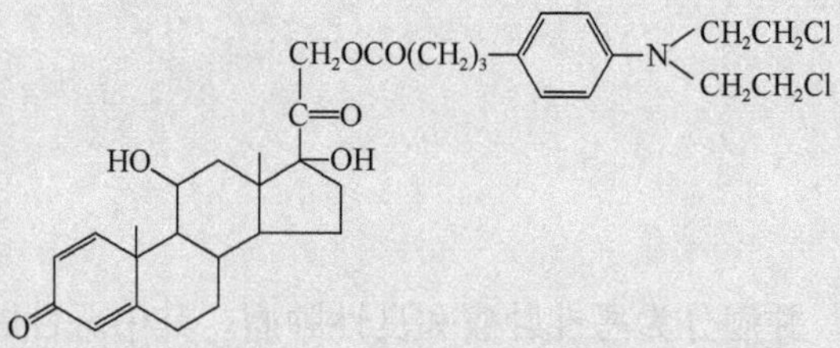 |

> **链接**
>
> ## 氮芥类药物的起源
>
> 氮芥类药物的发现源于芥子气。第一次世界大战期间芥子气作为毒气使用，实际上该物质就是一种烷化剂型毒剂。后来发现芥子气对淋巴瘤有治疗作用，但由于对人的毒性太大，不可能作为药物使用，但是这个发现促使人们在此基础上开发出氮芥类抗肿瘤药物。

### 盐酸氮芥　Chlormethine Hydrochloride

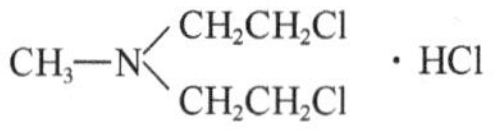

$C_5H_{11}Cl_2N$　192.52

本品为白色结晶粉末。极易溶于水，易溶于乙醇。有引湿性和腐蚀性，因此作为注射剂时只能静脉注射，并防止其漏至静脉外。

本品在碱液中不稳定，易水解生成醇和氯化物而失效，故配制其注射剂时应调 pH 为 3.0～5.0，且忌与碱性药物配伍。

本品水溶液显氯化物的鉴别反应。

本品是最早用于临床的抗癌药，主要对淋巴瘤有效，对其他肿瘤无效，选择性差，毒性大，且不能口服。

### 环磷酰胺　Cyclophosphamide

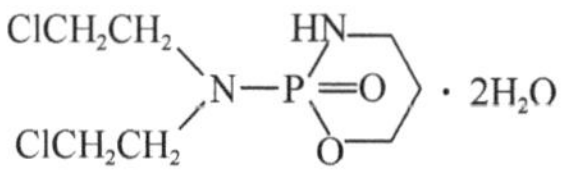

$C_7H_{15}Cl_2N_2O_2P$　279.10

本品又名癌得星。

本品为白色结晶或结晶性粉末，失去结晶水即液化。可溶于水或丙酮，但溶解度不大。熔点为 48.5～52.0℃。

本品分子结构中具有内磷酰氨基和内磷酯键，其水溶液不稳定，受热更易水解失效，故常制成片剂或粉针剂，临用现配。

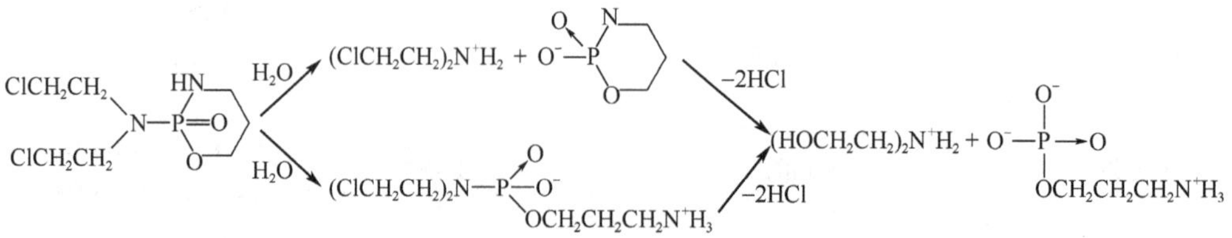

本品与无水碳酸钠加热熔融后，冷却，加水溶解，过滤，滤液用硝酸酸化后，显氯化物与磷酸盐的鉴别反应。

环磷酰胺属于前药，在体外无抗肿瘤作用，在体内需转化成磷酰氮芥、丙烯醛、去甲氮芥才能发挥抗肿瘤作用。

本品抗癌谱广，对肿瘤细胞具有高度的选择性，毒性比其他氮芥小，临床主要用于恶性淋巴瘤、急性淋巴细胞白血病、多发性骨髓瘤、肺癌和神经细胞瘤等治疗。

本品应遮光、密封（供口服用）或严封（供注射用），在 30℃以下保存。

**课堂互动**

环磷酰胺稳定性好吗？为什么？其注射剂为什么需制成粉针临用现配？

# 二、乙烯亚胺类

氮芥类药物是通过转变为乙烯亚胺活性中间体而发挥作用的，因此合成了一系列乙烯亚胺的衍生物，在氮原子上引入吸电子基，降低其毒性。

## 塞替派　Thiotepa

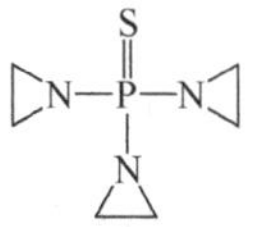

$C_6H_{12}N_3PS$　189.22

本品又名三胺硫酸。

本品为白色鳞片状结晶或结晶性粉末，无臭。易溶于水、乙醇或氯仿中。熔点为 52～57℃。

本品不稳定，遇酸后乙烯亚胺环易破裂生成聚合物而失效。

本品水溶液加稀硝酸及高锰酸钾试液，分子中的硫氧化为硫酸盐，加氯化钡试液产生白色硫酸钡沉淀。

本品由于含有体积较大的硫代磷酰基，脂溶性大，对酸不稳定，不能口服，在胃肠道吸收较差，只能通过静脉注射给药。

临床上主要用于治疗卵巢癌、乳腺癌、膀胱癌和消化道癌。由于可以直接注射入膀胱，因此是治疗膀胱癌的首选药。

**链接**　　　　　　　　　　前体药物塞替派

塞替派进入人体后，在肝脏代谢，被肝脏 P450 酶系代谢生成替派而发挥作用，因此，塞替派可认为是替派的前药。

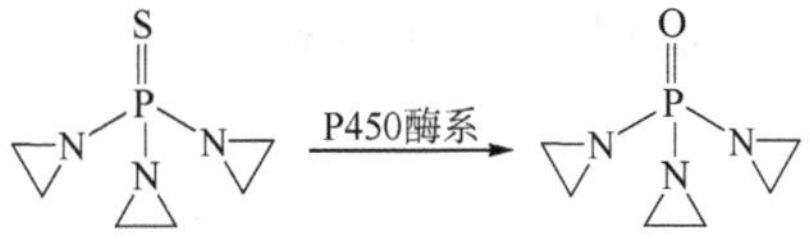

塞替派　　　　　　　　　　　　替派

# 三、甲磺酸酯类及多元醇类

甲磺酸酯及多元醇类是非氮芥类烷化剂。甲磺酸酯类的代表药是白消安，为一双功能基烷化剂。临床主要用于治疗慢性粒细胞白血病。

临床还常用卤代多元醇类如二溴甘露醇和二溴卫矛醇等抗肿瘤药。

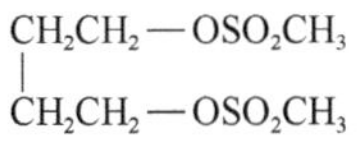

白消安 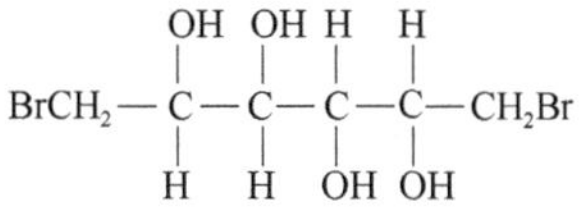　　　　　　　　　　二溴甘露醇 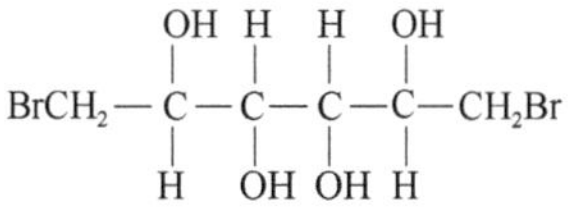　　　　　　　　　　二溴卫矛醇

## 四、亚硝基脲类

本类药物具有 β-氯乙基亚硝基脲结构，在生理 pH 下，可分解成活性中间体而产生抗肿瘤作用。常用的药物有卡莫司汀。

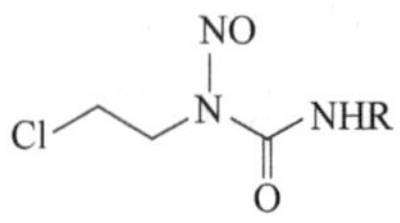

β-氯乙基亚硝基脲

### 卡莫司汀　**Carmustine**

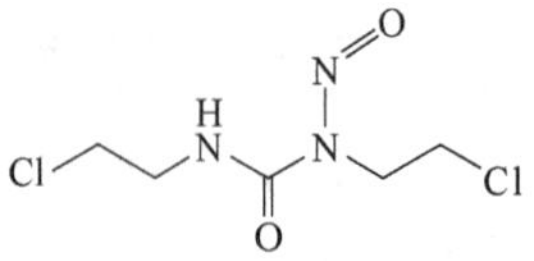

$C_5H_9Cl_2N_3O_2$　214.05

本品又名卡氮芥，简称 BCNU。

本品为无色或微黄色结晶或结晶性粉末，无臭。不溶于水，能溶于乙醇或丙二醇。

本品具有亚硝基脲结构，在酸性或碱性溶液中均不稳定，分解时可放出氮气和二氧化碳。

本品加氢氧化钠水解，用稀硝酸酸化后，加硝酸银试液生成白色的氯化银沉淀。

本品属亚硝基脲类烷化剂。由于结构中的 β-氯乙基具有较强的亲脂性，易通过血-脑屏障进入脑脊液，主要用于治疗脑瘤、转移性脑瘤、中枢神经系统肿瘤及恶性淋巴瘤等。

# 第 2 节　抗代谢抗肿瘤药

抗代谢抗肿瘤药通过干扰肿瘤细胞 DNA 合成中所需的嘌呤、嘧啶、叶酸及嘧啶核苷的合成和利用，抑制肿瘤细胞的生长和复制，最终导致肿瘤细胞死亡。本类药物一般是通过将代谢物母体结构上的取代基作细微变化，如以 F 或 $CH_3$ 代替 H，以 S 或 $CH_2$ 代替 O，以 $NH_2$ 或 SH 代替 OH 等获得，因此本类药物的结构与代谢物很相似。本类药物主要包括嘧啶类、嘌呤类和叶酸类。

## 一、嘧　啶　类

尿嘧啶渗入肿瘤细胞的速度较其他嘧啶快。根据电子等排原理，用卤原子（主要为氟）代替氢原子合成得到卤代尿嘧啶衍生物，其中氟尿嘧啶抗肿瘤活性最好，但毒性也大。

### 氟尿嘧啶　**Fluorouracil**

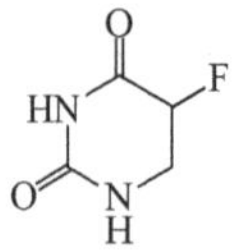

$C_4H_3FN_2O_2$　130.08

本品简称 5-FU。

本品为白色或类白色结晶或结晶性粉末。略溶于水，微溶于乙醇，几乎不溶于氯仿。熔点为 281～284℃，熔融时同时分解。

本品有酮式和烯醇式两种互变异构体。

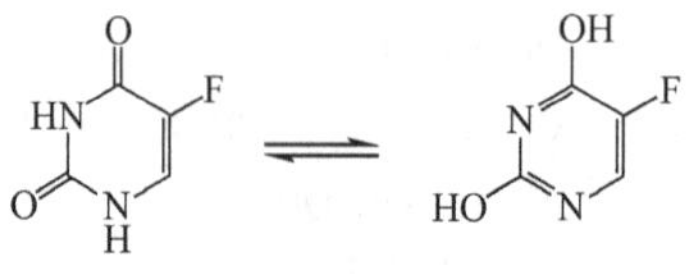

酮式结构　　　　　烯醇式结构

本品显酸碱两性，可溶于稀盐酸或氢氧化钠溶液中。

**课堂互动**

氟尿嘧啶为什么显酸碱两性？

本品在酸性溶液中稳定，在碱性溶液中易水解。本品水溶液遇亲核试剂如亚硫酸氢钠会降解。

本品具有烯键，可与溴试液作用，使溴水褪色，可用于鉴别。

本品是治疗实体肿瘤的首选药，主要用于绒毛膜上皮癌、恶性葡萄胎、消化道癌和乳腺癌等的治疗。

# 二、嘌 呤 类

本类药物最早应用于临床的是巯嘌呤，其结构与黄嘌呤相似，在体内经酶的作用转变为有活性的 6-硫代次黄嘌呤核苷酸（硫代肌苷酸），干扰嘌呤类核苷酸的生物合成，影响 DNA 和 RNA 的合成，从而对肿瘤细胞产生细胞毒作用。

## 巯嘌呤　Mercaptopurine

$$C_5H_6N_4S \cdot H_2O \quad 154.19$$

本品简称 6-MP。

本品为黄色结晶性粉末，无臭，味微甜。极微溶于水。

本品含巯基，遇光易变色。

本品在氨试液中与硝酸银作用，可生成白色的巯嘌呤银沉淀。

本品的乙醇溶液与乙酸铅作用，可生成黄色的巯嘌呤铅沉淀。

本品临床用于治疗急性淋巴细胞白血病、绒毛膜上皮癌、恶性葡萄胎等。

# 三、叶 酸 类

当叶酸缺乏时，白细胞减少，故叶酸拮抗剂能有效缓解急性白血病。现已合成多种叶酸拮抗剂，如甲氨蝶呤能与二氢叶酸还原酶结合，使二氢叶酸还原为四氢叶酸受阻，从而影响辅酶 F 的生成，干扰胸腺嘧啶脱氧核酸和嘌呤核苷酸的合成，因而抑制 DNA 和 RNA 的合成，阻碍肿瘤细胞的生长。

## 甲氨蝶呤　Methotrexat

$$C_{20}H_{22}N_8O_5 \quad 454.44$$

本品简称 MTX。

本品为橙黄色结晶性粉末。几乎不溶于水、乙醇、乙醚或氯仿。溶于稀盐酸，易溶解于稀碱溶液。

本品在强酸性溶液中不稳定，酰氨基易水解，生成蝶呤酸和谷氨酸而失去活性。

本品临床主要用于治疗急性白血病、绒毛膜上皮癌、恶性葡萄胎等。此外本品使用过量极易引起体内四氢叶酸缺乏而中毒，可用亚叶酸钙进行四氢叶酸的补充而解毒。

# 第3节 抗肿瘤植物药有效成分及其衍生物

## 一、长春碱类

长春碱类抗肿瘤药是从夹竹桃科植物长春花中分离得到的具有抗肿瘤活性的生物碱，主要有长春碱和长春新碱。经结构改造后，得到长春地辛和长春瑞宾，对恶性实体瘤和急性淋巴细胞白血病等都有疗效。

### 硫酸长春新碱　Vincristine Sulfate

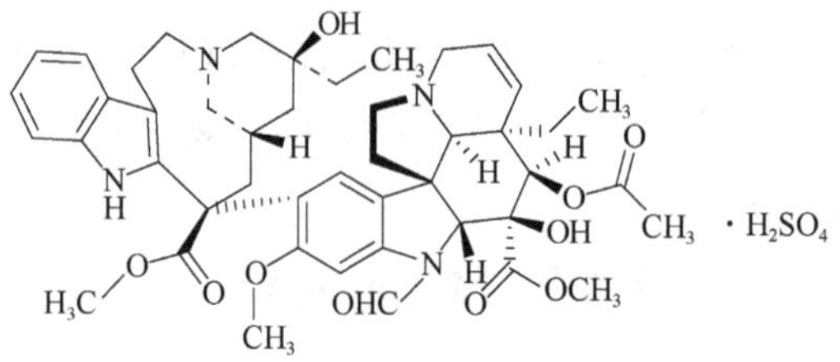

$C_{46}H_{56}N_4O_{10} \cdot H_2SO_4$　923.04

本品又名醛基长春碱，简称 VCR。

本品为白色或类白色的结晶性粉末，无臭。有引湿性。易溶于水，溶于甲醇或氯仿，微溶于乙醇。

本品遇光或热易变黄。

本品遇1%的硫酸铈铵磷酸溶液即显蓝色，放置后渐变为紫堇色。

本品主要用于治疗淋巴细胞白血病。

## 二、喜树碱类

喜树是珙桐科乔木，含有多种生物碱，如喜树碱、羟基喜树碱。这些生物碱对消化系统肿瘤如胃癌、结肠癌、直肠癌等有效，对白血病、葡萄胎和绒毛膜上皮癌也有一定疗效，但毒性较大，且水溶性差。为增加水溶性，合成了伊立替康和托泊替康。前者用于小细胞和非小细胞肺癌、结肠癌、卵巢癌、子宫癌、恶性淋巴瘤等的治疗，后者用于小细胞肺癌、乳腺癌、结肠癌、直肠癌的治疗。

### 羟基喜树碱　Hydroxycamptothecine

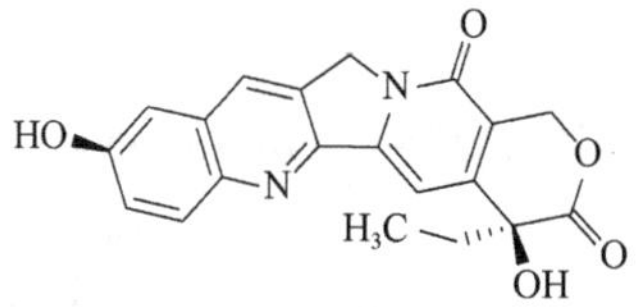

$C_{20}H_{16}N_2O_5$　364.35

本品为黄色柱状结晶。不溶于水，微溶于有机溶剂。

本品有酚羟基，显酸性，可溶于碱性水溶液，溶液具有黄色荧光。

本品毒性比喜树碱低，很少引起血尿和肝肾功能损伤，临床主要用于肠癌、肝癌和白血病的治疗。

## 三、紫杉烷类

紫杉醇是从短叶红豆杉树皮中提取得到的具有紫杉烷骨架的二萜类化合物，主要用于治疗卵巢癌、非小细胞癌和乳腺癌。为克服其生产数量受限、水溶性差等缺点，通过半合成方法得到了一系列紫杉醇衍生物，如多西他赛（多西紫杉醇），抗瘤活性和水溶性均优于紫杉醇。

本类药物基本母核结构如下：

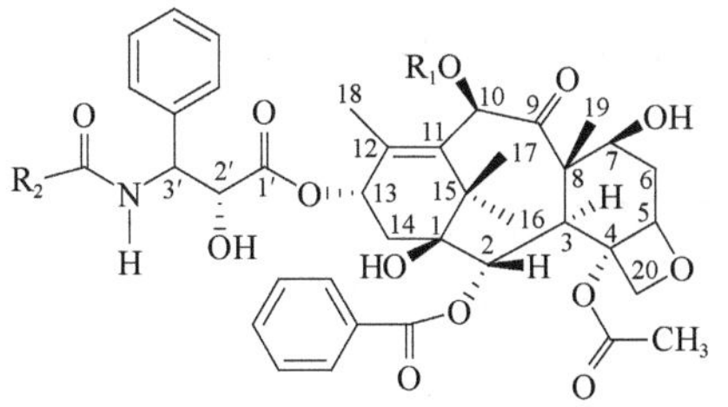

| R₁ | R₂ | 药物 |
|---|---|---|
| —COCH₃ | —C₆H₅ | 紫杉醇 |
| —H | —OC(CH₃)₃ | 多西他赛 |

## 四、鬼臼毒素类

鬼臼毒素为美鬼臼和喜马拉雅鬼臼根茎中分离得到的生物碱，因毒性较大，不能应用于临床，但可经结构改造获得其半合成衍生物如替尼泊苷、依托泊苷而用于肿瘤治疗。

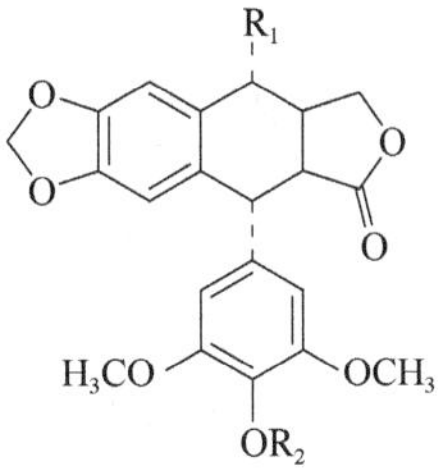

| R₁ | R₂ | 药物 |
|---|---|---|
| —OH | —CH₃ | 鬼臼毒素 |
| 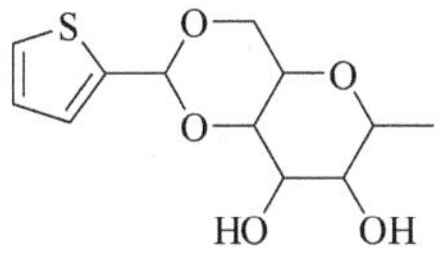 | —H | 替尼泊苷 |
| 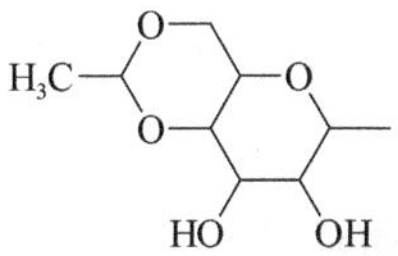 | —H | 依托泊苷 |

其中，依托泊苷对单核细胞白血病有效，特别是对小细胞肺癌有显著疗效，为小细胞肺癌化疗的首选药物；而替尼泊苷则具有较高的脂溶性，可透过血–脑屏障，主要用于治疗小细胞肺癌、急性淋巴细胞白血病、神经母细胞瘤和淋巴瘤。

# 第 4 节 其他类抗肿瘤药

## 一、抗生素类抗肿瘤药

抗生素类抗肿瘤药是由微生物产生的具有抗肿瘤活性的化学物质。这类抗生素大多直接作用于 DNA 或嵌入 DNA，干扰核酸合成，为细胞周期非特异性药物，具体见表 10-2。

表 10-2  抗生素类抗肿瘤药

| 类型 | 药物名称 | 主要用途 |
|---|---|---|
| 多肽类 | 放线菌素 D | 主要用于治疗肾母细胞瘤、恶性淋巴瘤 |
| | 平阳霉素 | 主要用于治疗鳞状上皮细胞癌、宫颈癌和脑癌 |
| | 博来霉素 | 主要用于治疗鳞状上皮细胞癌、宫颈癌和脑癌 |
| 蒽醌类 | 柔红霉素 | 主要用于治疗急性粒细胞白血病 |
| | 阿霉素 | 主要用于治疗急、慢性白血病 |
| | 阿柔比星 | 主要用于治疗急性白血病、子宫癌、肝癌 |

## 二、金属配合物类抗肿瘤药

顺铂是第一个用于临床的铂类抗肿瘤药物。顺铂水溶性差，且只能注射给药，缓解期短，并伴有严重的肾、胃肠道毒性、耳毒性及神经毒性，长期使用会产生耐药性。为进一步增强抗肿瘤活性和降低毒副作用，后又相继开发了卡铂、奈达铂以及奥沙利铂等其他金属铂配合物。

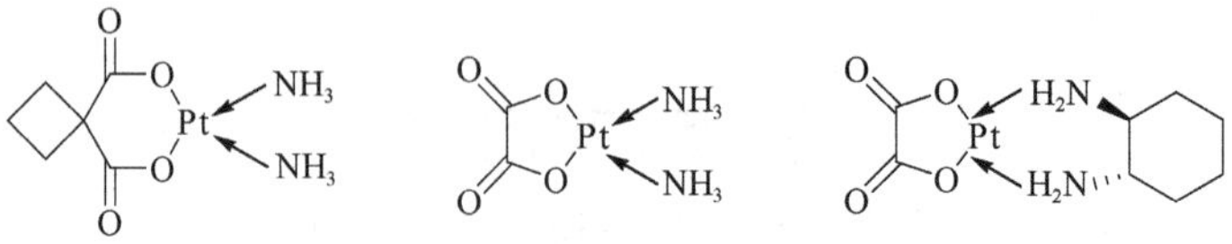

卡铂　　　　　　　　　奈达铂　　　　　　　　　奥沙利铂

### 顺铂　Cisplatin

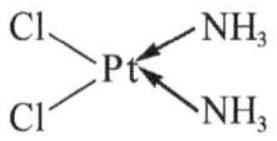

$Cl_2H_6N_2Pt$　300.05

本品又名顺氯氨铂。

本品为亮黄色或橙黄色的结晶性粉末，无臭。易溶于二甲基亚砜，略溶于二甲基甲酰胺，微溶于水，不溶于乙醇。

本品加硫酸即显灰绿色。

本品水溶液加硫脲后加热显黄色。

本品水溶液不稳定，可逐渐转化为无活性的反式异构体。

本品是最先用于临床的第一代铂络合物，属周期非特异性药物，进入细胞后水解成阳离子水化物，具有类似烷化的双功能基团的作用。

本品对睾丸癌、乳腺癌、肺癌、头颈部肿瘤、卵巢癌、骨肉瘤及黑色素瘤等实体瘤都有效，是当前联合化疗中最常用的药物之一。

## 三、新型靶向抗肿瘤药

蛋白质酪氨酸激酶功能失调会引起生物体内的一系列疾病，其异常表达将导致细胞增殖调节发生紊乱，进一步导致肿瘤发生。蛋白质酪氨酸激酶抑制剂主要包括 Bcr-Abl 蛋白激酶抑制剂和表皮生长因子受体酪氨酸激酶抑制剂。

Bcr-Abl 蛋白激酶是慢性髓细胞样白血病（CML）治疗药物作用的靶点。以 Bcr-Abl 蛋白激酶为作用靶点进行筛选得到 Bcr-Abl 蛋白激酶抑制剂甲磺酸伊马替尼，作为 CML 治疗的药物。

### 甲磺酸伊马替尼　Imatinib Mesylate

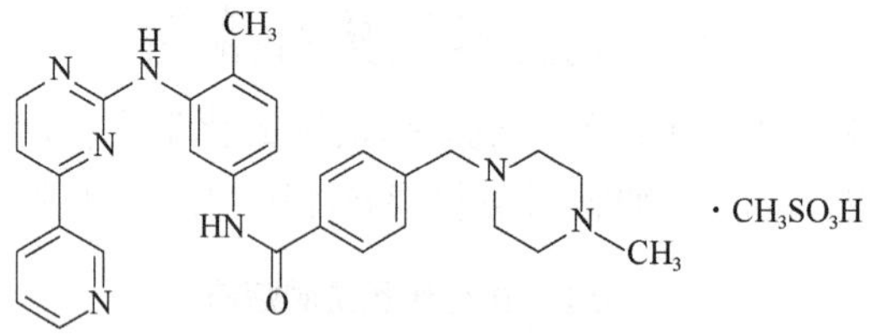

$C_{29}H_{31}N_7O \cdot CH_3SO_3H$　493.60

本品为淡黄色或类白色固体。

本品主要应用于治疗费城染色体阳性慢性粒细胞白血病和恶性胃肠道间质肿瘤。

---

**链接**

### 开辟肿瘤治疗新时代的药物：格列卫

格列卫化学名为甲磺酸伊马替尼，英文名为"Gleevec"，属于酪氨酸激酶抑制剂类药物。由于疗效显著、副作用小，2001 年 5 月及 2002 年 2 月美国 FDA 分别批准格列卫应用于慢性髓细胞样白血病治疗，是为数不多的仅通过了Ⅰ期临床试验就以"绿色通道"形式直接获批的临床一线新药。

## 吉非替尼　Gefitinib

$C_{22}H_{24}ClFN_4O_3$　446.90

表皮生长因子（EGFR）家族是一类研究得较多的酪氨酸蛋白激酶。经过分子筛选，发现喹啉类化合物具有很强的 EGFR 抑制能力，且具有较高的选择性。其中，吉非替尼是第一个选择性表皮生长因子受体酪氨酸激酶抑制剂，临床上主要用于非小细胞肺癌的治疗。

**考点：**抗肿瘤药的分类及代表药；烷化剂结构组成及意义；环磷酰胺、氟尿嘧啶、巯嘌呤等典型药物的别名、结构特点、主要性质及用途

# 自 测 题

## 一、名词解释

1. 生物烷化剂　　2. 抗代谢抗肿瘤药

## 二、选择题

### （一）A 型题（单项选择题）

1. 下列属于前体药物的是（　　）

　A. 替派　　　B. 卡莫司汀　　　C. 氟尿嘧啶

　D. 环磷酰胺　　E. 氮甲

2. 下列在氨试液中与硝酸银作用可生成白色沉淀的是（　　）

　A. 顺铂　　　B. 巯嘌呤　　　C. 卡莫司汀

　D. 氟尿嘧啶　　E. 环磷酰胺

3. 环磷酰胺属于烷化剂中的（　　）

　A. 氮芥类　　　　B. 卤代多元醇类

　C. 亚硝基脲类　　D. 乙烯亚胺类

　E. 磺酸酯类

4. 抗恶性肿瘤药阿霉素属于（　　）

　A. 烷化剂　　　　B. 抗代谢药

　C. 生物反应调节剂　D. 金属抗肿瘤药

　E. 抗生素类抗肿瘤药

5. 下列叙述与环磷酰胺不符的是（　　）

　A. 本品又名癌得星

　B. 含有氧氮磷的五元杂环结构

　C. 含有双-$\beta$-氯乙胺结构

　D. 具有前药性质

　E. 属于氮芥类抗肿瘤药

6. 氟尿嘧啶能使溴水褪色，可用于鉴别的结构基础是（　　）

　A. 结构中有嘧啶　　B. 结构中有尿嘧啶

　C. 结构中有羰基　　D. 结构中有氟

　E. 结构中有烯键

7. 磺巯嘌呤钠与巯嘌呤在理化性质上的重要区别是（　　）

　A. 磺巯嘌呤钠水溶性小于巯嘌呤

　B. 磺巯嘌呤钠水溶性大于巯嘌呤

　C. 磺巯嘌呤钠水溶性等于巯嘌呤

　D. 巯嘌呤比磺巯嘌呤钠稳定

　E. 难以比较

8. 巯嘌呤是属于（　　）

　A. 抗代谢抗肿瘤药　　B. 生物碱类抗肿瘤药

　C. 金属抗肿瘤药　　　D. 抗生素类抗肿瘤药

　E. 生物反应调节剂

9. 下列白色结晶药物失去结晶水后会发生液化的是（　　）

　A. 环磷酰胺　　B. 塞替派　　　C. 卡莫司汀

　D. 氟尿嘧啶　　E. 氮甲

10. 烷化剂氮甲属于氮芥类中的（　　）

　A. 脂肪氮芥类　　B. 芳香氮芥类

　C. 氨基酸氮芥类　　D. 杂环氮芥类

　E. 甾体氮芥类

### （二）B 型题（配伍选择题）

（11～15 题共用备选答案）

　A. 抗代谢抗肿瘤药

　B. 抗肿瘤药植物药有效成分

　C. 金属配合物类抗肿瘤药

　D. 抗生素类抗肿瘤药

　E. 烷化剂类抗肿瘤药

11. 卡莫司汀为（　　）

12. 长春新碱为（　　）

13. 柔红霉素为（　　）

14. 顺铂为（　　）

15. 氟尿嘧啶为（　　）

### （三）X 型题（多项选择题）

16. 下列哪些抗肿瘤药物是烷化剂（　　）

　A. 顺铂　　　B. 氟尿嘧啶　　　C. 氮甲

　D. 环磷酰胺　　E. 巯嘌呤

17. 下列药物中无茚三酮显色反应的是（　　　）
    A. 巯嘌呤　　　　　　　　B. 氯氨酮
    C. 氨苄西林钠　　　　　　D. 氮甲
    E. 甲基多巴

## 三、填空题

1. 根据作用机制和化学结构抗肿瘤药可分为＿＿＿＿＿、＿＿＿＿＿、＿＿＿＿＿和＿＿＿＿＿四大类。

2. 氮芥类是一类含有＿＿＿＿＿即氮芥基的化合物。其通式可分为＿＿＿＿＿和＿＿＿＿＿两部分。

## 四、简答题

1. 请区别下列各组药物
   （1）盐酸氮芥与环磷酰胺
   （2）氟尿嘧啶与巯嘌呤

2. 环磷酰胺的稳定性如何？如何配制其注射剂？

（蒋超意）

# 第 **11** 章

# 激素及其有关药物

激素（hormone），又称为荷尔蒙，是由高分化的内分泌细胞产生并直接分泌入血的化学物质，对人类的繁殖、生长、发育、代谢及其他各种生理功能、行为变化以及适应内外环境等，都起着重要的调节作用。

## 第1节 甾体激素

具有甾体结构的激素统称为甾体激素。甾体激素具有极重要的医药价值，在维持生命、调节生理功能、影响发育、调节免疫等方面有重要作用。本节介绍的甾体激素类药物主要包括雌激素药物、雄激素和蛋白同化激素类药物、孕激素和肾上腺素皮质激素类药物等。

> **链 接**
> 甾体激素的发现
> 　　早在 1849 年，伯索尔德（A.A.Berthold）通过著名的公鸡睾丸移植实验发现了某些由睾丸产生的物质通过血液影响鸡冠、脑及其他器官，这种物质后来被称为激素。1929 年，雌激素被发现，并于 1934 年被证实是一种甾体化合物。1935 年，人们成功分离出了睾酮。1937 年，第一个肾上腺皮质激素醋酸去氧皮质酮（DOCA）成功合成。

## 一、概 述

### （一）基本结构与分类

甾体激素的基本结构为环戊烷并多氢菲，也称为甾体母核。甾体母核由 A、B、C、D 四个环稠合而成，其中 A、B、C 三个环为六元环，D 环为五元环。通常 A/B 环与 C/D 环稠合处各有一个甲基，D 环 17 位有一个侧链。

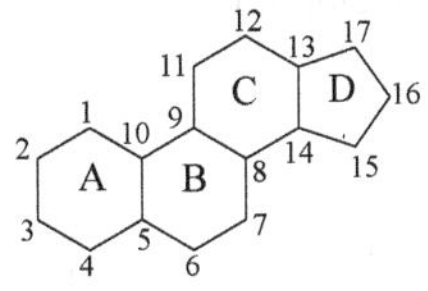

环戊烷并多氢菲

**课堂互动**

甾体激素的基本结构是什么？

各种甾体激素药物结构上的差异主要在于甾核上取代基的种类、数目和位置，双键的数目和位置，以及 $C_{10}$、$C_{13}$ 上有无角甲基，$C_{17}$ 上有无侧链基等。

甾体激素药物主要分为性激素和肾上腺皮质激素两大类。其中按照药理作用可细分为雌激素、雄激素、孕激素和皮质激素；按照化学结构可分为雌甾烷类、雄甾烷类和孕甾烷类，它们之间基本结构的比较，见表 11-1。

表 11-1　甾体激素药物的分类与结构特征

| 按药理作用分类 | 按化学结构分类 | 甾烷结构特征 | 结构差异 |
|---|---|---|---|
| 雌激素 | 雌甾烷 | 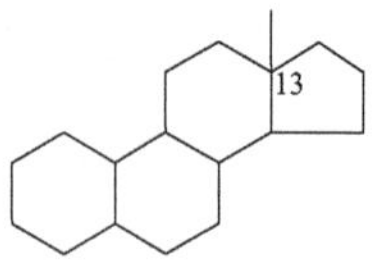 | $C_{13}$ 上有甲基取代 |
| 雄激素 | 雄甾烷 | 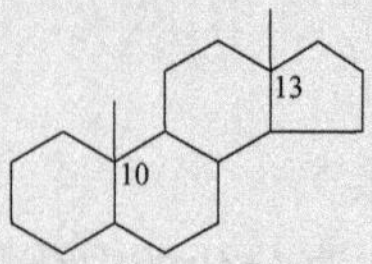 | $C_{10}$ 和 $C_{13}$ 上有甲基取代 |
| 孕激素 | | | |
| 皮质激素 | 孕甾烷 | | $C_{10}$ 和 $C_{13}$ 上有甲基取代，$C_{17}$ 上有二碳侧链 |

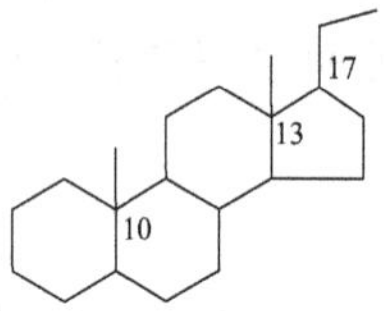

### （二）甾体激素类药物的一般性质

**1. 与浓硫酸等强酸的显色反应**　甾体激素药物溶于（无水）乙醇后，可与浓硫酸显色，这是甾体母核共有的性质。大多数甾体激素药物在显色的同时还会产生荧光，且加水稀释后，颜色和荧光均会发生变化（表 11-2）。

表 11-2　常见甾体激素药物与浓硫酸的显色反应

| 药物 | 呈现颜色 | 荧光 | 加水稀释后的现象 |
|---|---|---|---|
| 炔雌醇 | 红色 | 黄绿色 | 玫瑰红絮状沉淀 |
| 炔诺酮 | 红褐色 | 黄绿色 | 黄褐色沉淀 |
| 甲睾酮 | 淡黄色 | 黄绿色 | 暗黄，淡绿色荧光 |
| 地塞米松 | 淡橙色至橙色 | 无色 | 黄色絮状沉淀 |
| 氢化可的松 | 橙黄至红色 | 绿色 | 黄色至橙红色，微带绿色荧光 |
| 醋酸氢化可的松 | 黄至棕黄色 | 绿色 | 不变 |

**2. 官能团的显色反应**

（1）羰基：$C_3$ 或 $C_{20}$ 位羰基能与羰基试剂（硫酸苯肼、异烟肼等）发生反应而生成有色的腙类衍生物。

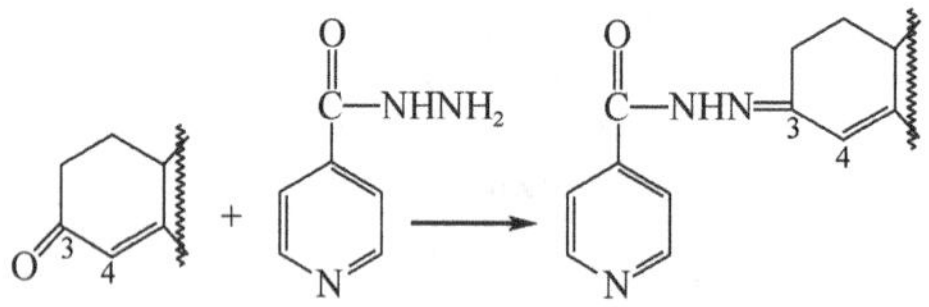

（2）$C_{17}-\alpha-$醇酮基：皮质激素的 $C_{17}-\alpha-$醇酮基具有还原性，能被四氮唑盐氧化而显色。如醋酸泼尼松能与碱性氯化三苯四氮唑反应显红色。

（3）甲基酮：孕激素类药物如黄体酮具有甲基酮结构，在弱碱性条件下与亚硝基铁氰化钠反应，可生成蓝紫色阴离子复合物。

（4）酚羟基：雌激素分子结构中 $C_3$ 位有酚羟基，可与三氯化铁发生显色反应。

此外某些有酯基的药物可发生异羟肟酸铁反应而显色，有些含氟的药物能发生有机氟的显色反应。

### 3. 沉淀反应

（1）皮质激素的 $C_{17}$-$\alpha$-醇酮基具有还原性，与碱性酒石酸铜在一定条件下发生氧化还原反应，生成砖红色的氧化亚铜沉淀。

（2）含有末端炔基的甾体药物如炔诺酮等，能与硝酸银试液反应，生成白色的炔化银沉淀。

> **考点：** 甾体激素的基本结构和一般性质

# 二、雌激素类药物

雌激素是最早被发现的甾体激素，主要由卵巢分泌，具有促进女性性器官的发育、成熟和维持第二性征的作用。在临床上，雌激素主要用于雌激素缺乏症和性周期障碍，也可用于治疗绝经症状、骨质疏松、乳腺癌等，同时还可与孕激素组成避孕药用于避孕。

## （一）结构特征

雌激素可分为甾体雌激素与非甾体雌激素两大类。甾体雌激素包括有雌酮、雌三醇和雌二醇这些天然雌激素，三者在体内可相互转化，它们的活性比较为：雌二醇＞雌酮＞雌三醇。但天然雌激素口服几乎无效，作用时间短，其原因是它们被肠道的微生物降解，或者能在肠道被吸收一部分，但又在肝脏被迅速代谢。为克服上述缺点，经结构改造后合成了一系列活性很强并可口服的衍生物，如炔雌醇等。后来还人工合成了非甾类雌激素药物己烯雌酚。

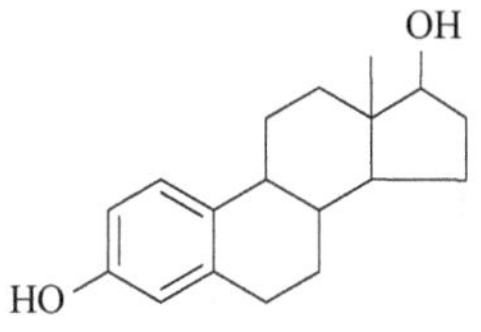

雌二醇 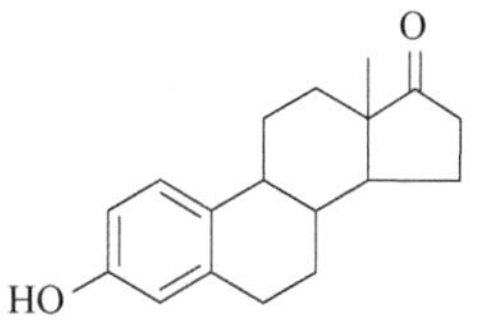　　　　　　　　　　　　　　雌酮

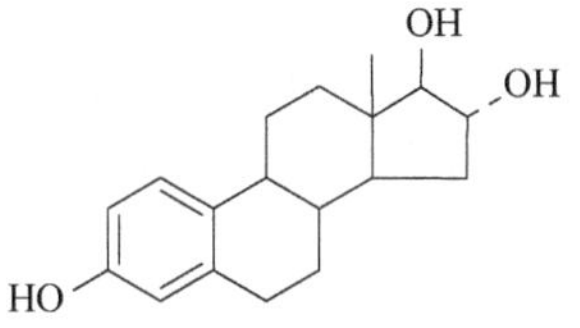

雌三醇 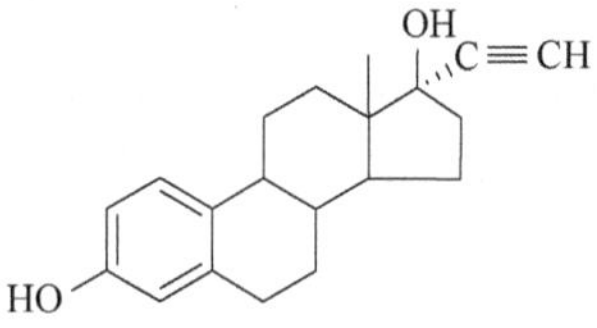　　　　　　　　　　　　　　炔雌醇

甾体雌激素的结构特征是：具有雌甾烷的基本母核，18 个碳原子，A 环为苯环，$C_3$ 位有酚羟基，$C_{17}$ 位有羟基或酮基，其中酚羟基或醇羟基常与羧酸形成酯，一些药物在 $C_{17}$ 位上还会有甲基或乙炔基。

> **考点：** 天然雌激素口服无效的原因，甾体雌激素的主要结构特征

## （二）代表药物

### 雌二醇　Estradiol

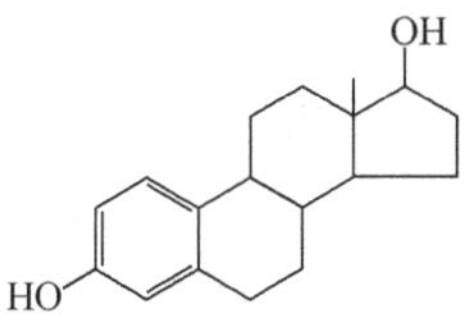

$C_{18}H_{24}O_2$　272.39

本品为白色或类白色结晶性粉末，无臭。溶于丙酮，略溶于乙醇，不溶于水。熔点为 175～180℃。

本品加硫酸溶解后显绿色，并有黄绿色荧光。

本品结构上有酚羟基，加三氯化铁试液呈草绿色，再加水稀释，则变为红色。

本品具有酚羟基，见光易氧化变色，应避光，密封保存。

本品为天然雌激素，临床主要用于治疗卵巢功能不全所引起的各种疾病。口服无效，一般需制成霜剂或栓剂使用。

⟱ **课堂互动** ————————————

从结构上分析，雌二醇有哪些主要性质？

## 己烯雌酚　Diethylstilbestrol

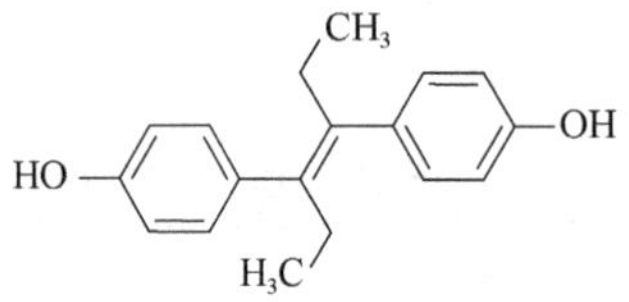

$C_{18}H_{20}O_2$　268.36

本品又名乙蔗酚。

本品为白色结晶性粉末，几乎无臭。几乎不溶于水，微溶于氯仿，溶于稀氢氧化钠溶液。熔点为 169～172℃。

本品与硫酸作用显橙黄色，加水稀释颜色消失。

本品具有酚羟基，用稀乙醇溶解后，加入 1%三氯化铁试液 1 滴，生成绿色配合物，缓缓变成黄色。

本品具有酚羟基和烯键，具有较强还原性，遇光易氧化变质，应避光，密封保存。

⟱ **课堂互动** ————————————

己烯雌酚的稳定性好吗？为什么？

本品为非甾体雌激素，是天然雌激素的合成代用品，其临床主要用于治疗闭经、更年期综合征、阴道炎及退乳。

> **链接**　　　　　　　　　　己烯雌酚的衍生物
>
> 　　己烯雌酚的两个酚羟基是活性官能团，可用于制备各种衍生物。目前最常用的衍生物是己烯雌酚丙酸酯及它的钠盐。前者作为长效油剂使用，钠盐则可制成静脉注射剂，主要用于治疗前列腺癌。

# 三、雄激素和蛋白同化激素类药物

雄性激素具有促进男性性器官的发育成熟和维持第二性征的作用，在临床上主要用于内源性雄激素不足患者的替补治疗，还可用于老年人骨质疏松的治疗。蛋白同化激素可以促进蛋白质的合成、抑制蛋白质的分解，在临床上主要用于治疗慢性消耗性疾病、严重灼伤、骨质疏松、骨折后不愈合、发育不良等。

## （一）雄激素的结构特征

天然雄性激素有雄酮和睾酮，但是口服几乎无效，维持时间短。为了克服这些缺点，经结构改造合成了一系列衍生物，如甲睾酮、丙酸睾酮等。

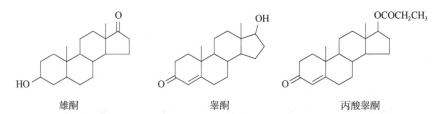

雄酮　　　　　　　睾酮　　　　　　丙酸睾酮

雄激素药物的结构特征是：具有雄甾烷的基本母核；A 环上有 4-烯-3-酮结构；$C_{17}$ 位上有羟基或酮基。有些羟基与酸形成酯，还有些在 $C_{17}$ 位上有甲基或乙炔基，如达那唑。雄性激素母核具有 19 个碳原子，蛋白同化激素母核具有 18 个碳原子（$C_{10}$ 上无角甲基）。

## （二）雄激素代表药物

### 甲睾酮　Methyltestosterone

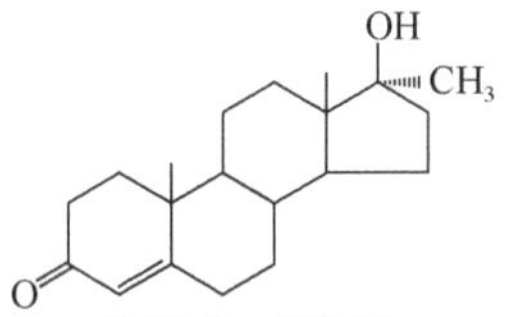

$C_{20}H_{30}O_2$　302.46

本品又名甲基睾丸素。

本品为白色或类白色结晶性粉末，无臭，无味。微有引湿性。易溶于乙醇、丙酮、氯仿，略溶于乙醚，不溶于水。熔点为 163～167℃。1%甲睾酮乙醇液具有右旋性。

本品溶于硫酸–乙醇（2∶1）溶液后，即显淡黄色，并带有黄绿色荧光。

本品遇硫酸铁铵溶液显橙红色，继而转变为樱红色。

本品为雄性激素类药物，口服吸收快，生物利用度好，不易在肝脏被破坏。主要用于男性缺乏睾丸素所致的各种疾病，亦可用于女性功能性出血和迁移性乳腺癌的治疗。

## （三）蛋白同化激素

蛋白同化激素能促进蛋白质合成，抑制蛋白质代谢，因而能促进肌肉增长。蛋白同化激素由雄激素化学结构改造而来。对睾酮结构稍加变动，如 19 位去甲基，A 环取代，A 环骈环等，均可使雄性激素活性降低，蛋白同化活性增加，由此得到同化活性较好的蛋白同化激素，如苯丙酸诺龙等。

### 苯丙酸诺龙　Nandrolone Phenylpropionate

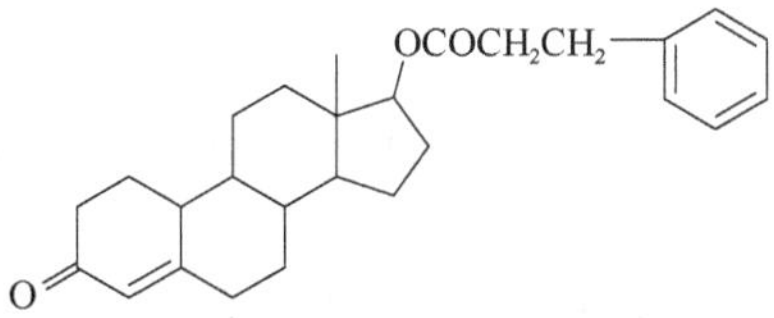

$C_{27}H_{34}O_3$　406.57

本品又名苯丙酸去甲睾酮。

本品为白色或类白色结晶性粉末，有特殊臭。几乎不溶于水，略溶于植物油，易溶于乙醇。熔点为 93～99℃。

本品是最早使用的蛋白同化激素，主要的副作用是男性化及对肝脏的毒性。

**考点：** 雄激素药物的结构特点、代表药物及其主要性质

**链接**

### 蛋白同化激素与兴奋剂

蛋白同化激素又称同化激素，俗称合成类固醇，能够促进蛋白质合成并减少氨基酸分解，主要作用是促进肌肉增生，提高动作力度和增强男性性征。因本类药物滥用情况较为突出，危害很大，所以全世界都把其列为兴奋剂目录中的重点品种，严加管制。

# 四、孕激素和肾上腺皮质激素类药物

## （一）孕激素

天然的孕激素是由雌性动物卵泡排卵后形成的黄体所分泌，又称黄体激素，妊娠后改由胎盘分泌。黄体酮为天然孕激素，对子宫内膜的分泌转化，维持性周期，保持怀孕起重要作用。临床上用于预防先兆流产和治疗子宫内膜异位症等妇科疾病。孕激素也是女用避孕药物的主要成分。

**1. 结构特征**　1934 年人们首次从孕妇尿中分离出黄体酮，后来确定其化学结构是具有 4-烯-3-酮的 C-21 甾体，口服几乎无效，只能肌肉注射给药，维持时间短。为克服这些缺点，经结构改造合

成了一系列衍生物，如醋酸甲地孕酮、醋酸氯地孕酮等。同时，对睾酮的结构进行改造得到睾酮类孕激素，如炔诺酮。

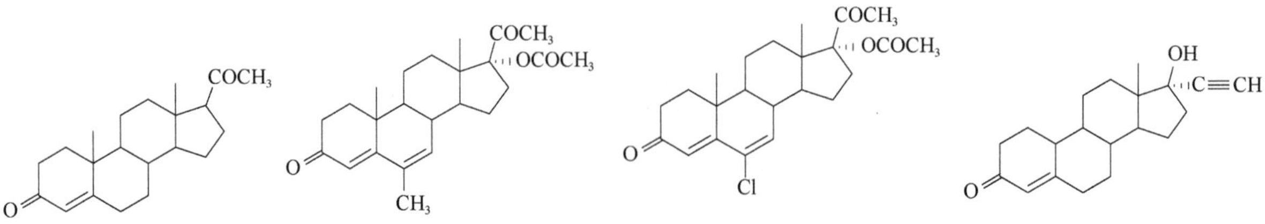

| 黄体酮 | 醋酸甲地孕酮 | 醋酸氯地孕酮 | 炔诺酮 |

由黄体酮、醋酸甲地孕酮、醋酸氯地孕酮的结构式，归纳出孕激素类药物的结构特征为：具有孕甾烷的基本母核，21 个碳原子；A 环上有 4-烯-3-酮结构；$C_{17}$ 位上有甲基酮结构。有些在 $C_{17}$ 位上还有乙炔基、羟基或羟基与酸形成的酯，还有些在 $C_6$ 位上有双键、甲基、卤素原子等。

考点：孕激素类药物的结构特征及主要代表药物

**2. 代表药物** 代表药物主要有黄体酮、醋酸甲地孕酮、炔诺酮等。

### 黄体酮　Progesterone

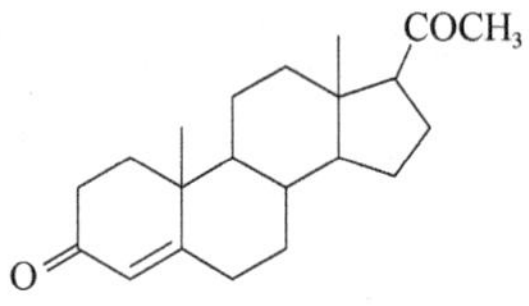

$C_{21}H_{30}O_2$　314.47

本品又名孕酮。

本品为白色或类白色结晶性粉末。无臭，无味。极易溶于氯仿，溶于乙醚、乙醇、植物油，不溶于水。熔点为 128～131℃。

本品 $C_3$ 位羰基与异烟肼可发生缩合反应生成浅黄色的化合物。

本品 $C_{17}$ 位上的甲基酮结构，在碳酸钠和醋酸铵存在下，与亚硝基铁氰化钠反应，生成蓝紫色的阴离子复合物，此反应为黄体酮的专属鉴别反应。

本品为孕激素药，临床用于黄体功能不全引起的先兆性流产和习惯性流产、月经不调等症的治疗。本品口服无效，仅能肌内注射用药。

**课堂互动**

黄体酮特有的鉴别反应是什么？

### 醋酸甲地孕酮　Megestrol Acetate

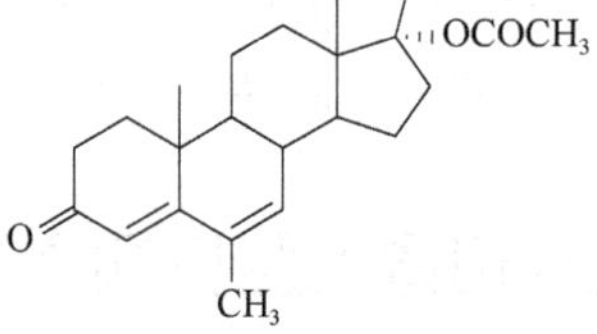

$C_{24}H_{32}O_4$　384.52

本品为白色或类白色结晶性粉末。易溶于氯仿，溶于丙酮或醋酸乙酯，略溶于乙醇，微溶于乙醚，不溶于水。

本品与醇制氢氧化钾试液在水浴上加热，冷却，加硫酸溶液（1→2）缓缓煮沸，会产生乙酸乙酯的香气。

本品遇硫酸铁铵溶液显黄绿色至绿色。

本品为高效的口服孕激素，常常作为长效、缓释、局部用避孕药的主药。

### 炔诺酮　Norethisterone

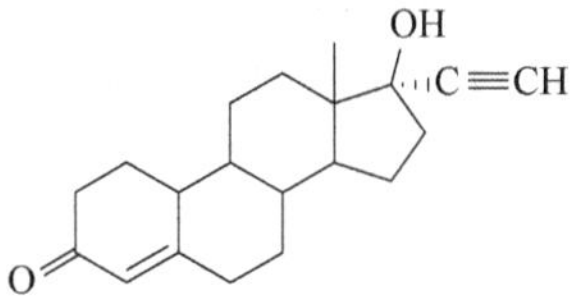

$C_{20}H_{26}O_2$　298.43

本品为微白色或类白色粉末。无臭，味微苦。可溶于氯仿，微溶于乙醇，略溶于丙酮，不溶于水。熔点为 202～208℃。

本品含有炔基，溶于乙醇后加硝酸银试液，立即生成白色的炔化银沉淀。

本品为口服强效孕激素，临床用于治疗功能性子宫出血、不孕症、子宫内膜异位症等。

#### （二）肾上腺皮质激素

肾上腺皮质激素是肾上腺皮质所分泌的激素的总称。肾上腺皮质激素包括盐皮质激素和糖皮质激素，前者主要调节水、盐代谢和维持电解质平衡，后者主要与糖、脂肪、蛋白质代谢和生长发育有关，对水、盐代谢也有一定的影响。本节主要介绍糖皮质激素。

**1. 结构特征**　可的松和氢化可的松（皮质醇）在临床用于治疗类风湿关节炎，但副作用较大。为寻找理想的甾体抗炎药，20 世纪 60 年代至 70 年代，糖皮质激素结构修饰成为当时最热门的研究课题之一。在这段时间里先后合成了一系列可供临床使用的药物，如氢化泼尼松（泼尼松龙）、地塞米松等。

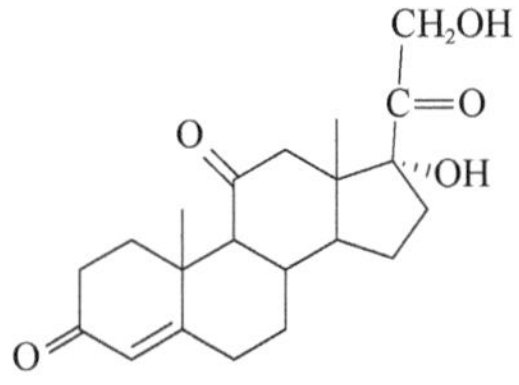

可的松 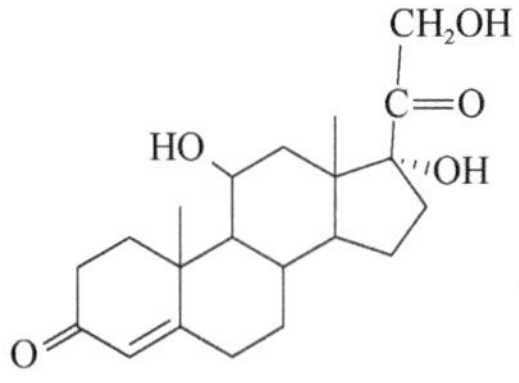　　　　　　氢化可的松 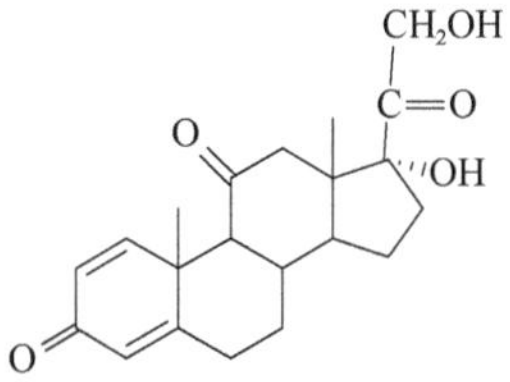　　　　　　泼尼松 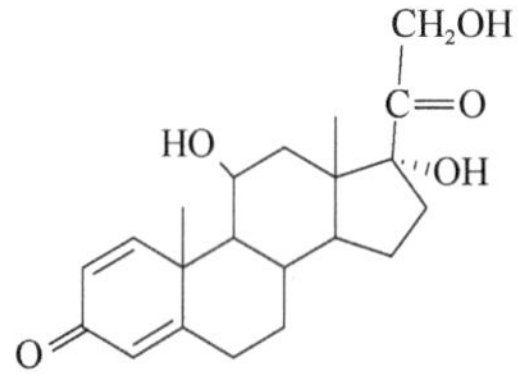　　　　　　氢化泼尼松

由可的松、氢化可的松、泼尼松、氢化泼尼松等结构式，归纳出糖皮质激素类药物结构特征：具有孕甾烷的基本母核，21 个碳原子；A 环上有 4-烯-3-酮结构；$C_{17}$ 位上有 $\beta$-构型的醇酮侧链；$C_{11}$ 位上有羟基或酮基；多数药物在 $C_{17}$ 位上还有 $\alpha$-构型的羟基，还有些在 $C_1$ 位上有双键，在 $C_6$ 位、$C_9$ 位上有卤素原子，$C_6$ 位、$C_{12}$ 位、$C_{16}$ 位上有甲基等。

**2. 代表药物**

### 醋酸地塞米松　Desamethasone Acetate

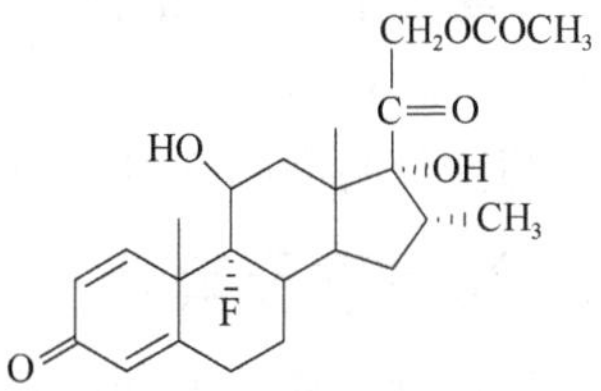

$C_{24}H_{31}FO_6$　434.50

本品又名醋酸氟美松。

本品为白色或类白色结晶或结晶性粉末。无臭，味微苦。易溶于丙酮，溶于甲醇、无水乙醇，不溶于水。熔点为 223～233℃。

本品 $C_{17}$ 位上有还原性的 $\alpha$-醇酮基，加甲醇微温溶解后，加入碱性酒石酸铜试液，加热即生成砖红色氧化亚铜沉淀。

本品 $C_{21}$ 位上具有酯键,可发生水解反应。与乙醇制氢氧化钾试液共热,放冷,加硫酸溶液( 1→2 ),缓缓煮沸,即产生乙酸乙酯的香气。

本品结构上有有机氟,经氧瓶燃烧法有机破坏后,显氟化物的鉴别反应。

本品为天然糖皮质激素,具有抗炎、抗过敏作用。临床上主要用于治疗风湿性关节炎、湿疹、神经性皮炎及各种皮肤病、急性白血病、肾上腺皮质激素功能减退症等。

**考点:** 醋酸地塞米松的别名、结构特点、理化性质和主要用途

# 五、避 孕 药

避孕药一般指女性用避孕药,多由甾体类的雌激素和孕激素配伍而成,也有单方的孕激素及一些非甾体药物。抗孕激素指的是与孕激素竞争受体并拮抗其活性的化合物。1982 年,第一个抗孕激素米非司酮被报道,它能干扰早孕并终止妊娠,可作为非手术性抗早孕药,与前列腺素制剂如米索前列醇合用,疗效更好。同类药物还有奥那司酮等。

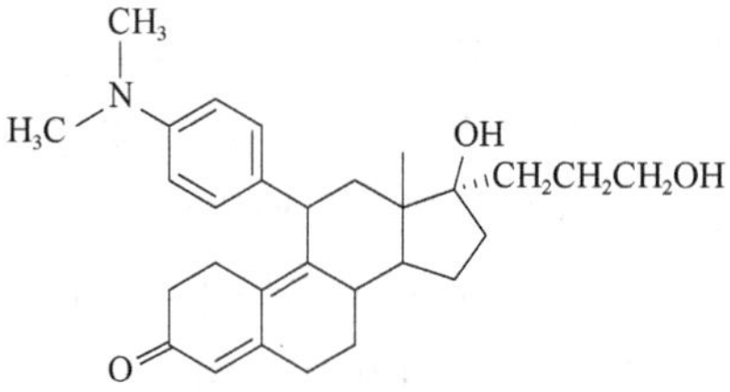

奥那司酮

**米非司酮 Mifepristone**

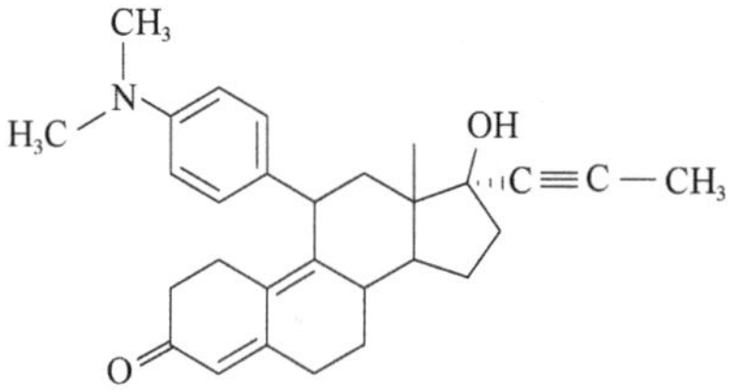

$C_{29}H_{35}NO_2$  429.61

本品为白色或类白色的结晶。易溶于甲醇,溶于乙醇、乙酸乙酯,几乎不溶于水。熔点为 150℃。本品具有抗孕激素和抗皮质激素的作用,临床主要用于妊娠早期诱发流产。

# 第 2 节 降 血 糖 药

糖尿病是由于不同病因引起胰岛素分泌不足或作用减低,导致碳水化合物、脂肪及蛋白质代谢异常,以慢性高血糖为主要表现的一种常见病和多发病。降糖药主要包括胰岛素及其类似物,胰岛素分泌促进剂、胰岛素增敏剂以及 $\alpha$-葡萄糖苷酶抑制剂等四类药物。

## 一、胰岛素及其类似药

胰岛素是由胰岛 B 细胞受到内源或外源性物质(如葡萄糖、乳糖、核糖、精氨酸、胰高血糖素等)的刺激而分泌的一种蛋白激素,是治疗 1 型糖尿病的有效药物。临床常用的胰岛素品种繁多,可按各种方法进行分类。根据胰岛素的来源不同,将胰岛素分为人胰岛素、牛胰岛素和猪胰岛素;根据胰岛素的作用时间长短不同,将胰岛素分为短效胰岛素、中效胰岛素和长效胰岛素。

### (一)胰岛素

胰岛素由 A、B 两个肽链组成。人胰岛素的 A 链含有 11 种 21 个氨基酸,B 链含有 15 种 30 个氨基酸,共 26 种 51 个氨基酸组成。

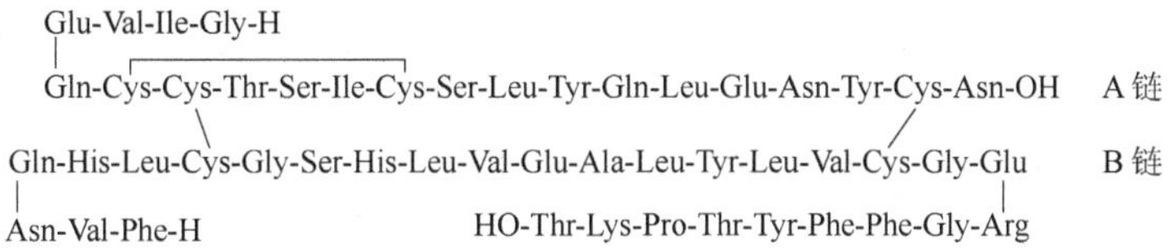

```
Glu-Val-Ile-Gly-H
Gln-Cys-Cys-Thr-Ser-Ile-Cys-Ser-Leu-Tyr-Gln-Leu-Glu-Asn-Tyr-Cys-Asn-OH    A 链
Gln-His-Leu-Cys-Gly-Ser-His-Leu-Val-Glu-Ala-Leu-Tyr-Leu-Val-Cys-Gly-Glu    B 链
Asn-Val-Phe-H                        HO-Thr-Lys-Pro-Thr-Tyr-Phe-Phe-Gly-Arg
                        胰岛素
```

## 案例 11-1

某糖尿病患者需长期使用胰岛素注射剂。但奇怪的是，最近 1 个月，该患者使用胰岛素后降糖效果并不好，注射用药后血糖照样升高。后经了解发现，因为天气炎热，为"避免变质"，该患者将胰岛素置于冷冻柜中储存。

1. 患者的做法对吗？为什么？
2. 胰岛素注射剂应如何正确储存呢？

本品为白色或类白色的结晶性粉末，在水、乙醇、氯仿或乙醚中几乎不溶。熔点为 233℃。

本品具有酸碱两性，易溶于稀酸或稀碱溶液中，可与酸、碱形成盐。在微酸性（pH 为 2.5～3.5）环境中稳定。等电点在 pH 5.35～5.45，结晶随 pH 变化可得到不同晶型。

本品是蛋白质类药物，可被蛋白酶水解，因此易被消化液中的酶破坏，故口服无效，必须注射给药。

本品在冷冻下会有一定程度的变性，生物活性有所下降。因此未开瓶使用的胰岛素应在 2～10℃条件下冷藏，并避光密闭保存。

本品是治疗 1 型糖尿病唯一有效的药物，也可用于治疗经饮食控制或用口服降血糖药未能控制的 2 型糖尿病。

**考点：** 胰岛素的结构特点、理化性质、储存与应用

### （二）胰岛素类似物

现开发的多数胰岛素类似物均是在 B 链 C 末端 28 位氨基酸上置换或增加氨基酸残基，所得到的类似物比天然胰岛素更为速效或长效。主要的胰岛素类似物包括以下四种：

赖脯胰岛素是将人胰岛素 B28 位上的脯氨酸与 B29 位上的赖氨酸对换，重组成一种新的人胰岛素类似物。

门冬胰岛素是将胰岛素 B28 位的脯氨酸替换成门冬氨酸，其生物活性没有改变，但自我聚合能力低于人胰岛素。

甘精胰岛素是将人胰岛素的 A21 位天冬酰胺换成甘氨酸并在 B30 位苏氨酸后加两个精氨酸。

地特胰岛素是将胰岛素 B29 位赖氨酸的 N 上 14-碳肉豆蔻酰化，该脂肪酸侧链与血浆清蛋白结合从而产生长效作用。

# 二、胰岛素分泌促进剂

胰岛素分泌促进剂能促使胰岛 B 细胞分泌更多的胰岛素以降低血糖，按化学结构分为磺酰脲类降糖药和非磺酰脲类降糖药。其中磺酰脲类降糖药包括甲苯磺丁脲、氯磺丙脲、格列本脲、格列吡嗪、格列美脲等，非磺酰脲类降糖药包括瑞格列奈等。

## 格列本脲　Glibenclamide

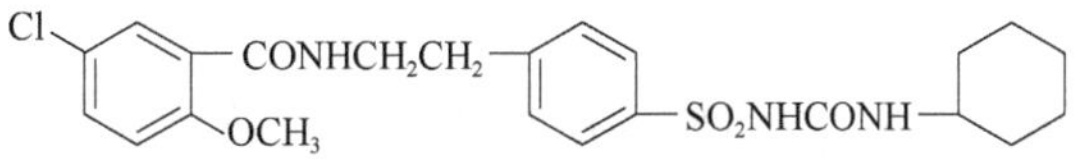

$C_{23}H_{28}ClN_3O_5S$　494.01

本品又名优降糖。

本品为白色结晶性粉末，几乎无臭、无味。易溶于二甲基甲酰胺，略溶于氯仿、甲醇，微溶于乙醇，不溶于水和乙醚。熔点为 170～174℃，熔融时同时分解。

本品在常温、干燥环境中稳定，但对湿度比较敏感，其酰脲结构在潮湿环境中，可以发生水解反应。

本品为第二代磺酰脲类口服降糖药中的第一个代表药物，属于强效降糖药，用于治疗饮食不能控制的中、重度 2 型糖尿病患者。

**课堂互动**

格列本脲稳定性如何？为什么？

### 瑞格列奈　Repaglinide

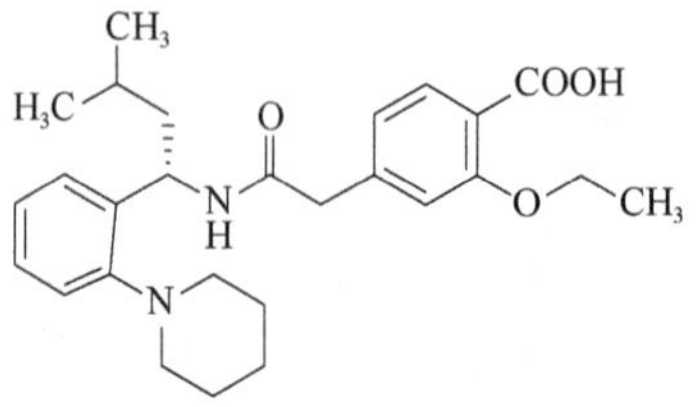

$C_{27}H_{36}N_2O_4$　452.59

本品为白色粉末状晶体，无臭。

本品为氨甲酰基苯甲酸的衍生物。分子结构中含有一个手性碳原子，其活性有立体选择性，($S$)-(+)-异构体是($R$)-(−)-异构体活性的 100 倍，临床用其($S$)-(+)-异构体。

本品为非磺酰脲类的降糖药，临床用于治疗经饮食控制、减轻体重及运动锻炼不能有效控制其高血糖的 2 型糖尿病患者。

**考点**：格列本脲的结构类型、结构特点和用途

## 三、胰岛素增敏剂

大多数 2 型糖尿病患者存在胰岛素抵抗，从而使胰岛素不能发挥其正常生理功能。因此，开发和使用能提高患者对胰岛素敏感性的药物即胰岛素增敏剂，对改善胰岛素抵抗状态，对糖尿病的治疗有着非常重要的意义。该类药物按化学结构分类，分为噻唑烷二酮类和双胍类。其中噻唑烷二酮类药物主要有曲格列酮、罗格列酮和吡格列酮等，双胍类药物主要有苯乙双胍和二甲双胍。

**链接**

#### 双胍类降糖药的发展

20 世纪 20 年代胍衍生物 Synthalin A 和 Synthalin B 用于临床，但因作用小，长期使用会引起肝损害，在 20 世纪 30 年代停用。20 世纪 50 年代苯乙双胍出现，使本类药物得以继续发展，先后出现二甲双胍和丁福明。其中二甲双胍是目前应用最广的双胍类药物。

### 盐酸二甲双胍　Metformin Hydrochloride

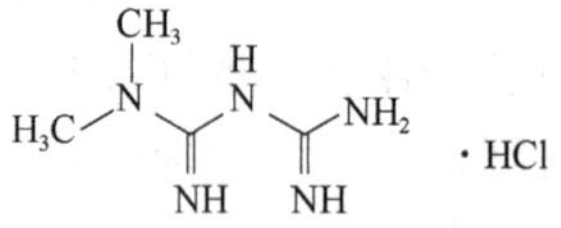

$C_4H_{12}ClN_5$　165.62

本品为白色结晶或结晶性粉末，无臭。易溶于水，可溶于甲醇，微溶于乙醇，不溶于丙酮、氯仿和乙醚。熔点为 220~225℃。

二甲双胍结构上具有胍基，具有强碱性，$pK_a$ 值为 12.4。其盐酸盐 pH 为 6.68，呈中性。

本品溶液呈氯化物的鉴别反应。

本品水溶液加 10%亚硝基铁氰化钠溶液、铁氰化钾试液和 10%氢氧化钠溶液，放置后显红色。

本品是双胍类的口服降血糖药，副作用小，不引起低血糖。

**吡格列酮　Keto Pioglitazone**

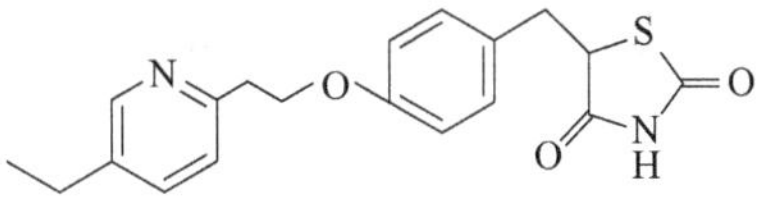

C$_{19}$H$_{21}$ClN$_2$O$_3$S　370.42

本品为无色棱晶。熔点为 193～194℃。

本品结构上具有噻唑烷二酮，属于噻唑烷二酮类胰岛素增敏剂。

本品主要适用于依靠饮食和运动不能控制血糖的非胰岛素依赖型糖尿病（2 型）患者的治疗。可单独治疗或与磺酰脲类降糖药、二甲双胍和胰岛素合用治疗。

**考点**：盐酸二甲双胍的结构类型、结构特点、理化性质和用途

## 四、α-葡萄糖苷酶抑制剂

α-葡萄糖苷酶抑制剂可竞争性地与 α-葡萄糖苷酶结合，抑制该酶的活性，从而减慢糖类水解为葡萄糖的速度，并减缓了葡萄糖的吸收，可降低餐后血糖，对 1、2 型糖尿病均适用。本类药物均为糖或多糖衍生物，常用的有阿卡波糖、伏格列波糖、米格列醇。

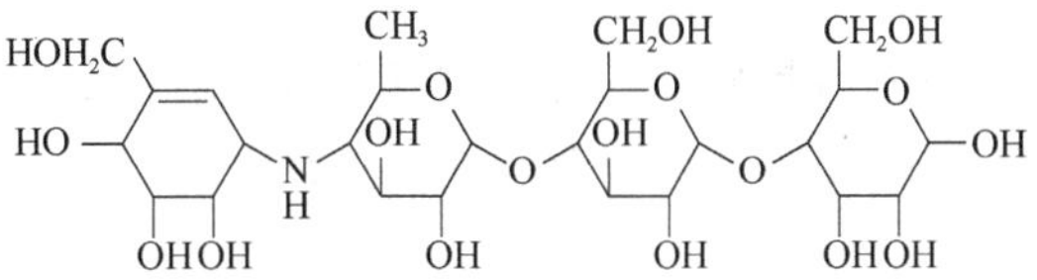

阿卡波糖

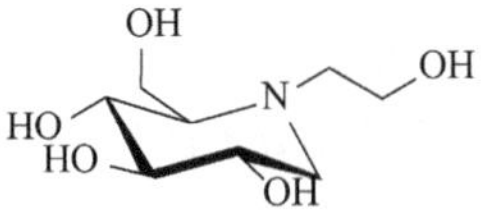

米格列醇 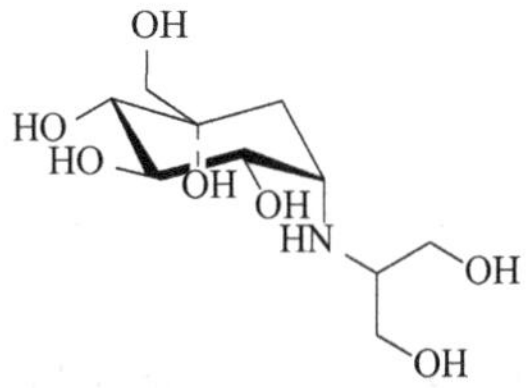　　　　　　　　　　伏格列波糖

# 第 3 节　骨质疏松治疗药

骨质疏松症是一种全身性代谢性骨病，其特征为骨量降低，骨组织细微结构破坏，骨的力学功能减弱，骨脆性增加，易发生骨折，并引起其他并发症，为老年人致残、致死的主要原因之一。根据骨质疏松症的发病机制，防治骨质疏松症的药物可分为两类，一类是抑制骨吸收的药物，包括二膦酸盐类（依替膦酸二钠、阿仑膦酸钠），降钙素等。另一类是刺激骨形成的药物。此外，钙剂（如碳酸钙）、维生素 D 及其活性代谢物（如骨化三醇，阿法骨化醇）可促进骨的矿化，对抑制骨的吸收、促进骨的形成也起作用。

**依替膦酸二钠　Etidronate Disodium**

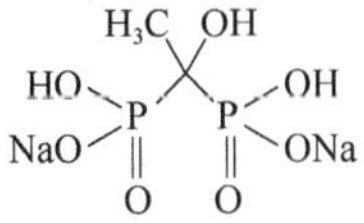

C$_2$H$_6$Na$_2$O$_7$P$_2$　249.99

本品为白色粉末，无臭，味微咸。有引湿性。易溶于水，不溶于甲醇、无水乙醇、氯仿与乙醚。

本品加水振摇溶解后，加硫酸铜试液，放置 10 分钟，产生蓝色沉淀。

本品为二膦酸盐类骨代谢调剂药，口服吸收快，主要用于绝经后骨质疏松症，小剂量时抑制骨

吸收，大剂量时抑制骨形成。

## 阿仑膦酸钠　Alendronate Sodium

$C_4H_{12}NNa_2O_7P_2 \cdot 3H_2O$　325.12

本品为白色结晶性粉末。不溶于乙醇、丙酮，略溶于水，溶于热水，在氢氧化钠试液中易溶。

本品加水溶解后，加氢氧化钠试液使呈碱性，再加茚三酮试液混合，加热煮沸数分钟，即显紫红色。

本品为第三代氨基二膦酸盐类骨代谢调节剂，临床上用于治疗绝经后妇女的骨质疏松症，也用于治疗男性骨质疏松症。

## 降钙素　Calcitonin

本品又名鲑鱼降钙素、鳗鱼降钙素。

本品为白色粉末。易溶于水及碱性溶液，不溶于丙酮、乙醇、氯仿和乙醚。

本品为参与钙及骨质代谢的一种多肽类激素。对破骨组织细胞有急性抑制作用，能减少体内钙由骨向血中的迁移量。主要用于绝经后骨质疏松症，老年骨质疏松症，也可用于乳癌、肺或肾癌、骨髓瘤和其他恶性肿瘤骨转移所致的大量的骨溶解和高钙血症。

# 自测题

## 一、名词解释

甾体激素

## 二、选择题

### （一）A 型题（单项选择题）

1. 甾类激素药物按化学结构可分为三类，其共同特点是在环戊烷并多氢菲母核的 $C_{13}$ 位上都有一个（　　）

   A. 羟基　　　B. 羰基　　　C. 角甲基

   D. 醇酮基　　E. 甲酮基

2. 能与 $C_3$ 和 $C_{20}$ 酮基的甾类激素药物生成有色的腙类衍生物的试剂是（　　）

   A. 碱性酒石酸铜　　　B. 亚硝基铁氰化钠

   C. 硝酸银　　　　　　D. 三氯化铁

   E. 异烟肼

3. 下列关于甲睾酮的叙述错误的是（　　）

   A. 为雄激素类

   B. 又名甲基睾丸素

   C. 性质稳定，不需避光和密封保存，对光稳定需密封保存

   D. 其 1%乙醇液具有右旋性

   E. 遇硫酸–乙醇液显淡黄色并带黄绿色荧光

4. 下列药物中为同化激素类药物的是（　　）

   A. 甲睾酮　　B. 苯丙酸诺龙　　C. 己烯雌酚

   D. 尼尔雌醇　　E. 黄体酮

5. 下列甾体激素药物中不具有甾体母核基本结构，为合成代用品的药物是（　　）

A. 醋酸地塞米松　　　B. 黄体酮
C. 炔雌醇　　　　　　D. 尼尔雌醇
E. 己烯雌酚

6. 下列药物中属于肾上腺皮质激素的是（　　）

A. 黄体酮　　　　　　B. 醋酸地塞米松

C. 醋酸甲地孕酮　　　D. 炔诺酮

E. 炔雌醇

7. $\alpha$-葡萄糖苷酶抑制剂降低血糖的作用机制是（　　）

A. 增加胰岛素分泌

B. 减少胰岛素分泌

C. 增加胰岛素敏感性

D. 抑制 $\alpha$-葡萄糖苷酶，加快葡萄糖生成速度

E. 抑制 $\alpha$-葡萄糖苷酶，减慢葡萄糖生成速度

8. 下列与盐酸二甲双胍不符的叙述是（　　）

A. 未成盐时具有高于一般脂肪胺的强碱性

B. 水溶液显氯化物的性质

C. 可促进胰岛素分泌

D. 增加葡萄糖的无氧酵解和利用

E. 肝脏代谢少，主要以原形由尿排出

9. 下列结构是哪个药物（　　）

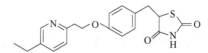

A. 吡格列酮　　　　　B. 格列美脲

C. 格列本脲　　　　　D. 盐酸二甲双胍

E. 甲苯磺丁脲

10. 未开封的胰岛素应在什么温度下保存（　　　）

  A. −20～−2℃  B. −2～2℃  C. 2～10℃

  D. 10～20℃   E. 20～30℃

**（二）B 型题（配伍选择题）**

**（11～15 题共用备选答案）**

  A. 三氯化铁溶液   B. 硝酸银试液

  C. 碱性酒石酸铜试液  D. 亚硝基铁氰化钠

  E. 硫酸铁铵溶液

11. 可与雌二醇反应的试剂是（　　　）

12. 可与甲睾酮作用显色的试剂是（　　　）

13. 可与炔诺酮作用的试剂为（　　　）

14. 可与黄体酮作用显色的试剂为（　　　）

15. 可与醋酸地塞米松作用显色的试剂为（　　　）

**（16～20 题共用备选答案）**

  A. 炔雌醇  B. 苯丙酸诺龙  C. 甲地孕酮

  D. 甲睾酮  E. 醋酸地塞米松

16. 属于蛋白同化激素的是（　　　）

17. 属于孕激素的是（　　　）

18. 属于雄激素的是（　　　）

19. 属于雌激素的是（　　　）

20. 属于肾上腺皮质激素的是（　　　）

**（21～25 题共用备选答案）**

  A. 黄体酮    B. 醋酸地塞米松

  C. 两者均是    D. 两者均不是

21. 母体为孕甾烷的药物是（　　　）

22. 具有甲基酮反应的药物是（　　　）

23. 具有 $\alpha$-醇酮基反应的药物是（　　　）

24. 具有乙炔基反应的药物是（　　　）

25. 属于肾上腺皮质激素类的药物是（　　　）

**（三）X 型题（多项选择题）**

26. 甾类激素药物按化学结构可分为（　　　）

  A. 雌甾烷  B. 雄甾烷  C. 孕甾烷

  D. 糖皮质甾烷 E. 盐皮质甾烷

27. 具有孕甾烷母核的药物是（　　　）

  A. 甲睾酮  B. 雌二醇  C. 己烯雌酚

  D. 黄体酮  E. 醋酸地塞米松

28. 以下选项中常用的口服降血糖药是（　　　）

  A. 胰岛素  B. 格列本脲  C. 盐酸二甲双胍

  D. 吡格列酮  E. 米非司酮

29. 下列关于格列本脲的叙述正确的是（　　　）

  A. 为白色结晶性粉末，几乎无臭、无味

  B. 溶于水、乙醚、氯仿和甲醇

  C. 其酰脲结构在潮湿环境中，可以发生水解反应

  D. 为第二代磺酰脲类口服降糖药

  E. 治疗饮食不能控制的中、重度 2 型糖尿病患者

30. 关于醋酸地塞米松结构的表述正确的是（　　　）

  A. 9 位上有 $\alpha$-氟    B. 11 位上有羰基

  C. 16 位上有 $\alpha$-甲基   D. 17 位上有 $\alpha$-羟基

  E. 17 位上有 $\alpha$-醇酮基并与醋酸成酯

## 三、填空题

1. 甾类激素药物按化学结构可分为＿＿＿＿、＿＿＿＿和＿＿＿＿三大类。

2. 雌激素类药物属雌甾烷的衍生物，在结构上，A 环为＿＿＿＿，$C_3$ 位上有＿＿＿＿，$C_{17}$ 位上有＿＿＿＿或酮基。

3. 肾上腺皮质激素的共同结构特征为：属＿＿＿＿衍生物，含 4-烯-＿＿＿＿，$C_{17}$ 位上具有还原性的＿＿＿＿，$C_{11}$ 位上有羟基或＿＿＿＿，多数在 $C_{17}$ 位上还有＿＿＿＿。

4. 根据骨质疏松症的发病机制，防治骨质疏松症的药物可分为两类，一类是抑制骨吸收的药物，包括＿＿＿＿和＿＿＿＿等，一类是刺激骨形成的药物。

## 四、简答题

1. 孕激素类药物的结构特征是什么？应该如何区别黄体酮、醋酸甲地孕酮、炔诺酮？

2. 请归纳口服降糖药的分类及其代表药物。

## 五、分析题

雌二醇是天然雌激素中活性最强的激素，但口服无效。取本品约 2ml，加硫酸 2ml 溶解后，有黄绿色荧光，加三氯化铁试液 2 滴，呈草绿色，加水稀释，转变成红色。

请回答：

1. 从结构上分析雌二醇口服无效的原因。

2. 从结构上分析雌二醇与三氯化铁试剂发生显色反应的原因。

（黄　敏　郭子靖）

# 第**12**章
# 维 生 素

维生素是维持机体正常代谢所必需的一类微量有机化合物，英文名为 vitamin，音译为维他命，是人体必需的七大营养素（糖类、蛋白质、脂肪、水、矿物质、纤维素、维生素）之一。若来源不足，吸收减少或需要量增加时，就会产生维生素缺乏症，从而导致营养不良或产生疾病，如维生素 A 缺乏可能导致干眼症、夜盲症等，维生素 D 缺乏可能出现佝偻病等。该类药物主要用于各种维生素缺乏症的治疗或与其他药物配合使用，以增强药物疗效或降低毒副作用。如过量服用维生素，不但无益，有时还会引起中毒，应特别注意。

> **链 接**　　　　　　　　　　维生素的发现
>
> 　1897 年，艾克曼在爪哇发现，只吃精磨的白米即可患脚气病，未经碾磨的糙米却能治疗这种病，并发现可治脚气病的物质能用水或乙醇提取，当时称这种物质为"水溶性B"。1911 年，卡西米尔·冯克鉴定出在糙米中能对抗脚气病的物质是胺类并将其命名为 vitamine。此后，随着科学技术的不断进步，大量的维生素先后被分离和提纯出来。迄今为止，已发现的维生素有 60 多种，且绝大部分维生素可以人工合成和生产。

维生素种类繁多，生理功能各异，化学结构又缺乏类缘关系，故一般根据溶解性的不同将其分为脂溶性维生素和水溶性维生素两类。脂溶性维生素包括维生素 A、D、E、K 等，水溶性维生素包括维生素 B 类（$B_1$、$B_2$、$B_6$、$B_{12}$ 等）、维生素 C、烟酸、叶酸、泛酸等。

**考点**：维生素的分类及各类代表药

## 第1节　脂溶性维生素

脂溶性维生素包括 A、D、E、K 等。它们在食物中与脂类共存，并随脂类一同被吸收。因脂溶性维生素排泄较慢，如过量摄取，可导致蓄积过量，引起中毒。

### 一、维 生 素 A

维生素 A 存在于动物的肝、奶、肉类及蛋黄中，尤以鱼肝油中含量最丰富。植物中仅含有维生素 A 原如 $\beta$-胡萝卜素、玉米黄色素等，在体内需转化才能生成维生素 A，但转化率及吸收率均较低。

维生素 A 有维生素 $A_1$ 和维生素 $A_2$ 两种，前者叫视黄醇，后者叫去氢视黄醇，二者结构相似。其中维生素 $A_2$ 的生物活性仅为维生素 $A_1$ 的 20%～50%。《中国药典》收载的维生素 A 为维生素 $A_1$ 的醋酸酯。

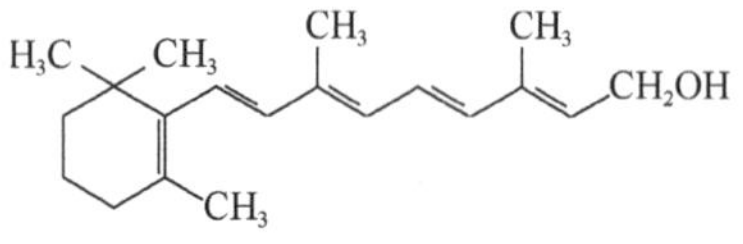

维生素$A_1$ 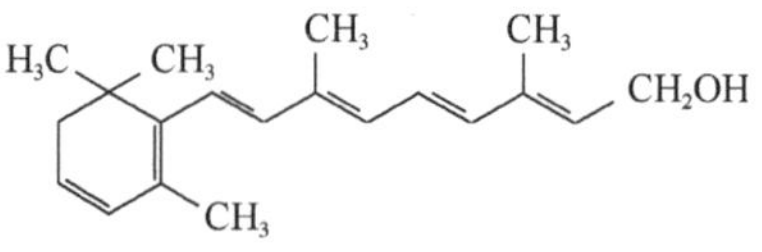　　　　　　　　　　　维生素$A_2$

**课堂互动**

从维生素 $A_1$ 和维生素 $A_2$ 的别名可以看出维生素 A 的用途主要与什么有关？

## 维生素 A 醋酸酯　Vitamin A Acetate

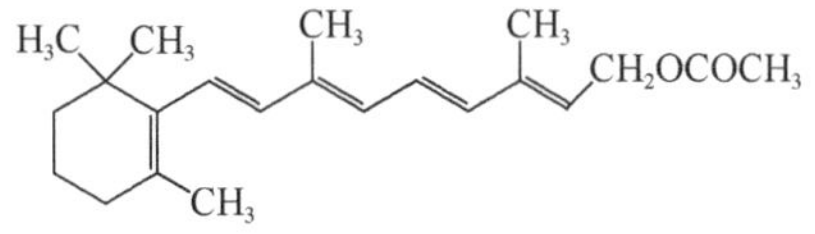

$C_{22}H_{32}O_2$　328.49

本品为淡黄色油溶液或结晶与油的混合物（加热至 60℃应为澄明溶液），无败油臭味。极易溶于氯仿、乙醚、环己烷或石油醚，微溶于乙醇，不溶于水。

本品为醋酸酯类化合物，水解后得到维生素 A。维生素 A 为淡黄色结晶，熔点为 63～64℃，不溶于水，可溶于油脂、无水乙醇、丙酮、氯仿和苯等有机溶剂。

维生素 A 结构上有共轭多烯醇侧链，具有较强的还原性，故性质不稳定，易被空气中的氧氧化。氧化产物为无活性的环氧化合物，进一步生成相应的醛和酸。加热或有金属离子（如铁离子等）存在均可促进氧化。所以贮存时应装于铝制或其他适宜的容器内，充氮气、密封，在凉暗干燥处保存。

维生素 A 在油溶液中比在空气中稳定，故常将其制成油溶液制剂。

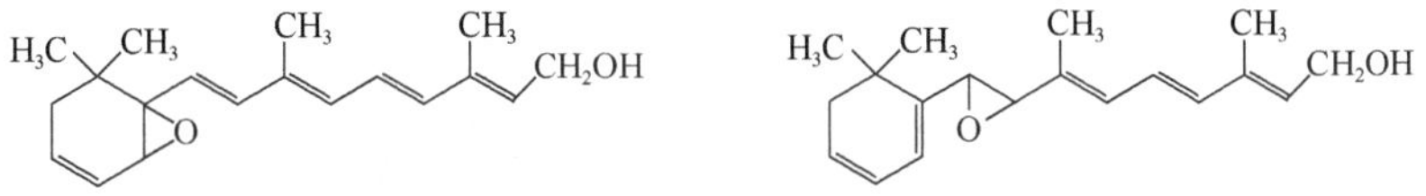

环氧化合物

本品的氯仿溶液，加入三氯化锑的氯仿溶液后即显蓝色，逐渐变为紫红色。

本品为维生素类药。临床主要用于防治维生素 A 缺乏症，如角膜软化症、干眼症、夜盲症等。

**考点：** 维生素 A 的主要结构特点、稳定性及用途

## 维 A 酸　Tretinoin

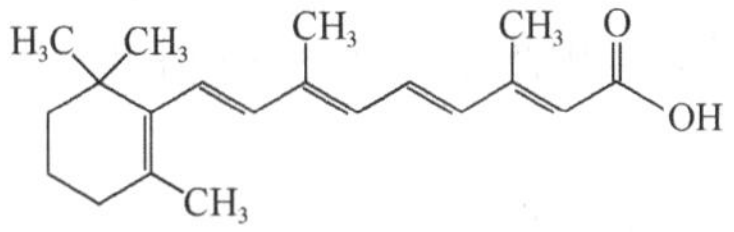

$C_{20}H_{28}O_2$　300.44

本品又名维生素 A 酸。

本品为黄色或淡橙色的结晶性粉末。微溶于乙醇或氯仿，几乎不溶于水。

取本品，加入酸性异丙醇溶液，制成每 1ml 中含 4μg 的溶液，该溶液在 352nm 的波长处有最大吸收。

本品遇光、热均不稳定，在空气中易吸潮，故应密闭，避光冷藏保存。

本品临床上主要用于治疗痤疮、扁平苔藓、黏膜白斑、脂溢性皮炎、鱼鳞病、毛囊角化病以及其他角化异常类皮肤病，对治疗牛皮癣、恶性上皮癌、皮肤基底细胞癌，对光化性唇炎癌变等有效，是目前诱导急性早幼粒细胞白血病的首选药物。

**课堂互动**

维生素 A 与维 A 酸结构上有什么差异？二者用途是否一致？

# 二、维 生 素 D

维生素 D 是一类抗佝偻病维生素的总称，为甾醇衍生物，主要存在于鱼肝油、肝脏、蛋黄和乳汁中。目前已知的维生素 D 至少有十多种，其中最为重要的是维生素 D₂和维生素 D₃。植物和酵母中含有的麦角醇，经紫外线照射后转变为维生素 D₂；人体皮肤内含有的维生素 D₃前体（7-脱氢胆甾醇），经紫外线照射后转变为维生素 D₃。

## 维生素 D₂　Vitamin D₂

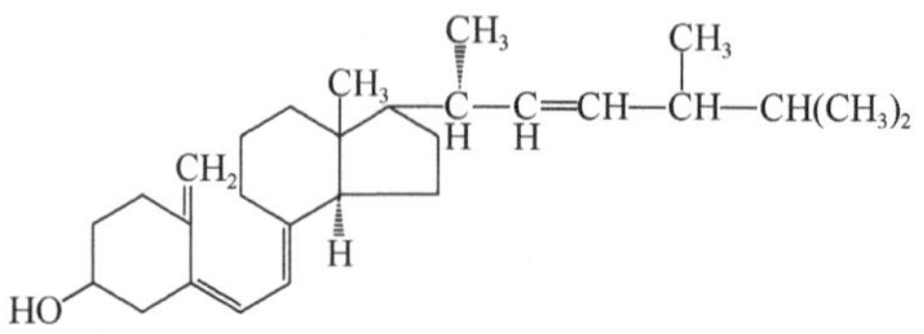

$C_{28}H_{44}O$　396.66

**案例 12-1**

某医院药剂科的实习生小李，从维生素 D₂ 注射液包装盒中取出两支维生素 D₂ 注射液后未关闭包装盒，并将维生素 D₂ 注射液安瓿直接放在日光暴晒的窗台下。两天后这几支维生素 D₂ 注射液均变了色。

问题：1. 质量合格的维生素 D₂ 是什么状态的物质？

2. 维生素 D₂ 注射液光照后可能发生什么变化？为什么会发生这种变化？

3. 颜色改变后的维生素 D₂ 注射液还能继续供临床使用吗？为什么？

4. 小李应该如何贮存该药品？

本品又名骨化醇。

本品为无色针状结晶或白色结晶性粉末，无臭无味。极易溶于氯仿，易溶于乙醇、乙醚、丙酮，略溶于植物油，不溶于水。熔点为 115～118℃，熔融时分解。

本品具有共轭多烯结构，因而具有一定还原性，在空气和日光下，遇酸或氧化剂，均易被氧化变质，使效价降低，毒性增加。

本品具有甾醇结构，所以具有甾醇类化合物的共同反应，即本品的氯仿溶液加入少许醋酐与硫酸，振摇后显黄色，渐变为红色，很快呈紫色，最后变为绿色。

本品与滑石粉和磷酸氢钙混合时，可发生异构化，制剂时应注意。

本品为维生素类药。可促进人体钙和磷的吸收，促进骨骼钙化。临床主要用于治疗和预防软骨病、佝偻病等。

## 维生素 D₃　Vitamin D₃

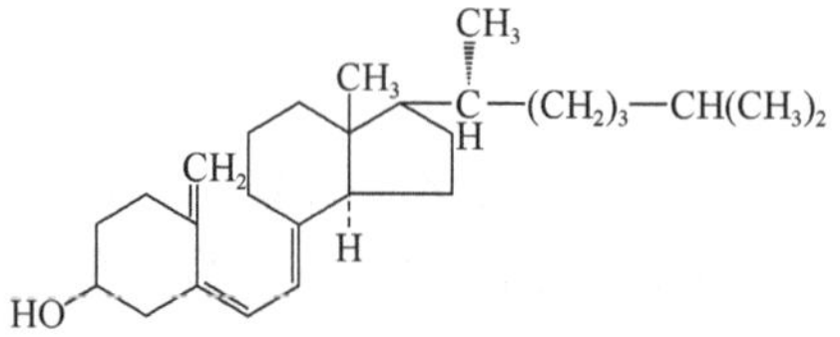

$C_{27}H_{44}O$　384.65

本品又名胆骨化醇。

本品为无色针状结晶或白色结晶性粉末，无臭无味。极易溶于乙醇、丙酮、氯仿和乙醚，略溶于植物油中，不溶于水。熔点为 84～88℃，熔融时分解。

本品侧链上虽然较维生素 D₂ 少一个双键，稳定性稍高于维生素 D₂，但由于共轭多烯结构的存在，在空气中遇光仍易被氧化变质。

本品具有甾醇结构，所以同维生素 D₂ 一样，具有甾醇类化合物的共同反应，即本品的氯仿溶液加入少许醋酐与硫酸，振摇后显黄色，渐变为红色，迅速变为紫色、蓝绿色，最后变为绿色。

**考点**：维生素 D 的分类、主要结构特点与用途

# 三、维 生 素 E

维生素 E 是一类与生育有关的维生素的总称，同时因其结构上有酚羟基，故又将其称为生育酚。维生素 E 大多存在于植物中，尤以麦胚油、豆类及蔬菜中含量最为丰富。

维生素 E 于 1936 年被分离出来，1938 年被人工合成，其结构上均有苯并二氢吡喃基本结构。目前已知的维生素 E 类有 8 种，其中 $\alpha$-生育酚活性最强。天然生育酚为右旋体，人工合成品为消旋体，后者生物活性仅为前者的 40%。

因维生素 E 易被空气氧化，故药典收载的维生素 E 为 $\alpha$-生育酚醋酸酯。

### 维生素 E 醋酸酯　Vitamin E Acetate

$C_{31}H_{52}O_3$　472.75

**案例 12-2**

实验室有两瓶黄色液状药品，标签掉在了旁边。从标签得知两药是维生素 A 和维生素 E。实验员张老师根据两药理化性质，通过区别试验，轻易将两药区分出来，并将标签按区别出来的结果贴在了相应的药瓶上。

**问题：** 1. 如果是你，你会轻易将标签已掉的两瓶药随意扔掉吗？

2. 维生素 A 和维生素 E 分别有什么典型结构特点？分别有哪些较为专属的鉴别反应？

3. 张老师采用的是什么区别反应？根据是什么？

本品又名生育酚，其醋酸酯又名生育酚醋酸酯。

本品为微黄色或黄色黏稠油状透明液体，几乎无臭。易溶于无水乙醇、丙酮等有机溶剂中，不溶于水。折光率为 1.494～1.499。

本品为生育酚的醋酸酯，较生育酚性质稳定。若本品与氢氧化钾醇溶液共热则酯键水解生成游离的 $\alpha$-生育酚。

$\alpha$-生育酚具有较强的还原性，对紫外光和氧化剂很敏感。若遇弱氧化剂三氯化铁或空气中的氧易被氧化生成黄色的 $\alpha$-生育酚对苯醌，即

反应中被还原生成的亚铁离子，若遇 2,2′-联吡啶试剂则反应生成稳定的血红色络合物，以此鉴别本品。

$\alpha$-生育酚加无水乙醇溶解后，加硝酸微热，即被氧化生成生育红，溶液显橙红色。

本品为维生素类药。临床常用于治疗不孕症、习惯性流产等疾病，也可用于治疗心血管疾病。因维生素 E 具有较强的还原性，药剂上常用作油溶液制剂的抗氧剂。

**考点：** 维生素 E 的别名、结构特点、稳定性及药理学、药剂学用途

# 四、维 生 素 K

维生素 K 是一类具有凝血作用的维生素的总称。它广泛存在于绿色植物中，尤以菠菜、白菜、萝卜、卷心菜中含量最为丰富。此外，瘦肉、牛肝、猪肝、蛋中的维生素 K 含量也较高。

维生素 K 有七种，其中维生素 $K_1$～$K_4$ 属于 2-甲基-1,4-萘醌类衍生物，维生素 $K_5$～$K_7$ 属于萘胺类衍生物。维生素 $K_1$、$K_2$ 主要存在于绿色植物中，维生素 $K_3$、$K_4$ 为化学合成品。在所有的维生素 K 类中，维生素 $K_3$ 的生物活性最强。

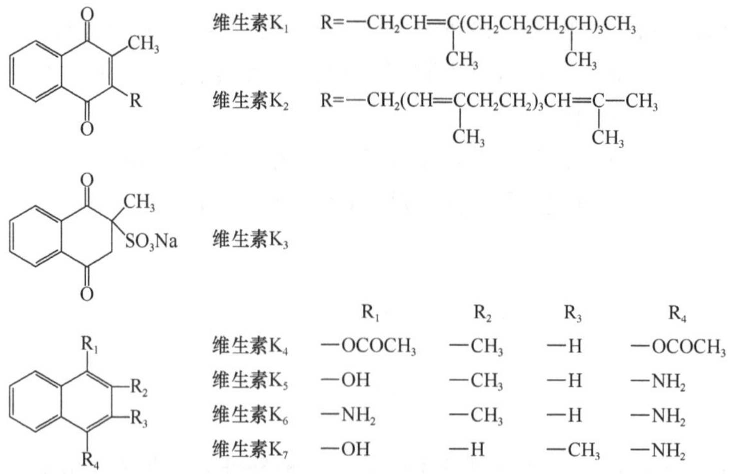

CH3
R
维生素K1 R=—CH2CH═C(CH2CH2CH2CH)3CH3
CH3 CH3
维生素K2 R=—CH2(CH═CCH2CH2)5CH═C—CH3
CH3 CH3
CH3
SO3Na
维生素K3
R1 R2 R3 R4
维生素K4 —OCOCH3 —CH3 —H —OCOCH3
维生素K5 —OH —CH3 —H —NH2
维生素K6 —NH2 —CH3 —H —NH2
维生素K7 —OH —H —CH3 —NH2

## 维生素 $K_3$ Vitamin $K_3$

CH3
SO3Na · 3H2O

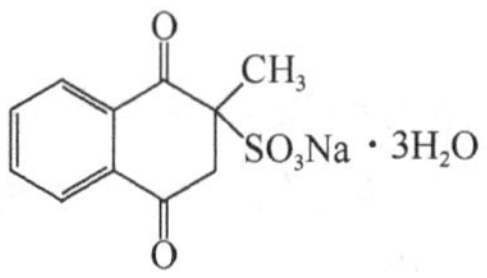

$C_{11}H_9O_5SNa \cdot 3H_2O$ 330.3

本品又名亚硫酸氢钠甲萘醌。

本品为白色结晶或结晶性粉末，几乎无臭。有吸湿性。本品虽然属于脂溶性维生素，但由于结构上有亲水基团亚硫酸氢钠，故易溶于水。微溶于乙醇，不溶于乙醚和苯。

**链 接**

**增加药物溶解度的方法**

要增加难溶性药物在水中的溶解度，主要有五种方法：①制成盐，增大药物极性，如咖啡因与苯甲酸钠形成复盐苯甲酸钠咖啡因，可增大咖啡因在水中的溶解度；②引入亲水基团，如甲萘醌上引入亲水基团亚硫酸氢钠；③加入增溶剂；④加入助溶剂，如复方碘口服溶液中，碘化钾为助溶剂，与碘形成分子间配合物而助溶；⑤应用混合溶剂，改变溶剂极性。

本品水溶液遇光和热，部分可发生异构化，生成 2-甲基-1，4-萘氢醌-3-磺酸钠和 2-甲基-1，4-萘氢醌，活性降低。为防止这一反应的发生，可将溶液 pH 调至 2～5，并加入稳定剂亚硫酸氢钠。

CH3
SO3Na
H2O, △
OH
CH3
SO3Na
OH
+
OH
CH3
OH
+ NaHSO3

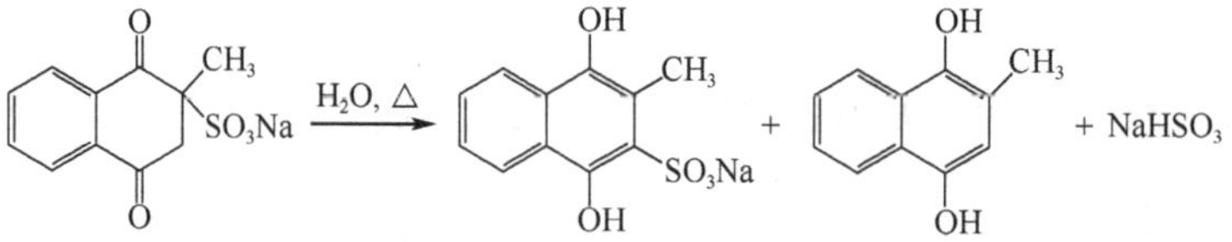

反应生成的 2-甲基-1，4-萘氢醌-3-磺酸钠能与邻二氮菲试液作用，产生红色沉淀，而维生素 $K_3$ 无此反应。据此反应可检查维生素 $K_3$ 中的杂质限量。

本品的水溶液与甲萘醌、亚硫酸氢钠间存在动态平衡。遇酸、碱或空气中氧时亚硫酸氢钠分解，平衡被破坏，产生甲萘醌沉淀。光和热可加速此变化。加入焦亚硫酸钠并通入惰性气体，可增加本品稳定性。

CH3
SO3Na
CH3
+ NaHSO3

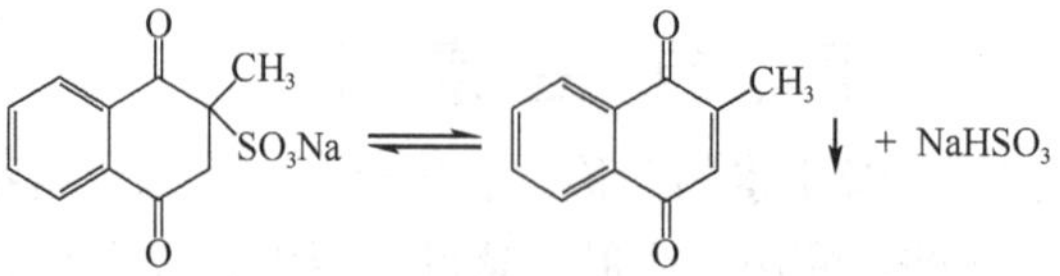

本品水溶液遇氢氧化钠试液析出甲萘醌黄色沉淀，遇稀盐酸在析出甲萘醌黄色沉淀的同时还放出二氧化硫气体。

本品为维生素类药。临床主要用于治疗凝血酶原过低症、新生儿出血症等。

考点：维生素 K₃ 的别名、结构特点、水溶性较好的原因、用途

# 第 2 节　水溶性维生素

水溶性维生素包括维生素 B 族和维生素 C。

## 一、维生素 B 族

维生素 B 族的化学结构和生理作用完全不同，但由于是从同一来源如肝、酵母、米糠、麦麸等中分离得到的，所以均把它们归为维生素 B 族。B 族维生素主要包括维生素 $B_1$（硫胺）、维生素 $B_2$（核黄素）、维生素 $B_6$（吡多辛）、维生素 $B_{12}$（氰钴胺）、烟酸及烟酰胺等。

### 维生素 $B_1$　Vitamin $B_1$

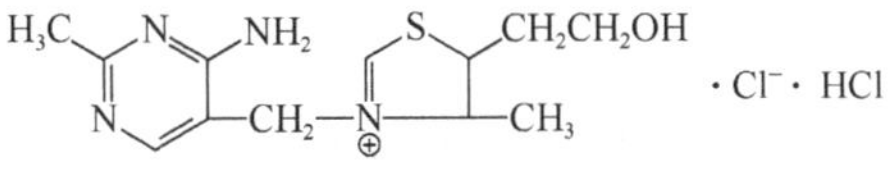

$C_{12}H_{17}ClN_4OS \cdot HCl$　337.27

**案例 12-3**

卓医生为一患者开了张处方，其中有一组静脉滴注的液体为维生素 $B_1$ 注射液和碳酸氢钠注射液。患者将该处方拿到药房取药时，王药师以两药具有配伍禁忌为由拒绝调配该处方，并将该处方退回卓医生处重开。

问题：1. 你认为王药师的做法妥当吗？
　　　2. 碳酸氢钠注射液是酸性还是碱性药物？
　　　3. 王药师为什么认为维生素 $B_1$ 和碳酸氢钠注射液有配伍禁忌？

本品又名盐酸硫胺。

本品为白色结晶或结晶性粉末。味苦，有微弱的特臭。干燥品在空气中迅速吸收约 4%的水分。本品易溶于水，微溶于乙醇，不溶于乙醚。水溶液显酸性。

本品固体在干燥条件下性质稳定，在密闭容器中长期放置，或于 100℃加热 24 小时，均无明显变化。但其水溶液与空气接触，易被空气中的氧氧化成具有荧光的硫色素而失效。光和铜、铁等金属离子可加速其氧化。

本品在碱性条件下，噻唑环开环生成硫醇型化合物而失效。故本品注射液不能与碱性药物如磺胺类钠盐、氨茶碱、碳酸氢钠注射液等配伍使用。

本品结构中含有机硫，能发生硫色素反应。即本品溶于氢氧化钠溶液中，生成硫醇化合物，继续被铁氰化钾氧化成硫色素，该色素溶于正丁醇中显蓝色荧光，加酸呈酸性，荧光消失，加碱荧光又复现。

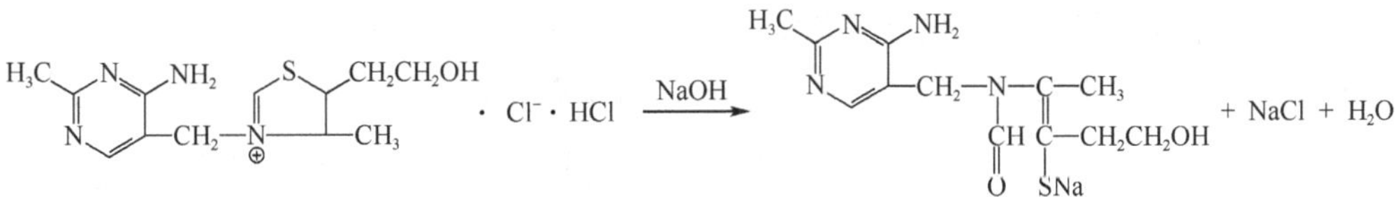

本品水溶液遇碳酸氢钠、亚硫酸氢钠均能分解失效，故亚硫酸氢钠不可作为本品的抗氧剂。

**课堂互动**

维生素 $B_1$ 的稳定性如何？我们在生产和使用过程中应该注意哪些问题？

本品分子中含有嘧啶环和噻唑环，能与某些生物碱沉淀试剂作用生成沉淀。如与碘化汞钾试剂

反应生成黄色的沉淀（$B \cdot H_2Hg_2I_4$），与碘试剂反应生成红色沉淀（$B \cdot HI \cdot I_2$）。

本品为维生素类药。主要用于防治维生素 $B_1$ 缺乏引起的脚气病，也可用于多发性神经炎和多种疾病的辅助治疗。

**考点：** 维生素 $B_1$ 的别名、结构特点、稳定性、鉴别与用途

### 维生素 $B_2$　Vitamin $B_2$

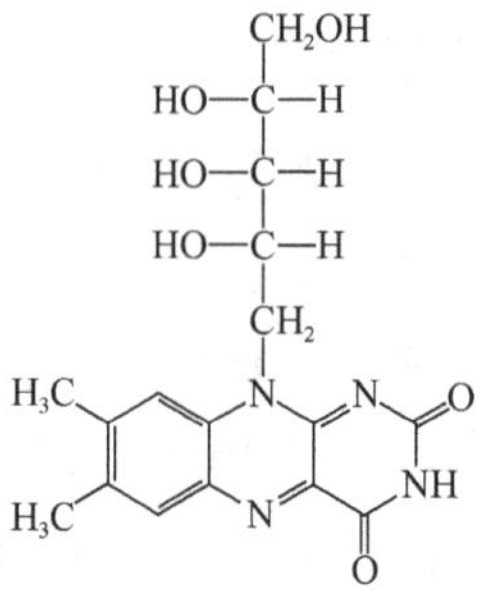

$C_{17}H_{20}N_4O_6$　376.37

**链接**

#### 维生素 $B_2$ 的发现

1879 年，英国著名化学家布鲁斯发现牛奶的上层乳清中存在一种黄绿色的荧光色素，他们用各种方法提取，试图发现其化学本质，都没有成功。1933 年，美国科学家哥尔倍格等从 1000 多千克牛奶中得到 18 毫克这种物质。后来人们因为这种黄色物质分子式上有一个核糖醇，遂将其命名为核黄素，即维生素 $B_2$。

本品又名核黄素。

本品为橙黄色的结晶性粉末。微臭，味微苦。在水、乙醇、氯仿或乙醚中几乎不溶。

本品具有碳二酰亚胺结构，能互变异构为烯醇，故显弱酸性。同时由于结构上具有叔氨结构，显碱性。所以本品显酸碱两性，既能溶于稀氢氧化钠溶液中，又能溶于稀酸中。

**课堂互动**

维生素 $B_2$ 为什么在水中几乎不溶，却既溶于酸又溶于碱液中？

本品含有共轭杂环异咯嗪环，水溶液呈黄绿色荧光，且荧光在 pH 为 6.0～7.0 时最强。若加酸或碱偏离此 pH 范围，则本品发生解离，荧光立即消失。

本品干燥时性质稳定。其水溶液遇光极易分解，分解速度随温度和 pH 升高而加快。在碱性溶液中分解为感光黄素（光化黄），在酸性或中性溶液中则分解为光化色素（蓝色荧光素）。在避光条件下，本品的酸性水溶液较稳定，但在碱性溶液中极易分解变质，如本品在 1%氢氧化钠溶液中 24小时即可完全分解。

本品对过氧化氢等弱氧化剂比较稳定，但遇高锰酸钾等强氧化剂则易被氧化破坏。本品遇连二亚硫酸钠或维生素 C 等还原剂时又可被还原为无色、无荧光的二氢核黄素并从水中析出，二氢核黄素悬浊液在空气中振荡，能再被氧化成核黄素。

本品为维生素类药。主要用于防治唇炎、舌炎、结膜炎和脂溢性皮炎等。

**考点：** 维生素 $B_2$ 的别名、外观性状、结构特点、稳定性与用途

### 维生素 $B_6$　Vitamin $B_6$

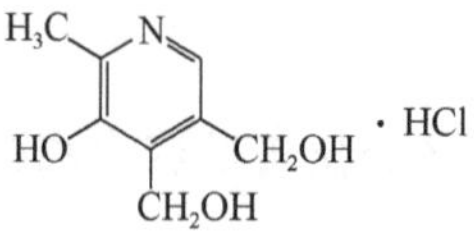

$C_8H_{11}NO_3 \cdot HCl$　205.64

本品又名盐酸吡哆辛、盐酸吡哆醇。

在自然界中存在的维生素 B₆ 除吡哆辛外，还有吡哆醛、吡哆胺，它们在体内可相互转化。由于最初分离得到的是吡哆辛，故一般将其作为维生素 B₆ 的代表。

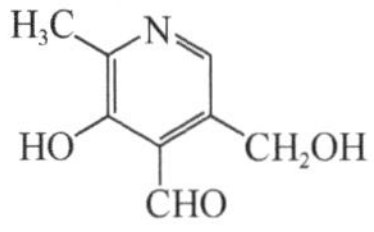

吡哆醛 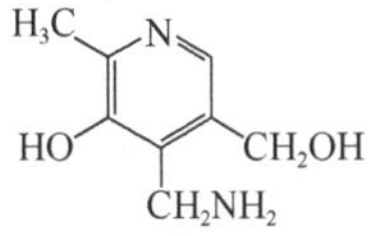　　　　　　　吡哆胺

本品为白色或类白色的结晶或结晶性粉末。无臭，味微苦。易溶于水，微溶于乙醇，不溶于氯仿和乙醚。熔点为 205～209℃，熔融时同时分解。

本品干燥品对光和空气较稳定。由于结构上有三个羟基，其水溶液在空气中渐被氧化变色，且 pH 升高，氧化加速。除此之外，本品在中性或碱性溶液中见光还易发生聚合等其他变质反应，如本品中性水溶液受热至 120℃左右，可发生两分子聚合而失去活性。

本品结构上有酚羟基，能与三氯化铁试剂反应呈红色。

本品能与氯化亚氨基-2，6-二氯醌试液反应生成蓝色化合物，继而转变为红色。

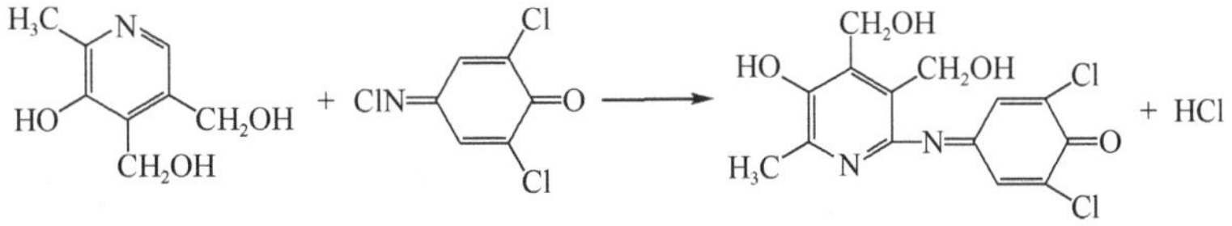

本品能与硼酸生成配合物，此配合物与氯化亚氨基-2，6-二氯醌试液不反应。而吡哆醛和吡哆胺不与硼酸生成配合物，所以在硼酸存在下仍能与氯化亚氨基-2，6-二氯醌试液反应呈色。据此，可区别吡哆辛与吡哆醛、吡哆胺。

**课堂互动**

如何区别吡多辛与吡哆醛、吡哆胺？依据是什么？

本品为维生素类药。用于防治异烟肼中毒，妊娠、放射病及抗癌药所致的呕吐，脂溢性皮炎等症。

**考点：**维生素 B₆ 的三种存在形式与区别方法、结构特点与用途

# 二、维 生 素 C

本类维生素广泛存在于柠檬、柑橘等水果、新鲜蔬菜及其他许多植物中，见表 12-1。药用品由化学合成得到。

**链接**

表 12-1　富含维生素 C 的食物排名

| 排名 | 食物 | 维生素 C 含量（mg/100g） | 排名 | 食物 | 维生素 C 含量（mg/100g） |
| --- | --- | --- | --- | --- | --- |
| 1 | 樱桃 | 1000 | 6 | 草莓 | 80 |
| 2 | 番石榴 | 270 | 7 | 柿子 | 75 |
| 3 | 辣椒 | 170 | 8 | 柠檬 | 70 |
| 4 | 猕猴桃 | 130 | 9 | 西红柿 | 65 |
| 5 | 西兰花 | 110 | 10 | 苦瓜 | 60 |

**维生素 C　VitaminC**

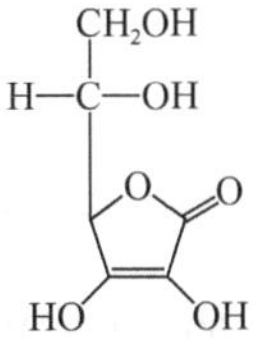

C₆H₈O₆　176.13

住院药房邓组长在清理药物时，发现靠窗放置的还未到有效期的维生素 C 注射液有三支变成了黄色。邓组长立即将已变色的三支维生素 C 注射液放入了报废药品箱中，并调整了其余维生素 C 注射液的搁放位置。

**问题：** 1. 你认为邓组长的处置方式正确吗？为什么？

2. 合格的维生素 C 注射液外观应该是什么性状？

3. 维生素 C 注射液为什么会变色？

4. 你认为邓组长应该将其余未变色的维生素 C 注射液调整到什么贮存位置比较合适？除此之外还应采取什么措施来防止维生素 C 注射液变质失效？

本品又名 L-抗坏血酸。

本品为白色结晶或结晶性粉末。无臭，味酸，久置色渐变黄。本品易溶于水，略溶于乙醇，不溶于氯仿或乙醚。熔点为 190～192℃，熔融时同时分解。

本品中含有两个手性碳原子，故有四个光学异构体，其中 L-（＋）-抗坏血酸活性最大。

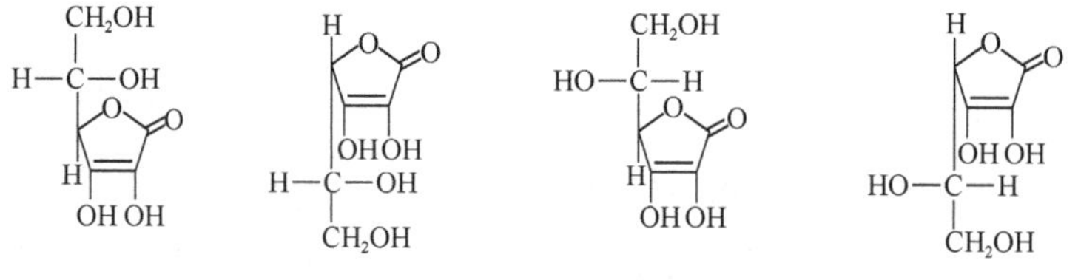

L-(＋)-抗坏血酸　　D-(－)-抗坏血酸　　D-(－)-异抗坏血酸　　L-(＋)-异抗坏血酸

本品具有连二烯醇结构，所以显酸性，能与碳酸氢钠或稀氢氧化钠等碱性物质反应，生成本品的烯醇钠盐。

本品具有连二烯醇结构，具有较强的还原性，在水溶液中易被空气中氧或氧化性试剂如硝酸银、亚甲蓝、斐林试剂、三氯化铁、碘、二氯靛酚钠等氧化，且重金属离子可加速氧化反应的进行。本品被氧化成去氢维生素 C 后，可被水解生成 2，3-二酮古洛糖酸，并可被进一步氧化为苏阿糖酸和草酸。

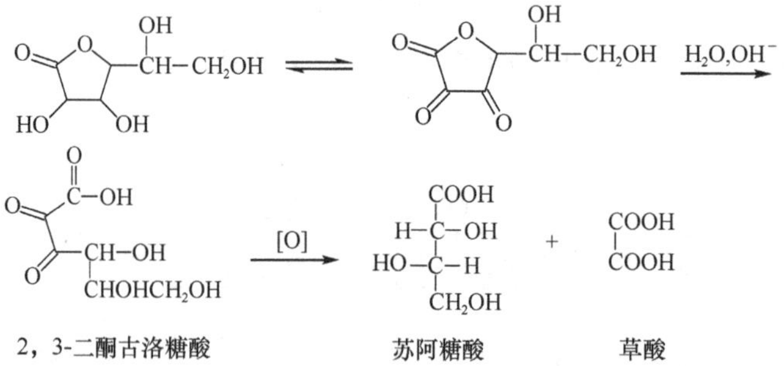

2，3-二酮古洛糖酸　　　　苏阿糖酸　　　　草酸

本品结构上具有内酯结构，在空气、光线、温度影响下，先氧化生成去氢维生素 C，后在一定条件下发生脱水、水解和脱羧反应生成糠醛，糠醛聚合颜色加深。这便是维生素 C 及其制剂在贮存中变色的主要原因。

为增强本品的稳定性，防止本品被氧化和水解，在制片时采用干法制粒，在配制注射液时采取下列措施：使用二氧化碳饱和的注射用水，pH 控制在 5.0～7.0 之间，加入 EDTA-2Na 和焦亚硫酸钠等作为稳定剂，通入二氧化碳或氮气等惰性气体置换安瓿液面上的空气。

**课堂互动**

维生素 C 及其制剂变色的主要原因是什么？应采取哪些措施防止？

本品水溶液，加入硝酸银试剂即产生黑色的金属银沉淀，加入二氯靛酚试液（试液本身为青色，在酸性溶液中为红色）溶液即由红色变为无色。

　　本品为维生素类药。主要用于防治坏血病，预防冠心病及各种急慢性传染病的辅助治疗。由于本品具有较强的还原性，药剂上常用作水溶液制剂的抗氧剂。

**考点**：维生素 C 的别名、结构特点、稳定性、鉴别与用途

## 自 测 题

### 一、名词解释

1. 维生素　2. 脂溶性维生素　3. 水溶性维生素

### 二、选择题

**（一）A 型题（单项选择题）**

1. 在脂溶性维生素中，由于结构上有亲水基团而易溶于水的是（　　）

　　A. 维生素 A　　B. 维生素 D　　C. 维生素 E

　　D. 维生素 $K_1$　　E. 维生素 $K_3$

2. 在以下维生素中，显酸碱两性的是（　　）

　　A. 维生素 A　　B. 维生素 D　　C. 维生素 $B_2$

　　D. 维生素 $B_1$　　E. 维生素 C

3. 在维生素 C 的四个光学异构体中，活性最大的是（　　）

　　A. $L$-（+）-抗坏血酸　　B. $L$-（−）-抗坏血酸

　　C. $D$-（+）-抗坏血酸　　D. $D$-（−）-抗坏血酸

　　E. 四个光学异构体活性一样大

4. 以下是维生素 A 结构式的是（　　）

　　A.

　　B.

　　C.

　　D.

　　E.

5. 以下能发生三氯化锑反应的是（　　）

　　A. 维生素 D　　B. 维生素 A　　C. 维生素 $B_2$

　　D. 维生素 $K_1$　　E. 维生素 C

6. 虽然属于水溶性维生素，但却几乎不溶于水的是（　　）

　　A. 维生素 $B_6$　　B. 维生素 $K_3$　　C. 维生素 $B_2$

　　D. 维生素 $K_1$　　E. 维生素 C

7. 由于具有较强的还原性，常用作油溶液制剂抗氧剂的是（　　）

　　A. 维生素 E　　B. 维生素 A　　C. 维生素 $B_2$

　　D. 维生素 $K_1$　　E. 维生素 C

8. 维生素 E 之所以叫生育酚，是因为其与生育有关，且结构上具有（　　）

　　A. 共轭多烯醇侧链　　　B. 芳伯氨基

　　C. 酚羟基　　　　　　　D. 连二烯醇

　　E. 有机硫

9. 由于具有较强的还原性，常用作水溶液制剂抗氧剂的是（　　）

　　A. 维生素 E　　B. 维生素 C　　C. 维生素 $B_2$

　　D. 维生素 $B_6$　　E. 维生素 $B_1$

10. 维生素 A 应（　　）

　　A. 遮光，密封在冷处保存

　　B. 遮光，密闭保存

　　C. 遮光，冷冻保存

　　D. 遮光，密封在干燥处保存

　　E. 装于铝制或其他适宜的容器内，充氮气、密封，在凉暗处保存

**（二）B 型题（配伍选择题）**

**（11～15 题共用备选答案）**

　　A. 维生素 A　　　　　　B. 维生素 K

　　C. 维生素 E　　　　　　D. 维生素 C

　　E. 维生素 D

11. 可用于防治坏血病的是（　　）

12. 可用于防治夜盲症的是（　　）

13. 可用于防治佝偻病的是（　　）

14. 与生育有关，可用于防治习惯性流产、不孕症的是（　　）

15. 与人体凝血功能有关的是（　　）

**（16～20 题共用备选答案）**

　　A. 共轭多烯醇侧链　　　B. 酚羟基

　　C. 异咯嗪环　　　　　　D. 连二烯醇结构

　　E. 甲萘醌结构

16. 维生素 C 具有（　　）

17. 维生素 $B_2$ 具有（　　）

18. 维生素 E 具有（　　）

19. 维生素 A 具有（　　　）

20. 维生素 K_3 具有（　　　）

（21～25 题共用备选答案）

    A. 核黄素           B. 盐酸硫胺

    C. 生育酚           D. 亚硫酸氢钠甲萘醌

    E. 抗坏血酸

21. 维生素 C 的别名是（　　　）

22. 维生素 B_2 的别名是（　　　）

23. 维生素 B_1 的别名是（　　　）

24. 维生素 E 的别名是（　　　）

25. 维生素 K_3 的别名是（　　　）

**（三）X 型题（多项选择题）**

26. 以下属于水溶性维生素的药物有（　　　）

    A. 维生素 A   B. 维生素 B_1   C. 维生素 K_3

    D. 维生素 B_6   E. 维生素 B_2

27. 具有还原性可发生氧化变质反应的药物有（　　　）

    A. 维生素 A   B. 维生素 D   C. 维生素 E

    D. 维生素 C   E. 维生素 B_1

28. 以下能与硝酸银发生反应的是（　　　）

    A. 维生素 C   B. 维生素 B_6   C. 维生素 B_2

    D. 维生素 K_1   E. 维生素 B_1

29. 以下显酸性的维生素有（　　　）

    A. 维生素 A   B. 维生素 D   C. 维生素 E

    D. 维生素 C   E. 维生素 B_6

30. 以下须遮光，密封保存的药物有（　　　）

    A. 维生素 B_2   B. 维生素 A   C. 维生素 E

    D. 维生素 C   E. 维生素 B_6

**三、填空题**

1. 维生素按其溶解性不同可分为_____和_____两类。

2. 因维生素 C 结构上具有_____结构，故可发生水解反应。

3. 维生素 B_6 包括_____、吡哆醛和_____，它们在体内可相互转化。

4. 维生素 B_2 具有_____结构，能互变异构为烯醇，这是维生素 B_2 显酸碱两性中的酸性的原因。

**四、简答题**

1. 维生素 C 及其制剂变色的原因是什么？应如何采取措施防止？

2. 维生素 A 能贮存在铁制容器中吗？为什么？你认为应如何贮存？

3. 维生素 K_3 属于脂溶性维生素但却易溶于水，为什么？

4. 如何采用化学方法区别维生素 B_1 和维生素 C？为什么？

**五、分析题**

1. 从结构上分析维生素 C 性质不稳定的原因。

2. 试从化学角度分析下列处方是否合理。

[处方]　氨茶碱注射液　　0.125g ⎫
　　　　维生素 B_1 注射液　0.10g ⎭ i.v.

（钟辉云）

# 第13章

# 药物的变质反应与贮存保管

药物的变质反应是指药物在生产、检验、流通、使用和贮存过程中，由于自身结构受外界因素影响而发生的化学变化。药物一旦发生变质反应，会导致药物疗效降低或失效，甚至产生毒副作用，进而影响用药的安全性和有效性。

药物生产、流通、应用等多个环节都涉及到贮存保管。如果药物贮存保管不当，往往会使药物变质，因此正确地进行药物贮存保管，对于防止药物变质，确保药物质量和疗效至关重要。

## 第1节 药物的变质反应

药物的变质反应主要有水解反应、氧化反应、异构化反应、脱羧反应及聚合反应等，其中以水解反应和氧化反应最为常见。此外，空气中二氧化碳对药物质量也有一定的影响。

### 一、药物的水解反应

药物的水解反应是指药物在水分参与下发生的分解反应，是最常见的药物变质反应之一。容易发生水解反应的药物，在化学结构上一般具有容易被水解的基团或化学键，包括盐、酯键、酰胺键、酰脲、酰肼、苷键、酰卤、缩氨等。其中以盐、酯键、酰胺键和苷键的水解较为常见。

#### （一）盐类药物的水解

盐类药物（BA）水解是指盐类药物与水作用生成酸（HA）和碱（BOH）的反应。一般是可逆的。

$$BA + H_2O \rightleftharpoons BOH + HA$$

易水解的盐类药物主要有两类：一类是强酸弱碱盐，多为生物碱的硫酸盐或盐酸盐，如硫酸阿托品、硫酸链霉素、盐酸普鲁卡因、盐酸苯海拉明、氯化铵、酒石酸去甲肾上腺素等；另一类是强碱弱酸盐，多数是有机酸的钠盐或钾盐，如磺胺嘧啶钠、苯唑西林钠、苯巴比妥钠、青霉素钾、头孢呋辛钠等。

**案例 13-1**

医生给患者开具一处方，处方中配有磺胺嘧啶钠注射液和甲氧苄胺嘧啶乳酸盐注射液，护士知道两药合用可增加抗菌效果，于是将两药的注射液混合于同一注射器中准备给患者静脉推注。

**问题：** 1. 护士的用法正确吗？

2. 磺胺嘧啶钠注射液和甲氧苄胺嘧啶乳酸盐注射液分别为何种类型的盐？

3. 两药溶液混合，会发生什么反应？

4. 上述用法会产生什么不良后果？

盐类的水解一般不引起有机结构的破坏，其水解与水分和 pH 环境有关。强酸弱碱盐在碱性条件下易水解生成弱碱，强碱弱酸盐在酸性条件下易水解生成弱酸。若生成的弱酸或弱碱是难溶于水的沉淀，盐类药物几乎可以完全水解。

防止盐类水解的措施

采取适当的措施，可以防止或减缓盐类药物水解反应的发生：①加酸或加碱，调到适宜的 pH 环境；②密闭，干燥处贮存；③制成粉针，临用现配；④使用时注意药物间的配伍变化。

### （二）有机药物（非盐类）的水解

**1. 具有水解性的有机结构** 可发生水解反应的有机结构类型：酯、酰胺、酰脲、酰肼、苷（甙）、缩氨、酰卤等。

（1）酯类药物的水解：此类水解最常见。酯类药物包括无机酸酯类、有机酸酯类及内酯类等，均能发生水解反应，生成相应的酸和羟基化合物。

酯类药物在酸性及碱性下均可发生水解，但在碱性条件下的水解反应速度比酸性条件下的水解反应速度快，并能水解完全。

链 接 碱性条件下酯类药物的水解

在碱性条件下，酯类药物的羰基首先接受氢氧根离子的亲和加成，进而引起酰基与氧之间酰氧键的断裂，生成过渡产物羧酸，由于碱能中和生成的羧酸，生成羧酸盐和羟基化合物，导致水解反应平衡一直向右进行，故在碱性条件下，酯类水解速度更快，水解反应可以进行到底。

$$R{-}\overset{O}{\underset{}{C}}{-}OR' \underset{OH^-}{\overset{H_2O}{\rightleftharpoons}} R{-}\overset{O^-}{\underset{OH}{C}}{-}OR' \rightleftharpoons \left[ R{-}\overset{O}{C}{-}OH + R'{-}OH \right] \overset{OH^-}{\longrightarrow} R{-}\overset{O}{C}{-}O^- + HOR'$$

（2）酰胺类药物的水解：酰胺类药物是氨或胺的氮原子上的氢被酰基取代所生成的羧酸衍生物，亦易水解，产物为羧酸和氨基化合物。常见的酰胺类药物有：巴比妥类、青霉素类、头孢菌素类、氯霉素等。这类药物的水解反应过程与酯类药物的水解反应过程相似，酸、碱亦催化酰胺类药物的水解反应。

案例 13-2

医生诊断某患者为肺部感染发热并发代谢性酸中毒，开具的处方是：青霉素 G 钠与 5%碳酸氢钠合用静脉滴注。

**问题：** 1. 该处方合理吗？

2. 青霉素 G 属于什么结构类型的药物？

3. 青霉素 G 钠与碳酸氢钠注射液合用后会出现何种反应？

4. 如何防止青霉素 G 钠发生水解变质反应？

青霉素和头孢菌素类药物的分子中存在着不稳定的 $\beta$-内酰胺环，在 $H^+$ 或 $OH^-$ 影响下，很容易水解开环而失效。氯霉素只有在强酸或强碱条件下酰胺才水解，生成氨基化合物和二氯乙酸。巴比妥类化合物一般在碱性条件下可发生水解反应。

（3）其他类型有机药物的水解：苷类药物如硫酸链霉素、卡那霉素等均易水解，水解产物为苷元和糖。酰肼结构的异烟肼、磺酰脲结构的甲苯磺丁脲、活泼卤素结构的环磷酰胺、肟类结构的碘解磷定、腙类结构的利福霉素、多糖结构的阿米卡星以及多肽结构的胰岛素等，均可在一定条件下发生水解反应，改变或影响药物的疗效，在实践中应引起注意。

**2. 影响有机药物水解的内部因素**

（1）药物化学结构的影响

1）电效应的影响：诱导效应、共轭效应对药物水解速度影响较大。酯类药物的水解反应是通过酰氧键的断裂而进行的，所以水解反应的速度取决于羰基碳原子的电子云密度。如果药物分子中的取代基为吸电子基如羧基、醛基、苯基、共轭双键等不饱和基团，能使羰基碳原子电子云密度降低，所带正电荷增大，利于 OH⁻进攻，则水解速度增快；反之药物分子中的取代基为斥电子基如烃基、氨基等，能使羰基碳原子的电子云密度增加，则水解速度降低。

酰胺类药物的水解反应与酯类药物的水解反应相似，但酯类药物的水解反应速度比相应的酰胺类药物的水解反应快。这是因为酯类药物结构中的氧原子的电负性比酰胺类药物结构中的氮原子的电负性大，故甲氧基的吸电子能力比氨基强，诱导效应的结果使酯类药物比酰胺药物水解反应速度快。二者均存在 p-π 共轭效应，但氨基的给电子共轭能力比甲氧基大，所以共轭效应的结果也使酯类药物比酰胺类药物水解反应速度快。

**课堂互动**

酯类药物与相应的酰胺类药物比较，在相同条件下哪个易发生水解反应？为什么？

2）离去酸的影响：羰基类化合物 RCOA 水解时，C—A 键断裂，—A 为离去基团，—A 与 H⁺形成 HA，HA 称为离去酸。HA 酸性越强的药物越易水解，反之，离去酸酸性越弱的药物越不易水解。

常见离去酸的酸性强弱为：$HX > RCOOH > ArOH > ROH > H_2NCONH_2 > H_2NNH_2 > NH_3$。因此，常见的 RCOA 的水解速度为：酰卤＞酸酐＞酚酯＞醇酯＞酰脲＞酰肼＞酰胺。

（2）邻助作用加速水解：邻助作用是指在酰基的邻近位置有亲核基团，能引起分子内催化，使水解反应加速。如阿司匹林在中性水溶液中的水解，除酚酯较容易水解以外，还由于邻位羧基负离子的邻助作用。青霉素类药物的水解除 β-内酰胺环不稳定以外，还有其侧链酰基氧原子的邻助作用。

（3）空间位阻的掩蔽作用使药物水解速度减慢：空间位阻是指在药物易被水解的基团或化学键附近有较大的取代基，产生较强的空间掩蔽作用，减缓水解反应的速度。如异丁基水杨酸的水解速度比阿司匹林慢 10 倍，盐酸哌替啶因空间位阻的掩蔽作用使其稳定性增大，盐酸利多卡因因酰胺键的邻位有两个甲基产生空间位阻而不易水解。

异丁基水杨酸

**3. 影响有机药物水解的外界因素及防止措施**　影响药物水解的外界因素很多，主要有水分、溶液的酸碱性、温度、重金属离子等。

（1）水分：水分是药物发生水解的必要条件，易水解的药物在生产、贮存和应用中应防潮防水，以避免药物的水解。

一般情况下，易水解的药物应尽量考虑制成固体制剂使用，如片剂、糖衣片及胶囊剂等，若要制成溶液剂一定要考虑采取防止水解的措施或制成粉针剂临用现配，如青霉素钠、环磷酰胺等极易水解的药物即制成粉针剂，并严格控制粉针剂的含水量。

易水解的药物在贮存时与潮湿的空气接触即会发生水解，所以在贮存时要密封，在干燥处保存。

（2）溶液酸碱性：药物溶液的酸碱性对药物的水解影响很大，常见的酯类、酰胺类和苷类药物的水解均受溶液 pH 的影响，酸和碱均可催化水解反应。一般情况下，对于酯类、酰胺类药物，溶液的 pH 增大，药物的水解反应速度加快，苷类药物 pH 较大或较小时，水解速度都较快。

**案例 13-3**

表 13-1 是盐酸普鲁卡因在不同 pH 溶液中的水解速率。

表 13-1　溶液的 pH 对盐酸普鲁卡因水解速率的影响（100℃，30 分钟）

| pH | 3 | 4 | 5.6 | 6.5 |
|---|---|---|---|---|
| 水解率（%） | 0 | 1.5 | 5.8 | 18.4～19.0 |

**问题：** 1. 盐酸普鲁卡因含有何种易水解的结构？

2. 由此表分析，盐酸普鲁卡因溶液在 100℃加热 30 分钟时，pH 的大小对其水解产生什么影响？

3. 由此表得知，盐酸普鲁卡因溶液的 pH 为多少时水解率最低？

4. 配制盐酸普鲁卡因注射液时，应将其溶液的 pH 调节为多少较适宜？

因此，为防止或延缓药物的水解，常将药物溶液的酸碱度调节至适宜的 pH。

（3）温度：一般的实验规律为温度每升高 10℃，反应速度增加 2～4 倍。药物的水解反应速度也遵循这一规律，温度升高，药物的水解反应速度加快。所以在药物的生产和贮存时要注意控制适宜的温度，防止温度升高加快水解。如制备半合成青霉素类药物时，酰化反应宜在低温条件下进行，防止 $\beta$-内酰胺环的水解。又如注射剂在加热灭菌时应考虑药物的稳定性而选择合适的灭菌温度和时间。

（4）重金属离子：一些重金属离子（如 $Cu^{2+}$、$Fe^{3+}$、$Zn^{2+}$等）可以促使药物（青霉素钠、维生素 C 等）发生水解。为避免重金属离子对水解反应的催化作用，常加入金属离子配合剂 EDTA-2Na。

**考点：** 主要和最常见的药物变质反应类型；常见的可水解的有机结构；邻助作用和空间位阻对药物水解的影响；影响药物水解变质的外界因素和防止措施

# 二、药物的自动氧化反应

药物的氧化性和还原性是药物常见且重要的性质之一，在有机化学中常把脱氢和加氧都称氧化反应。很多有机药物具有还原性，能发生氧化反应。药物的氧化反应一般分为化学氧化反应和自动氧化反应。药物的变质反应中的氧化反应主要是指自动氧化反应。

## （一）药物的自动氧化反应过程

药物的自动氧化反应是指药物在空气中被氧气自发引起的游离基链式反应，多发生于药物的贮存过程中。自动氧化的第一步常为 C—H、O—H、N—H、S—H 键的断裂，断裂分为均裂自动氧化和异裂自动氧化两种。一般认为 C—H 键易发生均裂自动氧化，生成烃基自由基和氢自由基；而 O—H、N—H、S—H 键常发生异裂自动氧化，生成 $H^+$、$O^{2-}$、$N^{3-}$、$S^{2-}$等离子。

药物的氧化反应与化学结构有关，许多酚类、烯醇类、芳胺类、吡唑酮类、噻嗪类药物较易氧化。药物氧化后，不仅效价损失，而且可能产生颜色或沉淀。有些药物即使被氧化极少量，亦会色泽变深或产生不良气味，严重影响药品的质量和药物疗效，甚至产生严重不良反应或毒性反应。

## （二）具还原性，易发生自动氧化反应的有机结构类型

**1. 烯键**（烯烃中的—C═C—） 具有还原性，可被自动氧化变质。如维生素 A，因其具有共轭多烯醇侧链，具有较强的还原性，在空气中见光易被氧化为环氧化物从而变质失效。

**2. 酚羟基**（Ar—OH） 含有酚羟基结构的药物均易被氧化生成有色的醌类化合物，含酚羟基数目越多，越易被氧化。在碱性条件下更易被氧化，氧化产物多为有色的醌类化合物。常见的含酚羟基的药物有苯酚、水杨酸、酚磺乙胺、对乙酰氨基酚、肾上腺素、吗啡等。

**课堂互动**

盐酸肾上腺素的稳定性好吗？为什么在空气中久置的盐酸肾上腺素会慢慢变为淡红色？

**3. 芳伯氨基**（Ar—NH₂） 含芳伯氨基结构的药物易被氧化成有色的醌型化合物、偶氮化合物和氧化偶氮化合物。如普鲁卡因、磺胺类药物。

**4. 肼基**（—HN—NH₂） 如异烟肼具有还原性，在碱性水溶液中接触空气及金属离子易发生氧化反应而变质，所以应注意遮光，密闭贮存。

**5. 巯基**（—HS） 脂肪或芳香巯基都具有还原性。由于硫原子的电负性小于氧，易给出电子，故巯基比酚羟基或醇羟基易于氧化生成二硫化物。常见的含巯基结构的药物有卡托普利、巯嘌呤等。

**6. 烯醇**　烯醇的自动氧化与酚类相似。当 pH 增大时，自动氧化反应活性增强，使药物易氧化变质。常见药物主要有：维生素 C、吡罗昔康等。维生素 C 为连二烯醇结构，易被空气中的氧气氧化成去氢维生素 C，后者最终氧化分解为草酸与 L-丁糖酸而变质。

**课堂互动**

如何配制维生素 C 注射液？为什么久置的维生素 C 注射液会变黄或其片剂会出现黄斑？

**7. 杂环及其他**　含杂环结构的药物的还原性由于所含母核和取代基各不相同，所以氧化反应比较复杂。

（1）吩噻嗪类药物：如氯丙嗪、异丙嗪中的吩噻嗪环具有还原性，常被氧化为醌类化合物和亚砜而失效。

（2）含吡啶杂环结构的药物：如硝苯吡啶，在遇光时即可氧化变色。

（3）醛类药物（含—CHO）：如水合氯醛、葡萄糖能氧化生成相应的羧酸。

（4）其他药物：呋喃类药物在空气中易水解氧化成黑色聚合物。醇羟基一般情况下还原性较弱，$\alpha$-羟基 $\beta$-氨基结构的还原性增强，易被氧化，如盐酸麻黄碱含有 $\alpha$-羟基 $\beta$-氨基结构，所以易被氧化。

### （三）影响药物自动氧化的因素

**1. 药物的化学结构对自动氧化的影响**

（1）不同的化学结构，C—H 键的离解能不同。一般情况下，C—H 键的离解能越小，越易均裂成自由基，也越易发生自动氧化。

几种 C—H 键发生均裂自动氧化的活性顺序依次为：

醛基 C—H 键≥$\alpha$C—H 键＞叔 C—H 键＞仲 C—H 键＞伯 C—H 键

（2）含有酚羟基结构的药物由于苯氧间 p-π 共轭的缘故，使苯环的电子密度增大，易于形成苯氧负离子发生异裂自动氧化。酚类药物苯环上引入供电子基团，使羟基氧原子上的电子云密度增大，则自动氧化易于进行；反之，苯环上引入吸电子基团时，使羟基氧原子上的电子云密度减小，自动氧化速度减慢。烯醇羟基的自动氧化规律与酚相似。

（3）通常芳香胺比脂肪胺更易发生自动氧化。因为芳香胺的氮原子的 p 电子与苯环发生 p-π 共轭，导致苯环上的电子云密度增大，易发生自动氧化。

（4）含脂肪或芳香巯基和含杂原子的药物一般都具有还原性，其还原性与分子的不饱和度有关，不饱和度越大，还原性越大，越易发生自动氧化。

**2. 外界因素对药物自动氧化的影响及防止措施**　影响药物自动氧化变质的外界因素有氧气、光线、溶液酸碱性、温度、金属离子等。

（1）氧气：氧气是药物发生自动氧化的必要条件。氧的浓度增大，氧化反应速度加快，氧化程度加深。故能够发生自动氧化的药物在其生产及贮存过程中应尽可能避免接触氧气，做到尽量将容器装满，在药物容器内充填惰性气体（不活泼气体 $CO_2$、$N_2$），加入抗氧剂如亚硫酸氢钠、焦亚硫酸钠、亚硫酸钠、硫代硫酸钠、维生素 C 等。

**链接**　　　　　　　　　　药物制剂中的抗氧剂

抗氧剂应选择比药物的还原性更强且无毒、无害、不影响药物正常发挥疗效的物质。由于抗氧剂的还原性比药物强，所以可避免或延缓药物的氧化变质。常用的抗氧剂按溶解性能分为水溶性和脂溶性，常用的水溶性抗氧剂有亚硫酸氢钠、焦亚硫酸钠、硫代硫酸钠、维生素 C 等；常用的脂溶性抗氧剂有氢醌、二叔丁基对甲苯酚、维生素 E 等。

（2）光线：日光由不同波长的光线组成，而不同波长的光线促进化学反应发生的能力也不同。其中波长小于 400nm 的紫外光能量强，促进化学反应发生的能力也最强。

药物对光的敏感程度与结构有关。一般情况下，结构中有酚羟基、共轭双键、吩噻嗪环等易受光线的影响而氧化变质，如苯酚、甲酚、肾上腺素、盐酸氯丙嗪及维生素 B₂ 注射剂等遇光均极易氧化变色。所以，一般情况下，为了避免药物受光的影响而发生自动氧化，可将药物贮存于棕色玻璃容器或避光容器中。

（3）溶液酸碱性：即溶液的 pH。药物的自动氧化反应受溶液酸碱性的影响，一般情况下具还原性的有机药物在碱性条件下较易被氧化，而在酸性环境下则相对稳定。为减小溶液酸碱性对药物氧化变质反应的影响，常将药物溶液调到适宜的 pH。

**课堂互动** ——————

吗啡、肾上腺素等酸碱两性药物，在制成注射剂时为什么常用其盐酸盐而不用其钠盐？

（4）温度：温度对化学反应速度的影响很大，一般是温度升高，化学反应速度加快。因此易发生自动氧化的药物在生产及贮存时应注意控制适当的温度。

（5）金属离子：金属离子主要来自原料、辅料、容器、溶剂，以微量杂质的形式存在于药物之中。常见的有 $Cu^{2+}$、$Fe^{3+}$、$Pb^{2+}$、$Mn^{2+}$ 等，这些金属离子对药物的自动氧化起催化作用。为避免金属离子对药物自动氧化的催化作用，常在药物生产、制剂、贮藏等过程中，控制原辅料质量，减少与金属容器的接触，并在易氧化的制剂中加入抗氧剂或添加适量的 EDTA-2Na 等。

> **考点**：常见的具有还原性，易发生自动氧化反应的有机结构；影响药物自动氧化变质的外界因素和防止措施

## 三、药物的其他变质反应

### （一）药物的异构化反应

一些药物在光照、受热或溶液酸碱性改变等情况下可发生顺反异构、旋光异构和差向异构反应，导致疗效降低，甚至产生毒副作用。如维生素 A 长期贮存会部分生成 4-顺式和 6-顺式两种异构体，生物效价下降；肾上腺素溶液在 pH 过低或过高、加热时会加速消旋化，部分左旋体变成右旋体而使药效降低。四环素的差向异构体无效且毒性较大。

### （二）药物的聚合反应

由同种药物的分子相互结合成大分子的反应称为聚合反应。药物发生聚合反应后，往往引起药物产生沉淀或变色，影响药物使用。如甲醛溶液可发生聚合反应生成多聚甲醛沉淀。葡萄糖注射液热压灭菌后，产生少量 5-羟甲基呋喃甲醛，后者聚合生成有颜色的聚合物，而使注射液颜色变黄，产生严重不良反应或毒性反应。某些 $\beta$-内酰胺类抗生素，如氨苄青霉素易聚合产生大分子，这类聚合物能诱发氨苄青霉素产生过敏反应。

### （三）药物的脱羧反应

药物的脱羧反应也是常见的药物变质反应之一。如普鲁卡因水解后生成对氨基苯甲酸，后者进一步发生脱羧反应生成苯胺，苯胺有较强的毒性并易被氧化使溶液显色。

> **考点**：可发生异构化、脱羧、聚合反应的常见药物

## 四、二氧化碳对药物质量的影响

$CO_2$ 在空气中约占 0.03% 的体积，极易溶于水，形成 $H_2CO_3$，$H_2CO_3$ 直接影响药物的稳定性。

### （一）改变药物的酸碱度

$H_2CO_3$ 电离出 $H^+$ 使水溶液的酸性增强，pH 降低。如蒸馏水溶解 $CO_2$ 后酸性提高。

### （二）促使药物分解变质

某些药物吸收 $CO_2$ 后可引起药物的分解。如硫代硫酸钠注射液吸收 $CO_2$ 后分解而析出硫的沉淀。

### （三）导致药物产生沉淀

$CO_2$ 使药物水溶液发生沉淀的主要原因是：①$CO_2$ 可以降低溶液的 pH，使一些酸性低于 $H_2CO_3$ 的弱酸强碱盐析出游离的难溶弱酸，如苯妥英钠注射液吸收 $CO_2$ 析出苯妥英的沉淀。②$CO_2$ 使溶液

含有碳酸根离子，可与某些金属离子结合成难溶的碳酸盐。如氢氧化钙溶液、氯化钙溶液、葡萄糖酸钙溶液等吸收 $CO_2$ 均会生成碳酸钙沉淀。

### （四）引起固体药物变质

$CO_2$ 使固体药物变质的主要原因是固体药物在吸收二氧化碳的同时也吸收水分，在药物的表层发生化学反应，使一些碱性金属化物生成碱式碳酸盐。如氧化锌可吸收 $CO_2$ 及水分转变成碱式碳酸锌。

**考点：** 二氧化碳对药物质量的具体影响

# 第 2 节　药物的贮存保管

药物的贮存保管，贯穿药物从生产到应用的全过程。如果药物贮存保管不当，往往会使药物变质，从而降低疗效或失效，甚至产生毒性，有的还可引起药物的燃烧或爆炸，污染环境等，以致对人民的生命安全和国家财产造成重大损失。因此，正确的贮存保管药物，对确保药物质量、安全和有效有着十分重要的意义。

**案例 13-4**

某乡卫生院药房管理人员小赵对药品贮存保管的重要性认识不够，且缺乏科学贮存药品的知识与技能，在药品贮存中随心所欲摆放药品，结果导致 200 多支盐酸普鲁卡因注射液、400 多支维生素 $D_3$ 注射液、100 多瓶吲哚美辛肠溶片变质失效，给医院造成了较大的经济损失，并险些造成重大的药疗事故。

**问题：** 1. 从小李身上我们应该吸取什么教训？

2. 从我们所学的药化知识分析，盐酸普鲁卡因注射液、维生素 $D_3$ 注射液、吲哚美辛肠溶片变质的原因是什么？在贮存时应该注意哪些问题？

3. 从此案例，你是否认识到了科学贮存药品的重要性和必要性？

影响药物在贮存保管过程中变质的因素：一是药物内在的理化性质，二是药物贮存时的外部条件。药物的理化性质在各章节中已介绍，本章主要介绍影响药物变质的外界因素及药物贮存的原则和方法。

## 一、影响药物变质的外界因素

影响药物在贮存保管过程中变质的外界因素主要有光线、空气、温度、湿度、微生物和时间等。这些因素往往相互作用，相互促进，从而加速药物变质失效。

### （一）光线

光线主要来自日光。它可以供给能量，对药物发生的氧化或分解反应起激发和催化作用，可加速药物的变质失效。光线中的紫外线对药物稳定性影响最大，可见光对药物也有一定作用。受光线影响的药物很多，如吲哚美辛、维生素 C、肾上腺素等见光易氧化变色，硝苯地平见光易发生分子光学歧化反应生成对人体危害极大的亚硝基苯吡啶衍生物，利血平见光易发生差向异构化生成无效的3-异利血平，碘化钾、碘解磷定在光的作用下可分解析出碘。

### （二）空气

空气中的氧气和二氧化碳对药物稳定性影响最大。

**1. 氧气**　是药物发生氧化反应的主要条件，对具有还原性的药物影响较大。许多药物可被空气中的氧缓缓自动氧化而变质失效。如无机药物中的亚硝酸盐、硫代硫酸盐、亚铁盐、碘化物等，有机药物中含吩噻嗪环、肼基、巯基、酚羟基、芳伯氨基、烯键等结构的药物。一般来讲，药物还原性大小不同，被氧化的程度也不同，且氧的浓度愈大，氧化反应愈易发生。因此，防止氧气与药物接触或减少氧气的浓度是在贮存保管中防止药物氧化变质的重要措施。

**2. 二氧化碳** 对药物稳定性主要有两种影响：一是使某些金属离子的溶液形成碳酸盐沉淀，如氢氧化钙、氯化钙、葡萄糖酸钙溶液吸收空气中的二氧化碳产生碳酸钙沉淀；二是使某些强碱弱酸盐溶液的 pH 下降析出游离难溶的弱酸，如磺胺类药物钠盐、巴比妥类药物钠盐、硫喷妥钠、氨茶碱等药物的溶液可吸收二氧化碳析出沉淀。

### （三）温度

温度对药物稳定性影响极大，温度过高或过低都能引起某些药物变质。

温度过高对药物稳定性主要有五种影响：一是使药物发生氧化、分解、水解、差向异构化等化学反应的速度加快，如可加速酚类药物的氧化、硝酸异山梨酯的分解、酯类药物的水解、四环素类药物的差向异构化及蛋白质的变性等；二是可使麻醉乙醚、浓氨溶液等易挥发的药物挥发；三是使硫代硫酸钠、硫酸阿托品等含结晶水的药物风化；四是使白凡士林等熔点较低的药物熔化；五是加速寄生虫、微生物等的生长使药物霉变腐败变质。

温度过低对某些药物的质量也有影响。如甲醛溶液在9℃以下贮存可聚合生成多聚甲醛而呈现浑浊或析出沉淀；注射剂，水溶性制剂在-5℃时可因药液冻结，体积膨胀而使容器破裂；乳剂冷冻，解冻后往往药液分层，不能再供药用。某些蛋白质类药物及生物制品也可因温度过低而变性。

特别值得一提的是，许多生物制品在室温下就能变质失效。例如胰岛素注射液在4℃贮存21个月后效价下降3%～5%，在37℃存放则下降37%，冰冻又可以引起变性，故需在2～10℃贮存为好。

因此，药物贮存时要根据不同性质选择最适宜的温度。

**▥ 课堂互动**

实习生小黄说，温度升高会导致化学反应速度加快，所以要抑制药物发生氧化、水解等变质化学反应就得想方设法降低温度。你赞同小黄的说法吗？为什么？

### （四）湿度

湿度是指空气中水蒸气的含量。通常用相对湿度来衡量湿度的大小。相对湿度是指空气中水蒸气的分压与该温度下水蒸气饱和蒸气压的百分比。空气正常的湿度一般在相对湿度40%～75%之间，40%以下过于干燥，75%以上过于潮湿。湿度因地域、季节不同而差别很大。

湿度对药物的影响很大。湿度过大，空气中的水蒸气向药物转移，可使药物吸湿或接触更多的水分，从而导致：①某些药物的潮解、液化、浓度降低，如许多无机盐药物、水合氯醛、乳酸、甘油、无水乙醇等；②某些药物发霉变质，如胃蛋白酶、葡萄糖等；③某些药物水解，如阿司匹林、青霉素；④加速某些药物氧化，如维生素 C、肾上腺素、水杨酸钠等。

湿度过小，空气吸水能力增强，可使某些含结晶水的药物风化，如硫酸阿托品、磷酸可待因、硫代硫酸钠等。药物风化失水后，其性质虽未改变，但因失水后含量不定，致使用药剂量难以准确掌握，毒性药品可能因超量而造成药疗事故。

因此，应根据药物性质，调整药物贮存时的湿度或改变贮存方法。

### （五）微生物

空气中的微生物（细菌、真菌等）在湿度大、温度适宜的情况下易生长繁殖，很容易使一些营养性药物如葡萄糖、蛋白质类药物，以及制剂中含一些营养性辅料如淀粉、蔗糖等的药物发生霉变、腐败而变质。尤其是在多雨季节，贮存时应特别注意。

### （六）时间

任何物质随着时间的推移都会发生变化，不变是相对的，变化是绝对的。药物也如此，尽管贮存条件适宜，久存也会变质。因此《中国药典》对药品的有效期进行了规定。有效期是指药品在一定贮存条件下，能够保持质量的期限。为确保药物使用的安全和有效性，药物只能在其有效期内使用。一般来说，药物使用应本着先产先用、近期先用、易变先用的原则。

**课堂互动**

药房有 30 支盐酸肾上腺素注射液，由于贮存不当发生了颜色改变，但有效期到 2021 年 12 月。请问，是否有效期没到就不管其性状如何变化继续用于临床？为什么？

考点：影响药物变质的外界因素、具体影响及防止措施

## 二、药物贮存的原则和方法

科学的贮存保管，对确保药物质量起着至关重要的作用。因此，药学人员应以高度的责任感和科学的态度做好药品的贮存保管工作。

### （一）药物贮存的原则

药物贮存总的原则是：严格遵照药品质量标准规定的贮存方法进行药物贮存。根据药物理化性质，选择适当的贮存条件，采取适当的措施，以保证药品质量标准规定的贮存方法得以实施，并定期检查药品质量，缩短药品周转时间，最终确保用于患者的药物是安全和有效的。

### （二）药物贮存的常见方法

药品一般需盛装在一定的容器里贮存。药典规定盛装药品的各种容器（包括塞子等）均应无毒、洁净，并与内容药品不发生化学反应，不得影响药品质量。常见的贮存方法有：

1. **遮光贮存**　系指用不透明的容器盛装药品的贮存方法。如用棕色容器或黑纸包裹的无色透明、半透明容器贮存药品。凡遇光易被氧化或分解的药物均需采用本法贮存。

2. **密闭贮存**　系指将容器密闭，以防止尘土或异物进入的贮存方法。凡理化性质较稳定、不易受空气等外界因素影响的药品，可采用本法贮存。

3. **密封贮存**　系指将容器密封以防止风化、吸潮、挥发或异物进入的贮存方法。凡易风化、潮解、挥发、串味的药物可采用本法。

4. **熔封或严封贮存**　系指将容器熔封或用适宜的材料严封，以防止空气与水分侵入并防止污染的贮存方法。凡极易被空气中的氧氧化或吸水而水解的药物以及许多生物制品需采用本法贮存。

5. **阴凉处贮存**　系指在不超过 20℃ 的温度下贮存药物的方法。凡易升华的药物、低熔点的药物、易挥发的药物以及温度升高而易被氧化分解的药物等采用本法贮存。

6. **凉暗处贮存**　系指避光且在不超过 20℃ 条件下贮存药物的方法。通常既受温度升高影响又遇光加速氧化、分解的药物应采用本法贮存。

7. **冷处贮存**　系指在 2~10℃ 温度范围内贮存药物的方法。大多数生物制品应采用本法贮存。

8. **干燥处贮存**　一般是指将药物置于相对湿度不超过 40%（冬季）至 70%（夏季）的地方贮存的方法。凡吸潮及吸湿后易引起潮解、稀释、发霉、氧化或分解等的药物需采用本法贮存。

9. **避免冻结或避免冰冻贮存**　是指需在冷处保存，但又防止冻结的贮存方法。凡冰冻后可变性失效的药物如中性胰岛素注射液、破伤风联合疫苗等生物制品需采用此种方法贮存。

10. **防冻贮存**　是指可在正常温度条件下贮存，但在天气变冷时需要防冻的贮存方法。如甲醛溶液过冷可以聚合，某些液体药物制剂冻结后体积膨胀可使容器破裂等。

11. **其他贮存**　除以上贮存方法之外，有些药物还需按以下方法进行贮存保管：

（1）有些药物由于性质特殊，需在指定的温度范围贮存，如：环磷酰胺含一分子结晶水，失去结晶水即液化，应于 30℃ 以下贮存；胰岛素的结晶粉末需在 -15℃ 以下保存等。

（2）对一些危险性药品如腐蚀性强、易燃易爆的药品，除按药典规定的方法贮存外，还需单独贮存于耐火材料建造的库房或地下室中。

（3）麻醉药品、精神药品、毒性药品、放射性药品为特殊管理药品，应按国家有关规定进行贮存和保管。

药物贮存方法是针对外界因素对药物影响制定的。一种药物往往受多种外界因素影响，因此需要同时采取几种贮存方法。如肾上腺素易被氧化变色，光线、氧、水分、温度等对其都有影响，所以需要遮光，减压严封，在阴凉处保存。

要确保药品的安全性和有效性，除严格遵照药品质量标准规定的贮存方法进行药物贮存外，还要定期对贮存药物进行质量检查，以判断是否变质。首先可通过外观观察药物是否发生变色、沉淀、分层、液化、结块、异臭等现象，初步判断变质程度。外观变化明显者可判断为变质，不可供药用。性质不稳定但外观无变化或变化不明显的可疑药物，必须通过质检部门按照药品标准检验后做出结论。

总之，药物贮存保管非常重要，药学工作人员务必高度重视、认真对待、科学贮存，全力以赴确保药品质量。

**考点**：药物贮存总的原则；常见的药物贮存方法

## 自测题

### 一、名词解释

1. 邻助作用　2. 异构化反应　3. 自动氧化反应
4. 相对湿度　5. 有效期　6. 阴凉处贮存
7. 凉暗处贮存　8. 冷处贮存

### 二、选择题

**（一）A 型题（单项选择题）**

1. 以下药物易发生水解反应的是（　　）
   A. 氯霉素　　B. 盐酸普鲁卡因　C. 乙醚
   D. 甲硝唑　　E. 维生素 A

2. 发生水解时一般不引起药物结构破坏的结构类型是（　　）
   A. 酯类　　B. 酰胺类　　C. 盐类
   D. 苷类　　E. 醛类

3. 药物中最常见的酰胺、酯类，一般来说溶液的 pH 增大时（　　）
   A. 完全不水解　　　　B. 越易水解
   C. 越不易水解　　　　D. 不确定
   E. 水解速度和 pH 没有关系

4. 药物的自动氧化是（　　）
   A. 由化学氧化剂所引起的氧化反应
   B. 由药物吸湿所引起的反应
   C. 由药物水解所引起的反应
   D. 由空气中的 $CO_2$ 作用所引起的反应
   E. 由空气中的氧气自发引起的游离基链式反应

5. 酚类药物变质的主要途径（　　）
   A. 水解　　B. 氧化　　C. 异构化
   D. 聚合　　E. 脱羧

6. 药物易发生自动氧化变质的基团是（　　）
   A. 酯键　　B. 烃基　　C. 烯键
   D. 酰胺　　E. 酰肼类

7. 下列哪种方法可抑制易药物发生自动氧化反应（　　）
   A. 加入氧化剂　　B. 长期暴露在空气中

C. 增加氧的浓度　　　　D. 加入抗氧剂
E. 日光直接照射

8. 光线中对药物影响最大的是（　　）
   A. 可见光　　B. 红外线　　C. 紫外线
   D. 微波　　E. X 射线

9. 二氧化碳对药物的影响不包括（　　）
   A. 引起药物分解　　　　B. 改变药物的酸碱度
   C. 使药物发生还原反应　D. 引起固体药物变质
   E. 引起药物沉淀

10. 葡萄糖酸钙注射液敞口置于空气中产生沉淀，是因为吸收空气中的（　　）
    A. 氮气　　B. 氧气　　C. 一氧化碳
    D. 二氧化碳　　E. 氢气

11. 含淀粉、蔗糖等营养性辅料的药物，最易受以下哪一因素的影响而变质失效（　　）
    A. 空气　　B. 光线　　C. 时间
    D. 微生物　　E. 湿度

12. 可采用密闭贮存的药物一般是（　　）
    A. 易风化药物
    B. 易挥发药物
    C. 易氧化药物
    D. 具有升华性的药物
    E. 理化性质比较稳定，不易受外界因素影响的药物

13. 凉暗处贮存系指（　　）
    A. 在不超过 10℃的温度下贮存
    B. 在不超过 20℃的温度下贮存
    C. 避光并不超过 10℃条件下贮存
    D. 避光并不超过 20℃条件下贮存
    E. 在 2～10℃温度范围内贮存

14. 下列药物中需贮存于耐火材料建造的库房中的是（　　）
    A. 对乙酰氨基酚　　　　B. 硝酸甘油

C. 流感疫苗　　　　　　　D. 氯霉素

E. 硫酸阿托品

15. 贮存胰岛素注射液最适合的温度为（　　　）

A. 低于 0℃　　B. 37℃　　　C. 2～10℃

D. 0～4℃　　E. 25℃

**（二）X 型题（多项选择题）**

16. 下列药物中能发生酰胺键水解反应的有（　　　）

A. 硝酸甘油　　B. 氯霉素　　C. 苯巴比妥

D. 普鲁卡因　　E. 盐酸地巴唑

17. 阿司匹林在中性水溶液中容易水解的原因有（　　　）

A. 酚酯类易发生自动水解

B. 诱导效应

C. ρ-π 共轭效应

D. 空间位阻

E. 其邻位羧基的邻助作用

18. 影响药物水解的外界因素有（　　　）

A. 水分　　　B. 溶液的 pH　　C. 温度

D. 金属离子　　E. 氧气的浓度

19. 下列哪种药物可被水解（　　　）

A. 青霉素钠　　B. 环磷酰胺　　C. 氢氯噻嗪

D. 吡哌酸　　E. 布洛芬

20. 以下药物易发生自动氧化反应的有（　　　）

A. 氯霉素　　　　　B. 对氨基水杨酸钠

C. 维生素 B2　　　D. 肾上腺素

E. 盐酸普鲁卡因

21. 影响药物变质的外部因素包括（　　　）

A. 空气　　　　　B. 光线

C. 温度和湿度　　D. 微生物和昆虫

E. 时间

22. 空气中对药物稳定性影响最大的气体有（　　　）

A. 氮气　　　B. 氧气　　　C. 二氧化碳

D. 二氧化硫　　E. 粉尘

23. 下列哪种药物采取密封贮存（　　　）

A. 胃蛋白酶　　　B. 盐酸利多卡因

C. 维生素 A　　　D. 葡萄糖

E. 碳酸氢钠

24. 肾上腺素的贮存方法应包括（　　　）

A. 遮光　　　　　B. 干燥处贮存

C. 阴凉处贮存　　D. 密闭贮存

E. 减压严封

25. 下列有关利血平稳定性的论述不正确的是（　　　）

A. 易与二氧化碳反应

B. 在光和热影响下，C3 位发生差向异构化反应，生成 3-异利血平

C. 在酸或碱性条件下水解，碱性水解生成利血平酸

D. 在光和氧气，或在酸性情况下发生氧化

E. 在空气中室温放置易升华

**三、填空题**

1. 药物变质的主要反应有_____、_____、_____、_____和_____，其中最常见的是_____和_____。

2. 影响药物变质的外界因素有_____、_____、温度、_____、微生物和_____。

3. 大多数生物制品应采用_____贮存。

4. 在_____温度范围内贮存药物的方法被称为冷处贮存。

5. 空气中的微生物（细菌、真菌等）很容易使一些营养性药物如_____、蛋白质类药物，以及制剂中含一些营养性辅料如_____、蔗糖等的药物发生霉变、腐败而变质。

6. 凉暗处贮存系指_____且在不超过_____℃条件下贮存药物的方法。

**四、简答题**

1. 影响药物氧化变质的外界因素有哪些？应如何防止？

2. 药物贮存的原则是什么？

3. 药物的贮存方法有哪些？说出遮光、密封、严封或熔封、阴凉处、凉暗处及冷处贮存的含义。

4. 正确贮存保管药物的重要意义是什么？

**五、分析题**

1. 维生素 C 片在贮存和使用过程中颜色逐渐变黄，试分析原因，并说明防止变质的措施。

2. 请结合药物性质分析肾上腺素为什么需要遮光，减压严封，在阴凉处贮存。

（刘　娜）

# 第14章

# 药物构效关系

化学药物都具有特定的化学结构。结构相似的药物，药理作用一般相似，说明药物的化学结构与其生理活性之间存在必然的联系，这种联系称为构效关系，简称 SAR。药物构效关系是药物化学的中心内容，也是药物设计的基础。

根据药物的化学结构对生物活性的影响程度或药物作用方式不同，将药物分为结构非特异性药物和结构特异性药物。前者的活性主要与药物的理化性质有关，后者的活性除与药物分子的理化性质相关外，还主要取决于药物的化学结构，药物结构稍加改变药效就会有变化。

> **链接**
>
> ### 受体与结构特异性药物
>
> 受体是一种生物大分子，存在于细胞膜上或细胞膜内，对特定的生物活性物质具有识别能力，并可选择性地与之结合成复合物，药物与受体结合后可产生特定的生理生化和药理效应。受体对药物的识别主要表现在两者结构互补和立体化学的选择性方面。因此与受体结合的药物均为结构特异性药物。

## 第1节　药物的基本结构和结构改造

药物的基本结构决定结构特异性药物的生物活性，是结构特异性药物发生药效的必需结构部分。在药物的结构改造和新药设计中，通常保留药物的基本结构，对其他结构部分进行修饰，或将基本结构中可变部分进行必要的改造。

### 一、药物基本结构对药效的影响

在药物构效关系研究中，将具有相同药理作用的药物的化学结构中相同或相似的部分，称为该类药物的基本结构，也称为该类药物的药效团。如磺胺类药物的基本结构为对氨基苯磺酰胺，巴比妥类药物的基本结构为丙二酰脲。

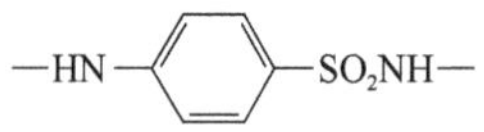

对氨基苯磺酰胺 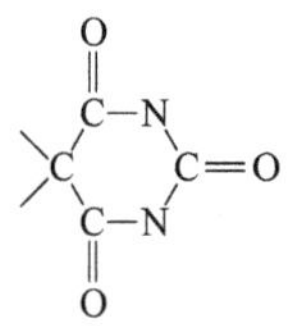　　　　　　丙二酰脲

药物的基本结构决定结构特异性药物的生物活性。如巴比妥类药物中均含有巴比妥酸（丙二酰脲）的结构，因此有镇静、催眠作用，但取代基 $R_1$、$R_2$ 不同，镇静催眠的作用时间不同；青霉素类药物均含有 $\beta$-内酰胺结构，具有抗菌活性，但取代基 R 不同，抗菌活性不同，同时耐酸、耐酶的能力也不同；磺胺类药物中均含有对氨基苯磺酰胺的基本结构，具有抗菌活性，但磺酰氨基氮上的取代基 R 不同，抗菌活性不同，作用时间长短也不同。

# 二、药物的结构改造

保持药物的基本结构，在官能团上作一些修改，以改进药物的缺点，称之为药物的结构改造或结构修饰。

## （一）前药原理

经结构修饰把具有生物活性的药物转变成无活性的化合物，在体内经酶促或非酶促反应释放出原来未经结构修饰的药物而使药效得到更好的发挥，并且增加稳定性，降低药物不良反应，这种原理就叫前药原理。原来未经结构修饰的药物称为母体药物（简称母药），经结构修饰后得到的药物成为前体药物，简称前药。

应用前药原理对药物进行结构修饰可以达到以下几个目的：

**1. 增加药物的稳定性，延长作用时间** 维生素 A 具有共轭多烯醇结构，极易受空气氧化而失效，将维生素 A 制成醋酸酯，稳定性增强。抗精神病药氟奋乃静肌肉注射时效只有 1 天，制成庚酸酯和癸酸酯，分别可持续 2 周和 4 周。

**2. 增加水溶性** 在药物的基本结构中引入极性基团，可增加药物的水溶性，如在维生素 K 中引入亚硫酸氢钠的结构成为维生素 $K_3$，解决了天然维生素 K 难溶于水的问题，可制备成注射液。

**3. 改善药物的药理作用**

（1）消除药物的不良味道或气味。例如氯霉素有苦味，将其结构中的羟基酯化成氯霉素棕榈酸酯变成了无味氯霉素。

（2）降低毒副作用。阿司匹林的羧基对胃肠道有刺激性，其结构中的羧基与对乙酰氨基酚的羟基成酯，形成贝诺酯，刺激性更小，发挥两药的作用，适用于儿童。

（3）提高药物的组织选择性。己烯雌酚具有治疗前列腺癌的作用，但脂溶性太大，不易分布到前列腺组织，将其两个酚羟基制成双磷酸酯，并成钠盐，大大提高了在前列腺中的浓度。

（4）配伍增效。不耐酶的氨苄西林的羧基和 $\beta$-内酰胺酶抑制剂青霉烷砜的羧基通过亚甲基联结成双酯形成舒他西林，口服后在体内经酶促作用分解析出氨苄西林与舒巴坦，具有抗菌和抑制 $\beta$-内酰胺酶的双重作用，起协同抗菌作用。

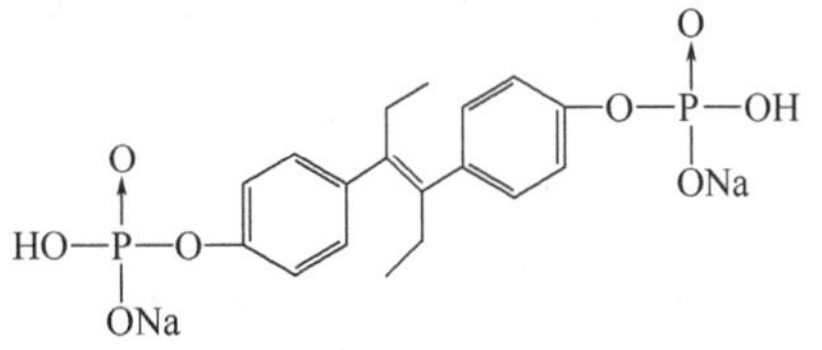

己烯雌酚双磷酸酯

（5）改善吸收。将氨苄西林的羧基酯化成匹氨西林，增加了脂溶性，可口服吸收。

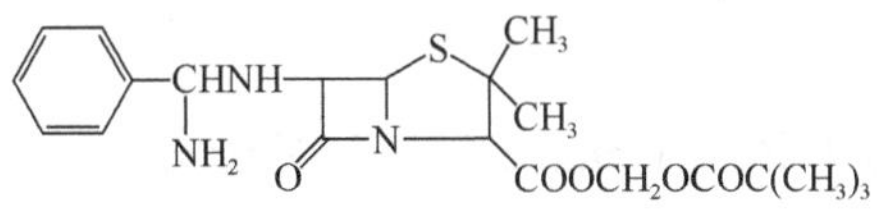

匹氨西林

## （二）生物电子等排原理

在药物的结构改造和构效关系研究中，生物电子等排原理是应用较多的一种方法，即在药物基本结构的可变部分，以电子等排体相互置换，对药物进行结构改造，以增强药物疗效降低药物的毒副作用的理论称为生物电子等排原理。电子等排体分为经典电子等排体和非经典电子等排体。

**1. 经典电子等排体** 指具有相同总数"外层电子"的原子或原子团，如普鲁卡因结构中的酯键—O—被—NH—所替代形成的普鲁卡因胺，巴比妥类药物中的羰基中的 O 被 S 所替代的硫喷妥钠。常见的经典电子等排体如下：

（1）一价原子或基团：外层电子均为 7 个，—F，—Cl，—Br，—I，—CF$_3$ 等。

（2）二价原子或基团：外层电子均为 6 个，—O—，—S—，—NH—，—CH$_2$—等。

（3）三价原子或基团：外层电子均为 5 个，—N＝，—CH＝等。

（4）四价原子或基团：外层电子均为 4 个，＝C＝，＝N$^+$，＝P$^+$等。

**2. 非经典电子等排体**　指体积、电负性和立体化学等相近似的原子或原子团，如西咪替丁有使乳房增大和精神错乱的副作用，后经研究将立体结构相近的呋喃环代替咪唑环，开发了雷尼替丁，无西咪替丁的抗雄激素和引起精神错乱的副作用，抑制胃酸分泌的作用更强。

**课堂互动**

根据学过的知识，写出 3 类药物的基本结构、3 个前药以及 3 个利用生物电子等排原理开发出来的药物。

# 第 2 节　药物的理化性质与药效的关系

结构特异性药物和结构非特异性药物都受药物的理化性质的影响，但理化性质主要对结构非特异性药物的活性产生影响，主要影响药物的转运和代谢。对药效影响较大的理化性质主要是溶解度、脂水分配系数和解离度等。

## 一、溶解度和分配系数对药效的影响

药物溶解度的大小可以用药物的脂水分配系数 $P$ 表示：

$$P=C_0/C_W$$

$C_0$ 指药物在脂溶性溶剂中的浓度，$C_W$ 指药物在水溶性溶剂中的浓度。由于 $P$ 数字较大，脂水分配系数常用 $\lg P$ 表示。药物在转运至血液时，需要一定的亲水性，而透过脂质生物膜时，需要一定的脂溶性，因此，$\lg P$ 应在一定范围才能显示较好的药效。

作用于中枢神经系统的药物，需要通过血-脑屏障，因此需要较大的脂水分配系数。全身麻醉药和镇静催眠药是比较典型的结构非特异性药物，其活性主要与 $\lg P$ 值有关，$\lg P$ 愈大，药理活性愈强。对局部麻醉药而言，只作用局部，分子中既要有亲脂性基团，又要有亲水性基团，保持合适 $\lg P$ 值，才能产生较好的局部麻醉作用。

**课堂互动**

局部麻醉药在结构上应具有何要求，才能产生较好的药效？

## 二、解离度对药效的影响

**案例 14-1**

某医生给患者开了口服阿司匹林片（p$K_a$=3.5），给患者交代，阿司匹林主要在胃内吸收，注意服用时保护胃黏膜。

**问题：** 1. 阿司匹林在胃的酸性环境下，能发生离解吗？大多以分子型还是离子型的形式存在？

2. 你认为医生说阿司匹林主要在胃内吸收有道理吗？

由于多数药物为弱酸、弱碱或其盐类，在体液中部分电离，离子型和分子型共存，药物常以分子型通过生物膜而吸收，在膜内的水介质中解离成离子型而产生药效。离子型的药物不易通过生物膜，一方面由于水是极性分子，与离子间静电引力形成水合离子，使体积增大，更易溶于水，难于透过脂质的生物膜，另一方面生物膜由带电荷的大分子层所组成，能排斥或吸附离子，阻碍离子的运行。

药物在体内的解离度取决于药物的 p$K_a$ 和周围介质 pH 的大小。一般情况下，酸性药物随介质

pH 增大，解离度增大，分子型药物减少，体内吸收率较低。无取代巴比妥酸在生理 pH 7.4 时，约 99% 以上解离成离子型，而 5 位两个 H 被烃基取代后，在生理 pH 下部分解离，如苯巴比妥约 50% 以分子型存在，可进入中枢神经系统而起作用。碱性药物随介质 pH 增大，解离度减小，体内分子型药物增加，体内吸收率较高。弱碱性的药物麻黄碱在胃液中几乎全部解离，呈离子型，在胃内难以吸收，而在 pH 较高的肠内则易吸收。

### 课堂互动

为什么无取代的巴比妥酸无镇静催眠作用，而 5 位有 2 个烃基取代时有镇静催眠作用？

# 第 3 节　药物的化学结构与药效的关系

结构特异性药物一般与受体结合，形成复合物才能产生特定的药理作用，药物化学结构不同，与受体结合力的大小也有差别。基本结构是药物发生药效的决定因素，如磺胺类药物没有对氨基苯磺酰胺的结构则无抗菌活性。影响药效除了基本结构，还有赖于药物分子整体性。结构的影响因素主要是整体分子的电子云密度分布、官能团、键合特性、分子大小及立体因素等。

## 一、电子云密度分布对药效的影响

受体一般为电子云密度分布不均匀的大分子物质，与药物之间通过范德瓦耳斯力、氢键和静电引力等相互结合而产生作用。多数药物分子中，常有一个原子和多个电负性原子和吸电子基团相连，使其电子云密度降低，带有较强部分正电荷，在分子中形成一个正电中心，如苯巴比妥、美沙酮、普鲁卡因等，此中心与受体的负电区域相互吸引，形成较稳定的复合物而产生药理效应。

苯巴比妥　　　　　　美沙酮　　　　　　普鲁卡因

## 二、官能团对药效的影响

药物的药效主要依赖于分子整体，官能团的转换可使分子整体结构发生变化，影响药物与受体的结合而改变药效。常见的官能团对药效影响见下表 14-1。

### 链接

**氯丙嗪的发现**

20 世纪 50 年代初，临床医生使用抗组胺药异丙嗪时，观察到异丙嗪有较强的抑制中枢神经的作用。随后把异丙嗪衍生物作为抗精神病药物进行研究，将异丙嗪 2 位—H 以—Cl 取代，10 位以—$CH_2CH_2CH_2N$（$CH_3$）$_2$ 结构替代—$CH_2CH$（$CH_3$）N（$CH_3$）$_2$ 开发得到典型的抗精神病药氯丙嗪。

**表 14-1　常见官能团对药效的影响**

| 官能团 | 对药效的影响 |
| --- | --- |
| 烃基（—R） | 改变解离度，增加疏水性，增加空间阻，增加稳定性 |
| 卤素（—X） | 影响分子内的电荷分布和脂溶性及药物作用时间 |
| 羟基和巯基（—OH、—SH） | 增加水溶性和与受体的结合力，改变生物活性和毒性 |
| 醚和硫醚（—O—、—S—） | 氧原子具有亲水性，碳原子具有亲脂性，有利于药物通过生物膜；硫醚可被氧化成砜或亚砜，水溶性增加，与受体结合力增强 |

| 官能团 | 对药效的影响 |
| --- | --- |
| 磺酸、羧酸、酯（—SO₃H、—COOH、—COO—） | 磺酸基使药物的水溶性和解离度增加，生物活性和毒性降低；解离度小的羧酸与受体碱性基团结合，增加生物活性；酯可增大脂溶性，易与受体的正电部分结合，生物活性较强 |
| 酰胺（—CONH—） | 与生物大分子形成氢键，易与受体结合，常显示结构特异性 |
| 胺类[（Ar）R-NH₂）] | 其碱性易与受体的酸性基团发生作用，未成键电子对可形成氢键，可与多种受体结合，表现出多样的生物活性 |

# 三、键合特性对药效的影响

结构特异性药物与机体的作用可以认为是药物与受体分子之间的物理相互作用（缔合）和化学反应（成键）所引起，一般要通过范德华力、氢键、疏水结合、电荷转移复合物、静电作用和共价键等形式相互结合，其结合有可逆和不可逆两种方式。因此键合特性对药效产生一定影响。

## （一）氢键

氢键是药物与受体最普遍的结合方式。药物分子中的 O、S、N 等原子中的孤对电子，可以与受体上的 H 质子形成氢键，氢键的键能虽然只有共价键的 1/10，但氢键的存在数量往往较多，对药物活性的影响也较大。$D$-（－）-肾上腺素的羟基能与受体通过氢键结合产生作用，而 $L$-（＋）-肾上腺素则不能形成氢键，其血管收缩作用仅为前者的 1/15。

## （二）电荷转移复合物的形成

电荷转移复合物（CTC）是电子相对丰富的分子与电子相对缺乏的分子之间通过电荷转移发生键合形成的复合物。电子相对丰富的分子为电子供体，电子相对缺乏的分子为电子受体。电荷转移复合物的形成可增加药物的稳定性和溶解度，药剂学中常用的助溶剂实际上是一些电子供体，如苯甲酸钠、水杨酸钠、乙二胺等。如咖啡因与苯甲酸钠形成 CTC 可制成安钠咖注射液，茶碱与乙二胺形成 CTC 可得到较稳定的氨茶碱注射液。

## （三）金属螯合作用

金属离子与含有两个以上配位原子的配位体通过配位键形成的一种环状配合物，称为螯合物。这种配位体称为螯合剂，常见的螯合剂是乙二胺四乙酸二钠（EDTA-2Na）。在生物体内存在较多的起重要作用的螯合物，如含铁的血红蛋白，含钴的维生素 $B_{12}$ 等。金属离子的这种螯合作用主要应用于金属离子中毒的解救、灭菌消毒和制剂的稳定等。

**课堂互动**

金属汞中毒常用的解毒剂有哪些？

---

**链接**

### 四环素牙的形成

当人的牙冠正在发育、钙化阶段时服用四环素类抗生素，其能与钙离子生成黄褐色的四环素类钙螯合物，沉积在牙冠上，使牙齿发育不全并出现黄染现象，被称为"四环素牙"。因此妊娠期和哺乳期的妇女及未换牙前的儿童，禁用四环素类抗生素。

---

# 四、立体结构对药效的影响

对于结构特异性药物而言，药物所作用的受体是生物大分子，有一定的立体三维结构。药物与受体相互作用时，药物分子中各基团或原子的空间排列与受体的空间结构是否相互适应，对药物的作用影响较大。药物分子的立体结构对药效的影响主要表现在光学异构、几何异构和构象异构方面。

### （一）光学异构

2001 年，湖南株洲的一批患者因服用了广西某药厂生产的"梅花 K"黄柏胶囊，其中 71 人因中毒住院治疗，6 人昏迷，经抢救后，69 名患者的病情基本好转，1 名患者成为"植物人"。后经药品监管部门调查证实该胶囊中掺杂有过期的四环素，其中含有四环素的异构体差向四环素。

问题：1. 过期四环素中为什么含有差向四环素？差向四环素是四环素的何种异构体？

2. 从以上案例可以看出四环素与差向四环素在作用上有何区别？

药物分子结构中有一个手性碳原子时，得到一对对映异构体，二者在理化性质方面基本相似，但在生理活性上却存在很大的差异。如氯苯那敏（扑尔敏）的右旋体，其抗组胺作用比左旋体强 100 倍；氧氟沙星的 *S*-（−）-异构体抗菌有效而 *R*-（＋）-异构体无效。有两个手性碳原子的药物有四个光学异构体，结构特异性更高。如维生素 C 的四个旋光异构体中只有 *L*-（＋）-维生素 C 活性最强。

### （二）几何异构

分子中存在刚性或半刚性结构部分，如有双键可使分子内的自由旋转受到部分限制而产生顺反异构体。如几何异构体中的官能团或与受体互补的主要基团的排列相差较大，则其理化性质和生物活性都有较大差别。合成的反式己烯雌酚的雌激素活性为其顺式异构体的 14 倍，前者两个羟基的距离恰好与天然雌激素雌二醇的距离相同。

### （三）构象异构

分子内各原子和基团的空间排列因单键旋转而发生动态立体异构现象，为构象异构。自由能低的构象由于稳定，称为优势构象。药物与受体相互作用时，能为受体识别并与受体结构互补结合的药物构象称为药效构象。和受体结合的药物构象，有时为能量最低的优势构象，有时需由优势构象转变为药效构象再与受体结合。

**考点：** 药物构效关系、前药原理、生物电子等排原理、脂水分配系数的概念；药物溶解度、分配系数、解离度等理化性质对药效的影响；立体结构对结构特异性药物的药效的影响。

## 自 测 题

### 一、名词解释

1. 药物的构效关系　2. 药物的基本结构　3. 前药原理
4. 生物电子等排原理　5. 电荷转移复合物

### 二、选择题

**（一）A 型题（单项选择题）**

1. 关于药物解离度与生物活性之间的关系，说法正确的是（　　）

A. 增加解离度，有利于吸收

B. 增加解离度，离子浓度下降，活性增强

C. 增加解离度，离子浓度上升，活性增强

D. 合适的解离度，有最大活性

E. 药物解离度与生物活性无关

2. 阿司匹林为酸性药物，其吸收部位是（　　）

A. 易在小肠吸收　　　B. 易在胃中吸收

C. 胃、肠中都易吸收　D. 胃、肠中都不易吸收

E. 易在大肠中吸收

3. 决定药物药效的主要因素是（　　）

A. 药物是否稳定

B. 药物必须以一定的浓度到达作用部位，并与受体互补结合

C. 药物必须具备较大的脂溶性

D. 药物必须完全水溶

E. 药物必须进入呼吸系统

4. lg*P* 用来表示下列哪个结构参数（　　）

A. 化合物的解离度

B. 化合物的脂水分配系数

C. 取代基的电性参数

D. 取代基的立体参数

E. 酸碱性大小

5. 下列哪种说法与前药的概念符合（　　）

A. 用酯化方法做出的药物是前药

B. 用酰胺化方法做出的药物是前药

C. 前药是药效潜伏化的药物

D. 在体内经简单代谢而失活的药物是前药

E. 前药是将药物基本结构进行改造得到

**（二）B 型题（配伍选择题）**

**（6～8 题共用备选答案）**

A. 基本结构　　　B. CTC　　　C. 前药

D. 生物电子等排体　　　E. 同系物

6. 咖啡因中加入苯甲酸钠助溶形成的安钠咖（　　）

7. 在构效关系中，具有相同药理作用药物的化学结构中相同或相似的部分（　　）

8. 氯霉素棕榈酸酯是氯霉素（　　）

**（三）X 型题（多项选择题）**

9. 进行药物化学结构修饰的主要目的是（　　）

A. 提高药物的稳定性　　　B. 降低药物的毒副作用

C. 降低药物的成本　　　D. 改善药物的吸收

E. 增强药物的作用

10. 下列哪些说法正确（　　）

A. 弱碱性药物在肠道容易吸收

B. 药物离子型状态容易透过生物膜

C. 弱酸性药物在胃中容易吸收

D. 药物分子脂溶性强易透过血–脑屏障

E. 药物分子型易溶于细胞液中

11. 对药效产生影响的药物分子立体结构因素（　　）

A. 光学异构　　　B. 几何异构　　　C. 构象异构

D. 共价键能大小　　　E. 氢键形成

12. 药物分子引入下列哪些基团可以增大脂溶性（　　）

A. 烃基　　　B. 卤素　　　C. 羟基

D. 酯　　　E. 羧酸

13. 下列说法正确的是（　　）

A. 具有相同基本结构的药物，它们的药理作用不一定相同

B. 镇静催眠药的 $\lg P$ 值越大，活性越强

C. 适当增加中枢神经系统药物的脂水分配系数，活性会有所提高

D. 最合适的脂水分配系数，可使药物有最大活性

E. 脂溶性越大，活性越强

**三、填空题**

1. 根据药物的化学结构对生物活性的影响程度或药物作用方式不同，将药物分为＿＿＿＿药物和＿＿＿＿药物。

2. 结构特异性药物和非特异性结构药物都受药物的理化性质的影响。对药效影响较大的理化性质主要是＿＿＿＿、＿＿＿＿和＿＿＿＿等。

**四、简答题**

1. 根据前药原理对药物进行结构修饰，药物性质和药效会发生哪些变化？

2. 简述药物结构中常见官能团对药效的影响。

3. 举例说明常见的经典生物电子等排体有哪些。

**五、分析题**

根据已学过的全麻药和磺胺类药物知识，分析判断哪一个属于结构特异性药物，哪一个属于非特异性结构药物。

（张志勇）

# 实训指导

## 实验 1　药物化学实验基本知识及基本操作技能

**【实验目的】**

1. 巩固和掌握药物化学实验实训相关的实验室基本知识。

2. 掌握药物化学实验的基本操作技能，培养、锻炼和提升动手实操能力。

3. 培养严谨、求实、仔细、认真的实验工作作风。

**【实验原理】**

药物化学实验所用的原料、试剂种类繁多，经常会使用易燃、易爆、有毒和强腐蚀性的化学药品，还有玻璃仪器与加热设备等，若使用不当，就有可能引发火灾、爆炸、中毒、烧伤等事故。只有掌握药物化学实验实训基本知识和正确的基本操作，才能有效防止事故的发生。

**1. 药物化学实验实训的基本规则**

（1）实验前做好一切准备工作，预习实验内容，明确实验要求、实验原理、实验操作步骤与技术。

（2）学习实验室安全应急预案，牢记安全逃生路线，熟悉实验室内灭火器、沙桶及急救箱的放置地点和使用方法。

（3）进入实验室前应该规范着装。必须换上实验服，不可披头散发，不得穿凉鞋、拖鞋、高跟鞋等。

（4）实验时保持安静，要按事先设计好的实验方案和方法进行实验。实验过程中认真观察反应进行的情况和装置的状态，并记录反应现象、反应结果及有关数据，不得擅自离开。

（5）实验中所用的药品和试剂，必须严格按规定量取用，不得随意散落、遗失；取出的药品、试剂不可再倒回原瓶中；取用完毕，应立即盖上瓶塞，放回原处。公用仪器与试剂应在指定位置使用，不得随意移动。

（6）实验过程中应始终保持实验室的整洁，做到实验台面、地面、水槽、仪器清洁，不得随意乱丢固体废弃物品如纸屑、玻璃屑、沸石等。废酸和废碱以及废弃的有机溶剂应倒入废液缸，不得随意倒入水槽。反应中产生的有害气体要按规定处理。

（7）实验完毕，及时清洗仪器并物归原处，关闭水、电、火源开关等。

**2. 药物化学实验实训过程中的安全及事故预防**

（1）火灾的预防与处理：使用易挥发、易燃、易爆试剂的实验，应在远离火源处进行。不用开口容器盛放易燃溶剂，回流或蒸馏试剂时，应加沸石防止暴沸，同时冷凝水保持通畅。使用有机溶剂的反应，尽量避免使用明火加热，而应根据不同的反应温度，适当选用水浴、油浴或其他热源加热。

一旦发生火灾，应沉着、冷静迅速采取应急措施，如切断电源、熄灭火源，迅速移开附近的易燃物，并立即报告有关部门或拨打 119 火警电话报警。被火烧伤，轻者在伤处涂以烫伤膏，重者立即送往医院治疗。火灾应急处理见表 1-1。

表 1-1  火灾应急处理表

| 火灾情况 | 处理方法 | 注意事项 |
|---|---|---|
| 瓶内试剂着火 | 可用石棉布或湿布盖灭 | 切勿用水 |
| 桌面、地面着火 | 可用黄沙或湿布盖灭 | 切勿用水 |
| 有机溶剂着火 | 火势初起较小时，可用石棉布或湿布盖灭 | |
| | 火势发展增大时，应选用合适的灭火器，从火的四周开始向中心扑灭，并把灭火器对准火焰底部进行灭火 | 切勿用水 |
| 衣服着火 | 火势初起较小时，可以将衣服小心脱下把火熄灭，或用石棉网覆盖着火处 | 切勿惊慌跑动 |
| | 火势发展增大时，应躺在地上打滚或用防火毯紧紧裹住使火熄灭 | |

（2）爆炸预防与处理：常压操作切勿在密闭体系中加热，反应过程中要经常注意反应装置的各部分有无堵塞现象。减压蒸馏时，应使用耐压容器如圆底烧瓶或抽滤瓶作接收器，不可使用锥形瓶；减压蒸馏结束后，不能放气太快，以防冲破压力计。不得随意将氯酸钾、硝酸钾、高锰酸钾等氧化剂加到与实验内容无关的药品或试剂中，避免意外事故发生。有机药品和氧化剂应分开存放。对易爆炸的固体切不可重压或敲击，其残渣不准随意丢弃。

（3）中毒事故预防与处理：严禁将食品、餐具等带入实验室。实验中用到某些具有毒性的物质时，要有专人负责收发，妥善保管，实验后的有毒残渣必须及时按要求处理，不应乱放。使用时必须戴橡皮手套，操作后应立即洗手，切勿让有毒物沾染五官或伤口。对于挥发性的有毒药品，使用时一定要在通风橱内进行，用完后应立即盖上瓶盖；不能用手直接拿取药品，要用药匙或指定的容器取用。实验时如有头晕、恶心等中毒症状，应立即到空气新鲜的地方休息，重者要到医院治疗。

（4）割伤预防与处理：药物化学实验时经常使用玻璃仪器与安瓿剂药品，要小心操作以防发生割伤事故。如将玻璃管插入塞子中时，应该用布裹住，并慢慢旋转进入，防止折断而割伤。如不慎割伤，首先将伤口处玻璃屑取出，用水洗净伤口，涂以碘酊或贴上创可贴，大伤口则先按住出血部位，并立即送往医院。

（5）电伤预防与处理：使用搅拌器、电炉、循环水式真空泵等电器时，先插上插头，接通电源，再开启仪器开关；实验完毕先关闭仪器开关，切断电源，然后再将仪器插头拔下。不能用湿手或手握湿物接触电插头，万一有人触电，应立即切断电源，或用不导电的物体使触电者与电源隔离，然后对触电者进行人工呼吸并立即送往医院。

（6）试剂灼伤预防与处理：药物化学实验常用的强酸、强碱、强氧化剂等会灼伤皮肤。使用时避免接触皮肤，尤其防止溅入眼睛。对于酸灼伤，应立即用大量清水冲洗，然后用 3%～5%碳酸氢钠溶液冲洗；对于碱灼伤，同样先用大量水冲洗，再用硼酸溶液或1%醋酸溶液洗涤。对于酸碱灼伤严重者，要立即送医治疗。

**3. 药物化学实验实训基本操作**

实验实训所用仪器的干净程度直接影响结果的准确性，因此，在实训前后必须认真洗涤仪器。仪器干净的标准是：内壁附着的水要均匀，不应挂有水珠。

在称取试剂或药品时，应注意标签上的品名与规格，根据药品和试剂的性状及使用目的选用合适的称取方法。在常量制备实验及一般性质实验中，用一般的托盘天平（精度 0.1g）称重即可，半微量制备时，托盘天平的灵敏度达不到要求，可选用扭力天平（精度 0.01g）。

大多数固体称重可用小烧杯、称量瓶或者专用称量纸。滤纸和其他有吸附性的纸不能用于精确称量。易吸潮的药品可选用干燥的称量瓶，快速称取。一般的液体试剂要用量筒取或用称重的方法称取。可从试剂瓶中先用量筒取出近似量的液体，然后在密闭容器中精确称重。也可用胶头滴管滴加，在 20℃时，1.0ml 水相当于有 20 滴。

【实验准备】

1. 主要药品试剂蒸馏水、去污粉、重铬酸钾洗液、淀粉、甘油。

2. 主要仪器设备　100ml 烧杯、250ml 烧杯、试管、试管刷、电吹风、托盘天平、称量纸、5ml 量筒、50ml 量筒、胶头滴管。

【实验操作】

**1. 玻璃仪器的洗涤与干燥**

（1）洗涤方法一般先用自来水冲洗，再用试管刷刷洗。若洗不干净，可用加少量去污粉或洗衣粉刷洗。若仍洗不干净，可用重铬酸钾洗液或其他洗涤液浸泡处理（浸泡后将洗液小心倒回原瓶中供重复使用），然后再用自来水冲洗，最后用蒸馏水淋洗。

（2）干燥方法干燥仪器的常用方法如下。

1）晾干：将仪器置于干燥处，任其自然晾干。

2）烘干：把仪器内的水倒尽后，放在电烘箱内烘干。

3）烤干：烧杯和蒸发皿等可放在石棉网上用小火烤干。试管可直接用小火烤干。操作时，试管口要低于试管底，烤到不见水珠时，使管口向上赶尽水汽。

4）吹干：带有刻度的计量仪器不能用烘干或烤干的方法进行干燥，可采用电吹风吹干。

按照以上方法洗净、干燥两个烧杯（100ml、250ml）和若干支试管。

**2. 药品的称量及取用**

淀粉的称量。托盘天平的使用方法如下：

1）检查天平。将托盘天平放置于水平桌面上，检查是否放平，天平的部件是否完好，砝码和镊子是否齐全。

2）称量前调零。将游码拨到标尺的"0"处，检查天平的指针是否停在标尺的中间位置。若不在中间，可调节托盘下侧的调节螺丝，使指针指到零点，或以零点为标准左右摆动的格数相同。

3）进行称量。称量时，将淀粉置专用称量纸上，放在托盘天平的左盘，右盘按由大到小的原则用镊子添加砝码和移动游码，称少量药品时只用游码。当指针停在标尺中间位置，托盘天平已达平衡，记录所加砝码和游码的质量，减去称量纸的质量，即得淀粉质量。

4）结束称量。将砝码放回砝码盒中，游码移至刻度"0"处，将天平两个托盘重叠后，放置天平的一侧，以免天平摆动磨损刀口。

按照以上方法使用托盘天平称取 2g 淀粉。

**3. 蒸馏水、甘油的量取。量筒与胶头滴管的使用方法如下：**

1）量筒量取时，量筒放置平稳，向量筒内注入液体时，应将瓶口紧靠量器边缘，沿其内壁缓缓倾入。如注入多余部分，不得倒回原瓶。当液体加至接近刻线时，改用胶头滴管滴加，当凹面最低处与所需刻度相切时，即停止滴加。量取甘油时，不论注入或倾出，均应以充分时间按刻度流尽，以保证量取的准确度。

2）胶头滴管滴加液体时滴管要悬在容器的上方，不得伸到容器内，以防污染试剂。手持滴管时，要垂直于水平面，不得倾斜，更不能倒拿或平放，以防液体腐蚀胶头。用拇指和示指挤压胶头，以控制滴加药品的量。用过的胶头滴管，要及时用蒸馏水冲洗干净，以备再用（滴瓶上的滴管除外），防止取用别的药品时带入杂质。

按照以上方法分别量取 2ml 蒸馏水和 15ml 甘油。

【注意事项】

1. 清洗玻璃仪器时要小心，以防玻璃破碎导致割伤。

2. 使用托盘天平要"左物右码"放置。

3. 量筒读数时视线要与液体的凹液面最低处保持水平。

【实验检测与反思】

1. 药物化学实验实训的基本规则是什么？

2. 药物化学实验过程中如何防范安全事故的发生？

（郭子靖）

# 实验2　盐酸普鲁卡因和盐酸利多卡因的性质实验

【实验目的】

1. 掌握利用药物性质鉴别盐酸普鲁卡因、盐酸利多卡因的操作方法。

2. 掌握常用局部麻醉药的主要化学性质。

【实验原理】

1. 盐酸普鲁卡因分子结构中具有芳伯氨基、酯键及叔胺结构。芳伯氨基在酸性条件下与亚硝酸钠发生重氮化–偶合反应，生成猩红色沉淀；酯键水解，生成对氨基苯甲酸和二乙氨基乙醇，加热后二乙氨基乙醇挥发，使红色石蕊试纸变成蓝色；结构中具叔氨基团，与生物碱沉淀剂如苦味酸反应生成黄色沉淀。

2. 盐酸利多卡因分子结构中含有酰氨基，碱性条件下与硫酸铜作用生成蓝紫色的配位化合物；分子中的叔胺结构与生物碱沉淀剂如苦味酸反应生成黄色结晶性沉淀。利多卡因碱性的水溶液能与硫酸铜溶液作用生成蓝紫色配位化合物。

【实验准备】

1. 主要药品试剂盐酸普鲁卡因、盐酸利多卡因、稀盐酸、$0.1 mol \cdot L^{-1}$ 亚硝酸钠溶液、碱性 $\beta$-萘酚试液、红色石蕊试纸、10%氢氧化钠溶液、$0.1 mol \cdot L^{-1}$ 苦味酸试液、$0.1 mol \cdot L^{-1}$ 硫酸铜试液、$0.1 mol \cdot L^{-1}$ 碳酸钠试液、氯仿、纯化水。

2. 主要仪器设备试管、量筒、水浴锅等。

【实验操作】

1. **盐酸普鲁卡因**

（1）取盐酸普鲁卡因约 50mg 于试管中，加稀盐酸 1ml，振摇，滴加 $0.1 mol \cdot L^{-1}$ 亚硝酸钠溶液 4～5 滴，充分振摇后，滴加碱性 $\beta$-萘酚试液数滴，产生猩红色沉淀。

（2）取盐酸普鲁卡因约 0.1g 于试管中，加纯化水 2ml 溶解，加 10%氢氧化钠试液 1ml，产生白色沉淀。加热，变为油状物，继续加热，于试管口覆盖湿润的红色石蕊试纸，试纸变蓝，同时油状物消失。放冷后滴加稀盐酸，又析出白色沉淀。

（3）取盐酸普鲁卡因约 0.1g 于试管中，加纯化水 2ml 振摇使溶解，滴加苦味酸试液数滴，产生黄色结晶性沉淀。

2. **盐酸利多卡因**

（1）取盐酸利多卡因约 30mg 于试管中，加纯化水 2ml 振摇使溶解，加碳酸钠试液 1ml 和硫酸铜试液 0.2ml，显蓝紫色。加氯仿 2ml，振摇后静置，氯仿层显黄色。

（2）取盐酸利多卡因约 30mg 于试管中，加纯化水 2ml 振摇使溶解，滴加苦味酸试液 2ml，生成黄色结晶性沉淀。

【注意事项】

1. 若盐酸普鲁卡因和盐酸利多卡因供试品为注射液，可直接取注射液进行试验。

2. 本实验中，盐酸普鲁卡因具有遇光及铁器等易发生颜色变化，故要避免；加热操作应在水浴中进行，不能明火加热，否则药物会因温度过高，发生氧化变色，影响实验结果的观察。

3. 加热时，试管口不能对着人。为减少误差，对比试验操作时尽量注意平行操作。

【实验检测与反思】

1. 通过实验，你发现影响盐酸普鲁卡因和盐酸利多卡因性质实验结果的主要因素有哪些？

2. 为什么盐酸普鲁卡因能发生重氮化-偶合反应，而盐酸利多卡因不能发生？

（梁永坚）

# 实验 3  苯妥英钠的合成与性质实验

【实验目的】

1. 掌握苯妥英钠的主要理化性质、鉴别原理和方法。

2. 通过苯妥英钠制备实验，初步学会有机化合物的分离、提纯、有害气体排除等方法。

3. 巩固称量、溶解、加热、结晶、洗涤、重结晶等基本操作。

4. 了解硝酸作为氧化剂的氧化原理。

【实验原理】

1. **苯妥英钠的合成**  苯妥英钠的合成大多以安息香为原料，经硝酸氧化生成二苯乙二酮，在碱性醇溶液中与脲缩合后制得。

2. **苯妥英钠的性质**  具有乙内酰脲结构，能与氯化汞或硝酸银反应，生成白色汞盐或银盐沉淀，此沉淀不溶于氨试液；在吡啶溶液中能与铜-吡啶试液作用生成蓝色沉淀。

【实验准备】

1. **主要药品试剂**  安息香、硝酸、尿素、15%HCl 溶液、20%NaOH 溶液、活性炭、乙醇、氯化钠、吡啶溶液、硫酸钠试液、氯化汞试液、氨试液、硝酸银试液。

2. **主要仪器设备**  电子天平、烧杯、机械搅拌器、水浴锅、温度计、球形冷凝管、三颈瓶、抽滤瓶、布氏漏斗、试管、量筒等。

【实验操作】

1. **苯妥英钠的合成**

（1）二苯乙二酮的制备：将安息香 6g 和稀硝酸（$HNO_3$：$H_2O$=1∶0.6）15ml 置于三颈瓶中，加少量沸石，安装机械搅拌器、温度计、球形冷凝管和尾气吸收装置（在冷凝管顶端装一导管，将反应产生的气体通入 20%的 NaOH 溶液中）、在 110～120℃中加热搅拌反应 2 小时（直至反应中产生的二氧化氮气体，溶液颜色加深，后期变为棕色为止）。反应完毕，在搅拌下趁热将反应液倒入 150ml 冷水（室温）中，充分搅拌使油状物变成黄色固体结晶全部析出。抽滤，结晶用水洗至中性，干燥得粗品。测熔点为 94～96℃。

（2）苯妥英的制备：将二苯乙二酮 4g、尿素 1.5g、20%NaOH 溶液 12ml、50%乙醇 20ml 置入三颈瓶，安装机械搅拌器、温度计、球形冷凝管，搅拌，加热至沸，回流反应 2 小时。反应完毕，反应液倾入 60ml 沸水中，加入活性炭煮沸 5 分钟，放冷到室温，抽滤。滤液用 15%HCl 溶液调至 pH 为 5～6，放置析出结晶。抽滤，结晶用少量水洗，得苯妥英粗品。

（3）苯妥英钠的制备与精制：将苯妥英粗品投入烧杯中，按粗品与水 1∶4 的比例加入水，水浴加热至 40℃，加入 20%NaOH 至全溶，调 pH 为 11～12，加活性炭少许，在搅拌下加热 5 分钟，趁热过滤，滤液加氯化钠至饱和，放冷析出结晶。抽滤，少量冰水洗涤，真空干燥得苯妥英钠，称重，测熔点为296～299℃。

（4）计算产率：产率是用实际产量和理论产量比值的百分数来表示的。

$$产率 = \frac{实际产量}{理论产量} \times 100\%$$

实际产量为制得的苯妥英钠产品称取重量，理论产量是根据合成的化学反应式各反应物与生成物之间的量的关系而计算出来的。

### 2. 苯妥英钠的性质试验

（1）与铜-吡啶反应：取本品约50mg，加吡啶溶液（1→10）5ml，微热溶解，放冷后，加铜-吡啶试液1ml，即生成蓝色。

（2）与二氯化汞反应：取本品约1.0g，加水2ml溶解后，加15%的HCl溶液1ml，再加过量的氨试液，然后加二氯化汞试液数滴，即生成白色沉淀。

（3）与硝酸银反应：取本品约1.0g，加水2ml溶解后，加15%的HCl溶液1ml，再加过量的氨试液，然后加硝酸银试液数滴，即生成白色沉淀。

【注意事项】

1. 硝酸为强氧化剂，使用时避免与皮肤、衣服等接触，以防灼伤皮肤，损坏衣物。

2. 二苯乙二酮初始反应液倒入120ml冷水冷却结晶时，应用玻璃棒搅动，防止结成大块。

3. 反应过程中，硝酸被还原产生大量的二氧化氮气体，具有一定的刺激性，需控制反应温度，防止反应激烈而导致气体溢出，应用吸收装置吸收气体，要吸收完全。

4. 苯妥英钠为白色粉末，微有吸湿性，在空气中渐渐吸收二氧化碳析出苯妥英，所以需要用真空干燥。

5. 苯妥英钠易溶于水，加入水量稍多会使收率受到明显影响，要严格按比例加水。

6. 苯妥英钠可溶于水及乙醇，抽滤洗涤时要少用溶剂，洗涤后尽量抽干。

【实验检测与反思】

1. 二苯乙二酮的制备中为何要安装气体吸收装置？

2. 苯妥英钠与二氯化汞或硝酸银反应时为什么要先加HCl溶液？

3. 在与二氯化汞或硝酸银反应实验中，如用苯巴比妥代替苯妥英钠，实验结果又如何？

4. 苯妥英钠为什么要采用真空干燥的方式进行干燥？

（何福龙）

# 实验4　拟胆碱药、拟肾上腺素药的性质实验

【实验目的】

1. 掌握利用药物理化性质鉴别硫酸阿托品、溴新斯的明、肾上腺素、重酒石酸去甲肾上腺素、盐酸异丙肾上腺素的操作方法。

2. 掌握常用拟胆碱药、拟肾上腺素药的主要化学性质、实验原理和方法。

【实验原理】

1. 溴新斯的明

（1）偶合反应：本品加氢氧化钠溶液加热，酯键即被水解产生间二甲氨基酚钠，与重氮苯磺酸试剂发生偶合反应，生成红色的偶氮化合物。

（2）溴化物的反应

1）本品与硝酸银反应生成淡黄色凝乳状溴化银沉淀，该沉淀能在氨试液中微溶，但在硝酸中几

乎不溶。

$$Ag^{+}+Br^{-}\rightarrow AgBr\downarrow$$

2）本品能被氯试液氧化生成溴，溴溶于氯仿，使氯仿层呈黄色至红棕色。

$$2Br^{-}+Cl_2\rightarrow Br_2+2Cl^{-}$$

2. 硫酸阿托品

（1）维他立（Vitali）反应：本品经水解生成莨菪酸，当与发烟硝酸共热后，发生硝化反应生成黄色三硝基衍生物，再加入醇制氢氧化钾试液，则生成深紫色的醌式化合物。

（2）硫酸盐的反应

1）本品溶液加入氯化钡试液，生成硫酸钡白色沉淀，分离沉淀，沉淀在盐酸或硝酸中均不溶解。

$$Ba^{2+}+SO_4^{2-}\rightarrow BaSO_4\downarrow$$

2）本品溶液加入乙酸铅试液，生成硫酸铅白色沉淀，分离沉淀，沉淀在氢氧化钠试液或乙酸铵试液中均能溶解。

$$Pb^{2+}+SO_4^{2-}\rightarrow PbSO_4\downarrow$$

3. 肾上腺素含有两个酚羟基，可被过氧化氢试液氧化变色或与三氯化铁试液反应显色。其稀盐酸溶液加过氧化氢试液后煮沸，显血红色；与三氯化铁试液反应显翠绿色，再加氨试液即变紫色，最后变为紫红色。

4. 重酒石酸去甲肾上腺素分子结构中含有酒石酸，可与10%氯化钾溶液反应生成酒石酸氢钾结晶性沉淀；遇三氯化铁试液，即显翠绿色，再加碳酸氢钠试液，显蓝色，最后变成红色；在酒石酸氢钾饱和溶液中，几乎不被碘氧化，遇碘液后（用硫代硫酸钠除去过量的碘），溶液为无色或显微红色或淡紫色。

5. 盐酸异丙肾上腺素分子结构中含有酚羟基，水溶液加三氯化铁试液，生成深绿色络合物，滴加5%碳酸氢钠溶液即变蓝色，后变红色。

【实验准备】

1. **主要药品试剂** 溴新斯的明、硫酸阿托品、20%氢氧化钠溶液、重氮苯磺酸试液、硝酸银试液、氨试液、稀硝酸、氯试液、氯仿、发烟硝酸、乙醇、氢氧化钾、氯化钡试液、稀盐酸、乙酸铅试液、乙酸铵试液、肾上腺素、重酒石酸去甲肾上腺素、盐酸异丙肾上腺素、过氧化氢试液、三氯化铁试液、10%氯化钾溶液、5%碳酸氢钠溶液、酒石酸氢钾饱和溶液、碘试液、硫代硫酸钠试液、纯化水。

2. **主要仪器设备** 试管、量筒、酒精灯、水浴锅、蒸发皿等。

【实验操作】

1. 溴新斯的明

（1）取本品约1mg，置蒸发皿中，加20%氢氧化钠溶液1ml与水2ml，置水浴上蒸干，加水1ml溶解后，放冷，滴加重氮苯磺酸试液1ml，即显红色。

（2）取本品约0.5g，加纯化水10ml使溶解，将溶液分成两份，向其中一支试管中加入硝酸银试液，即生成淡黄色沉淀，分离沉淀，沉淀在氨试液中微溶，但在硝酸中几乎不溶；向另一支试管中加入氯试液，溴即游离出来，加入氯仿振摇后静置，氯仿层显黄色或红棕色。

2. 硫酸阿托品

（1）取本品约10mg置于蒸发皿中，加发烟硝酸5滴，置水浴上蒸干，得黄色残渣，放冷，加乙醇2～3滴湿润，加固体氢氧化钾1小块，即显深紫色。

（2）取本品约0.5g，加纯化水10ml使溶解，将溶液分置两个试管中，向其中一支试管中滴加氯化钡试液，即生成白色沉淀，分离沉淀，将沉淀分成两份，分别加入稀盐酸或稀硝酸，沉淀均不溶解；向另一支试管中滴加醋酸铅试液，即生成白色沉淀，分离沉淀，将沉淀分成两份，分别加入醋酸铵试液或氢氧化钠试液，沉淀均能溶解。

3. 肾上腺素

（1）取肾上腺素 10mg，加稀盐酸 2ml 溶解后，再加过氧化氢试液 10 滴，煮沸，即显血红色。

（2）取肾上腺素 2mg，加稀盐酸溶液 2～3 滴溶解后，加水 2ml 与三氯化铁试液 1 滴，即显翠绿色；再加氨试液 1 滴，即变紫色，最后变成紫红色。

4. 重酒石酸去甲肾上腺素

（1）取重酒石酸去甲肾上腺素约 50mg，加水 1ml 溶解后，加 10%氯化钾溶液 1ml，在 10 分钟内应析出结晶性沉淀。

（2）取重酒石酸去甲肾上腺素约 10mg，加水 1ml 溶解后，加三氯化铁试液 1 滴，振摇，即显翠绿色；再缓缓加碳酸氢钠试液，即显蓝色，最后变成红色。

（3）取重酒石酸去甲肾上腺素约 1mg，加酒石酸氢钾的饱和溶液 10ml 溶解后，加碘试液 1ml，放置 5 分钟后，加硫代硫酸钠试液 2ml，溶液为无色或仅显微红色或淡紫色。

5. 盐酸异丙肾上腺素取盐酸异丙肾上腺素 20mg，加水 2ml 溶解后，加三氯化铁试液 2 滴，即显深绿色；滴加新制的 5%碳酸氢钠溶液，即变蓝色，最后变成红色。

【注意事项】

1. 分离沉淀，可采用将生成沉淀的试管静置，待沉淀完成后，弃去上清液，即得沉淀。

2. 重氮苯磺酸试液不稳定，遇热易分解，与溴新斯的明水解产物间二甲氨基酚钠偶合时，应将水解产物放冷后加入，重氮苯磺酸试液应临用前现配。

3. 硫酸阿托品进行维他立反应时，一定使用事先干燥的蒸发皿，以防发烟硝酸被稀释，不出现正反应。

【实验检测与反思】

1. 简述溴化物、硫酸盐的鉴别原理和鉴别方法。

2. 通过实验，你发现影响肾上腺素、酒石酸去甲肾上腺素和盐酸异丙肾上腺素性质实验结果的主要因素有哪些？

3. 同一种药物采用原料药与注射剂进行上述实验，鉴别方法和结果是否一致？

（罗翠婷）

# 实验5　阿司匹林、对乙酰氨基酚的合成与性质实验

【实验目的】

1. 进一步验证、巩固和掌握阿司匹林、对乙酰氨基酚的主要理化性质。

2. 掌握重结晶、抽滤、回流等药物合成基本操作，培养、锻炼和提升动手实操技能。

3. 培养严谨细致的工作作风和实事求是的工作态度。

【实验原理】

1. 阿司匹林可由水杨酸在硫酸催化下与乙酸酐反应制得，其反应过程如下：

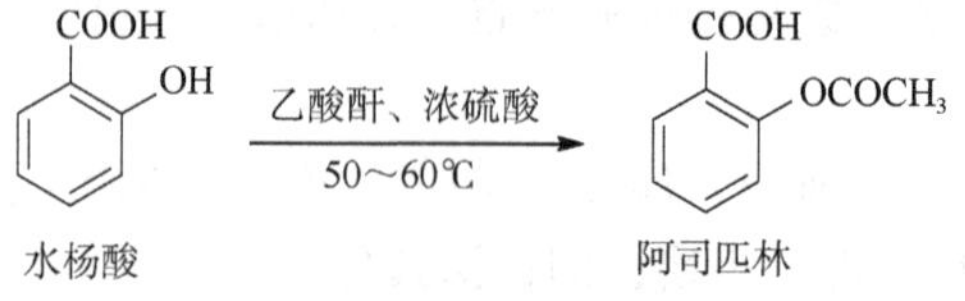

（1）阿司匹林结构中含有酯键，其在碳酸钠试液中可发生水解反应，生成水杨酸钠和醋酸钠，用稀硫酸酸化后得到水杨酸和醋酸，在水溶液中析出白色沉淀并产生醋酸气味。

（2）阿司匹林结构中不含酚羟基，其水溶液与三氯化铁试液不发生显色反应。但其水解产物水

杨酸结构中含有酚羟基，可与三氯化铁试液发生显色反应。

2. 对乙酰氨基酚可由对氨基酚与乙酸酐在水中反应制得，其反应过程如下：

对氨基酚　　　　　　　　　　对乙酰氨基酚

（1）对乙酰氨基酚结构中含有酚羟基，可与三氯化铁试液发生显色反应。

（2）对乙酰氨基酚结构中含有酰氨基，在酸性条件下加热水解后得到对氨基酚。对氨基酚结构中含有芳伯氨基，可发生重氮化偶合反应。

【实验准备】

**1. 主要药品试剂**　水杨酸、乙酸酐、浓硫酸、无水乙醇、对氨基酚、亚硫酸氢钠、碳酸钠试液、稀硫酸、稀盐酸、三氯化铁试液、亚硝酸钠试液、碱性 β-萘酚试液、纯化水。

**2. 主要仪器设备**　循环水式真空泵、抽滤瓶、布氏漏斗、锥形瓶、量筒、酒精灯、试管、烧杯、天平、电热恒温水浴锅、电热套（带磁力搅拌功能）、温度计、三颈瓶、球形冷凝管、电热鼓风干燥箱。

【实验操作】

**1. 阿司匹林的合成与性质实验**

（1）阿司匹林粗品的制备：向锥形瓶中依次加入水杨酸 12.0g，乙酸酐 18.0g，浓硫酸 8 滴，轻轻振摇。待水杨酸完全溶解后，将锥形瓶置 50～60℃的恒温水浴锅中轻轻振摇 10 分钟。反应完毕，取出锥形瓶冷却至室温，有结晶析出后，向锥形瓶中加入 150ml 纯化水，用玻璃棒轻轻搅拌至结晶析出完全。抽滤，滤饼用约 20ml 纯化水洗涤 3 次，抽干即得阿司匹林粗品。

（2）阿司匹林的精制：将上述所得阿司匹林粗品置于锥形瓶中，加无水乙醇 35ml，在水浴锅中微热溶解。随后将其倒入装有 100ml、60℃热水的烧杯中，加入少量活性炭，趁热抽滤，滤饼用 20ml 温水洗涤 3 次，滤液自然冷却至室温，析出白色结晶。抽滤，滤饼用 10ml 50%乙醇洗涤 2 次，抽干后干燥即得阿司匹林精品。计算收率。

（3）阿司匹林的性质实验：取阿司匹林约 0.5g，加碳酸钠试液 10ml，煮沸 2 分钟后，放冷，加过量的稀硫酸，即析出白色沉淀，并发生醋酸的臭气；另取阿司匹林约 0.1g，加水 10ml，加三氯化铁试液 2 滴，不显紫堇色，将溶液煮沸，放冷，即显紫堇色。

**2. 对乙酰氨基酚的合成与性质实验**

（1）对乙酰氨基酚粗品的制备：在装有温度计、搅拌子的 250ml 三颈瓶中加入 60ml 水和 10.9g 对氨基酚，并将其置于电热套上，开动搅拌。向反应器内少量多次滴加 10.9g 乙酸酐，滴加时间约 8 分钟，然后接上冷凝管，开启加热，升温至 90℃，继续搅拌 40 分钟。反应完毕，将反应液倾入烧杯中，冷却至室温后，将烧杯置于冰水浴中继续冷却至结晶完全。抽滤，滤饼用 30ml 冰水洗涤 2 次，抽干即得对乙酰氨基酚粗品。

（2）对乙酰氨基酚的精制：将上述所得对乙酰氨基酚粗品置于三颈瓶中，加入粗品湿重 2.2 倍的水、1ml10%亚硫酸氢钠溶液和适量活性炭，接上冷凝管，加热至沸腾，回流 10 分钟，趁热抽滤，滤液冷却至结晶完全。抽滤，滤饼于 80℃干燥 2 小时，即得对乙酰氨基酚精品。计算收率。

（3）对乙酰氨基酚的性质实验：取对乙酰氨基酚约 50mg，加水 3ml，加三氯化铁试液 1 滴，即显蓝紫色；另取对乙酰氨基酚约 0.1g，加稀盐酸 5ml，置水浴中加热 40 分钟，放冷，取 0.5ml，滴加亚硝酸钠试液 5 滴，摇匀，用水 3ml 稀释后，加碱性 β-萘酚试液 2ml，振摇，即显红色。

【注意事项】

1. 阿司匹林制备过程中的酰化反应为无水操作，因此所用器材必须干燥无水，同时在水浴加热过程中应防止水蒸气进入锥形瓶内，对实验结果产生影响。

2. 析晶时一定要充分放冷，保证结晶完全。

3. 趁热抽滤时可将布氏漏斗和抽滤瓶置于 70℃的烘箱中预热，但取出时应注意防止烫伤。

**【实验检测与反思】**

1. 温度控制不佳对药物的合成会产生哪些影响？在实验过程中可通过哪些手段控制反应温度？

2. 在阿司匹林与三氯化铁反应的性质实验中，观察到的现象是否与理论描述的现象有差异？如有，现象出现差异的原因是什么？

3. 在阿司匹林和对乙酰氨基酚的精制过程中都用到了活性炭，加入活性炭的目的是什么？

（李　杰）

# 实验6　硝苯地平、卡托普利、普鲁卡因胺的性质实验

**【实验目的】**

1. 掌握硝苯地平、卡托普利、盐酸普鲁卡因胺性质实验操作的基本方法。

2. 理解硝苯地平、卡托普利、盐酸普鲁卡因胺药物的主要化学性质。

3. 培养严谨、求实、仔细、认真的实验工作作风。

**【实验原理】**

1. 硝苯地平具有硝基苯化合物的鉴别反应，遇氢氧化钠溶液显橙红色。另外本品在光照和氧化剂存在条件下，分别生成两种降解产物，其中光催化氧化反应产物对人体有害，故在生产、使用和储存中需要避光、密封。

2. 卡托普利结构中含—SH，具有还原性，见光或在水溶液中，可发生自动氧化反应，生成二硫化物。卡托普利的乙醇溶液，加硝酸钠结晶和稀硫酸，振摇后，溶液显红色。

3. 盐酸普鲁卡因胺结构中具有芳伯氨基，可发生重氮化-偶合反应显红色；易被空气中的氧气等氧化变色。盐酸普鲁卡因胺结构中的芳酰胺用过氧化氢处理转变为异羟肟酸，再与三氯化铁反应生成异羟肟酸铁而显紫红色。盐酸普鲁卡因胺水溶液显氯化物的性质反应。

**【实验准备】**

1. **主要药品试剂**　硝苯地平、卡托普利、盐酸普鲁卡因胺、$0.1 mol \cdot L^{-1}$氢氧化钠溶液、无水乙醇、$0.1 mol \cdot L^{-1}$亚硝酸钠溶液、亚硝酸钠结晶、$0.1 mol \cdot L^{-1}$盐酸、1%三氯化铁溶液、5%过氧化氢、2%硫酸、5%硝酸、碱性$\beta$-萘酚试液。

2. **主要仪器设备**　试管、烧杯、天平、水浴锅等。

**【实验操作】**

1. 硝苯地平取本品约25mg，加丙酮1ml溶解，加20%氢氧化钠溶液3～5滴，振摇，观察溶液颜色。

2. 卡托普利取本品约25mg，加乙醇2ml溶解后，加亚硝酸钠结晶少许和稀硫酸10滴，振摇，观察溶液颜色。

3. 盐酸普鲁卡因胺

（1）取本品的细粉约0.1g，加水2ml溶解，加稀盐酸0.5ml，再加$0.1 mol \cdot L^{-1}$亚硝酸钠溶液数滴，充分振摇后，再加碱性$\beta$-萘酚试液数滴，观察溶液颜色。

（2）取本品的细粉约0.1g，加水2ml溶解后，加三氯化铁试液数滴和过氧化氢试液1ml，缓缓加热至沸，观察溶液颜色。

（3）取本品的细粉约0.1g，加水2ml溶解后，加入稀硝酸试液1ml，再加$0.1 mol \cdot L^{-1}$硝酸银溶液几滴，观察溶液颜色。

**【注意事项】**

1. 加热时，试管口不能对着人。

2. 为减少误差，对比试验操作时尽量注意平行操作。

【实验检测与反思】

1. 硝苯地平如何进行储存和保管？

2. 盐酸普鲁卡因胺长期放置后可能会发生哪些变化？

3. 通过实验，你发现要获得较为准确的试验结果应注意哪些问题？

（刘 峰 谢新然）

# 实验 7 抗感染药的性质实验

【实验目的】

1. 掌握几种抗感染药物的主要化学性质、实验原理和实验方法。

2. 熟练掌握性质验证实验的操作技能。

【实验原理】

1. 磺胺嘧啶和磺胺甲噁唑

（1）重氮化-偶合反应分子结构中具有芳伯氨基和磺酰氨基，芳伯氨基在酸性条件下与亚硝酸钠发生重氮化-偶合反应，生成橙红色沉淀。

（2）铜盐沉淀反应分子结构中磺酰氨基显酸性，其钠盐水溶液能与硫酸铜试液反应。磺胺嘧啶反应生成黄绿色沉淀，放置变为紫色沉淀；磺胺甲噁唑反应生成草绿色沉淀。

2. 诺氟沙星本品与醋酐和丙二酸于水浴上加热，可显深棕色。

3. 异烟肼分子结构中具有肼基，具有还原性，能与氨制硝酸银反应生成银镜并放出氮气。分子结构中的酰肼基能与香草醛缩合生成黄色的异烟腙。

【实验准备】

1. **主要药品试剂** 磺胺嘧啶、磺胺甲噁唑、诺氟沙星、异烟肼、稀盐酸、$0.1mol \cdot L^{-1}$ 亚硝酸钠溶液、碱性 $\beta$-萘酚、红色石蕊试纸、0.4%氢氧化钠溶液、氨制硝酸银试液、10%香草醛乙醇溶液、硫酸铜试液、醋酐、丙二酸、纯化水。

2. **主要仪器设备** 试管、量筒、酒精灯、药匙、漏斗、滤纸、水浴锅。

【实验操作】

1. 磺胺嘧啶

（1）取磺胺嘧啶约 50mg 于试管中，加稀盐酸 1ml，振摇，滴加 $0.1mol \cdot L^{-1}$ 亚硝酸钠溶液试液 4～5 滴，充分振摇后，滴加碱性 $\beta$-萘酚试液数滴，产生橙红色沉淀。

（2）取磺胺嘧啶约 0.1g，加水和 0.4%氢氧化钠溶液各 3ml，振摇溶解后滤过，取滤液加硫酸铜试液 1 滴，即生成黄绿色沉淀，放置变为紫色沉淀。

2. 磺胺甲噁唑

（1）取磺胺甲噁唑约 50mg 于试管中，加稀盐酸 1ml，振摇，加 $0.1mol \cdot L^{-1}$ 亚硝酸钠溶液 4～5 滴，充分振摇后，滴加碱性 $\beta$-萘酚试液数滴，产生橙红色沉淀。

（2）取磺胺甲噁唑约 0.1g，加水和 0.4%氢氧化钠溶液各 3ml，振摇溶解后滤过，取滤液加硫酸铜试液 1 滴，即生成草绿色沉淀。

3. 诺氟沙星

取诺氟沙星约 10mg 于试管中，加醋酐 3 滴和丙二酸少许，于水浴上加热约 5 分钟，显深棕色。

4. 异烟肼

（1）取异烟肼约 10mg 于试管中，加水 2ml 溶解，加氨制硝酸银试液 1ml，产生气泡和黑色浑浊，并在试管壁上生成银镜。

（2）取异烟肼约 0.1g 于试管中，加水 5ml 溶解，加 10%香草醛乙醇溶液 1ml，摇匀，微热，放冷，即析出黄色结晶。

**【注意事项】**

1. 磺胺类药物与硫酸铜的反应，氢氧化钠溶液浓度要低，且量不能过大，否则会生成蓝色氢氧化铜沉淀，干扰实验。

2. 异烟肼的银镜反应所用试管必须洗净，否则现象不易观察。

3. 醇溶液不能在酒精灯上明火加热，加热须在水浴锅中进行。

4. 加热时，试管口不能对着人。

5. 为减少误差，对比试验操作时尽量注意平行操作。

**【实验检测与反思】**

1. 通过实验，你认为应该如何做好药物的鉴别实验？

2. 为何银镜反应的试管必须干净呢？银镜反应的原理是什么？注意事项有哪些？

（孟婷婷）

# 实验 8　抗生素类药物的性质实验

**【实验目的】**

1. 掌握典型抗生素的主要化学性质及其鉴别方法。

2. 了解影响抗生素稳定性的因素。

3. 培养仔细、认真、严谨的实验工作作风。

**【实验原理】**

1. 青霉素盐在弱酸性条件下不稳定，发生水解并进行分子内重排，生成青霉二酸，该化合物为不溶于水的白色沉淀，但溶于有机溶剂。

2. 硫酸链霉素在碱性条件下苷键断裂，水解成链霉胍和链霉糖。链霉糖在碱性条件下发生分子重排为麦芽酚，与三价铁离子形成紫红色配合物。

3. 红霉素大环内酯结构中的内酯键和内酯环与糖之间的苷键遇酸水解断裂，得到有色物。

4. 氯霉素性质稳定，耐热，在中性或微酸性（pH 为 4.5～7.5）的水溶液中较稳定，但强酸、强碱条件下仍可水解。氯霉素本身为含不解离型氯的化合物，在醇制氢氧化钾溶液中加热，分子中不解离的氯转化为无机氯化物，使其呈氯离子的特殊反应。氯霉素分子中的硝基经氯化钙和锌粉还原成羟胺衍生物，再和苯甲酰氯生成酰胺化合物，该化合物和三价铁离子生成紫红色配合物。

**【实验准备】**

1. **主要药品试剂**　青霉素钠（钾）、硫酸链霉素、红霉素、氯霉素、乙醇、三氯化铁试液、氯化铁试液、稀盐酸、乙醚、次溴酸钠试液、氯化钙溶液、盐酸、氯化钡试液、硝酸银试液、氨试液、氯仿、苯甲酰氯、无水吡啶、丙酮、乙酸乙酯、高锰酸钾、硫酸、硝酸、0.4%氢氧化钠溶液、硫酸铁铵、锌粉、碘化钾-淀粉试液、醇制氢氧化钾试液、0.1% 8-羟基喹啉乙醇液。

2. **主要仪器设备**　铂丝、试管、乳钵、吸管、烧杯、酒精灯、单口圆底烧瓶、天平、玻璃空气冷凝器、恒温水浴锅。

**【实验操作】**

1. **青霉素钾（钠）**

（1）称取青霉素钾（钠）约 0.1g，加水 5ml 使溶解，加稀盐酸 2 滴，即生成白色沉淀，此沉淀能在乙醇、氯仿、乙酸乙酯、乙醚、过量盐酸中溶解。

（2）用铂丝蘸取少量青霉素钾（钠），在火焰上燃烧，钾盐火焰显紫色，钠盐火焰显亮黄色。

**2. 硫酸链霉素**

（1）称取硫酸链霉素约 0.5g，加水 4ml 振摇溶解后，加氢氧化钠试液 2.5ml 和 0.1% 8-羟基喹啉乙醇液 1ml，放冷至约 15℃，加次溴酸钠试液 3 滴，即显橙红色。

（2）称取硫酸链霉素约 20mg，加水 5ml 溶解后，加氢氧化钠试液 0.3ml，置恒温水浴上加热 5 分钟，加硫酸铁铵溶液（取硫酸铁铵 0.1g，加 0.5mol·L$^{-1}$ 硫酸 5ml，使溶解即成）0.5ml，即显紫红色。

（3）称取硫酸链霉素约 0.2mg，加蒸馏水 2ml 溶解后，加氯化钡试液，即生成白色沉淀，分离沉淀，沉淀在盐酸或硝酸中均不溶解。

**3. 红霉素**

（1）称取红霉素 5mg，加硫酸 2ml，缓缓摇匀，即显红棕色。

（2）称取红霉素 3mg，加丙酮 2ml 振摇溶解后，加盐酸 2ml 即显橙黄色，渐变为紫红色，再加氯仿 2ml 振摇，氯仿层应显紫色。

**4. 氯霉素**

（1）称取氯霉素 10mg，加 50%乙醇溶液 1ml 使其溶解，加氯化钙 3mg，锌粉 50mg。置恒温水浴上加热 10 分钟，放冷，倾出上清液，加苯甲酰氯 2 滴，迅速强力振摇 1 分钟，加三氯化铁试液 0.5ml，氯仿 2ml，水层显紫红色。如按同一方法不加锌粉试验，应不显紫红色。

（2）称取氯霉素 50mg，加醇制氢氧化钾试液 2ml，使其溶解，用带空气冷凝器的单口圆底烧瓶，在恒温水浴上加热 15～20 分钟，放冷，加稀硝酸中和至强酸性后，滤过，将滤液分成两份：一份加 1 滴稀硝酸，应无沉淀生成，作为供试液供后续实验使用；一份加硝酸银试液，即产生白色凝乳状沉淀，此沉淀能溶于氨试液，不溶于硝酸。

取上述供试液 1ml，加稀硫酸使呈酸性，加高锰酸钾固体数粒，加热即放出氯气，能使碘化钾-淀粉试纸显蓝色。

**【注意事项】**

1. 青霉素钠（钾）盐具有引湿性，遇酸、碱、氧化剂等会分解变质，故应在实验前临时开封使用。

2. 所用抗生素类药品若为注射剂（液）可直接使用，若为片剂，剥去肠溶衣后，用乳钵研细，取适量细粉使用。

3. 本实验青霉素过敏者请注意。

**【实验检测与反思】**

1. 通过对实验现象以及结果的观察，请结合抗生素类药物的理论知识分析影响实验结果的因素有哪些？

2. 如果将青霉素钾盐粉针剂换成片剂，实验结果一样吗？为什么？

（左 倩）

# 实验 9　甾体激素药物的性质实验

**【实验目的】**

1. 进一步验证、巩固和掌握所学甾体激素类药物的主要理化性质。

2. 掌握利用药物性质来鉴别甾体激素类药物的操作方法，培养、锻炼和提升动手实操技能。

3. 培养严谨、求实、仔细、认真的试验工作作风。

**【实验原理】**

**1. 甾体药物**　母核的共同性质可与浓硫酸-乙醇发生显色反应。

2. **雌二醇** 具有酚羟基，可在酸性条件下与三氯化铁试液发生显色反应。

3. **炔诺酮** 含有末端炔基，能与硝酸银试液反应，生成白色的炔化银沉淀。

4. **黄体酮** 含有羰基，可与异烟肼反应，生成浅黄色的腙；$C_{17}$ 位上具有甲基酮结构，在碳酸钠及醋酸铵的存在下，能与亚硝基铁氰化钠反应生成紫色的阴离子复合物，此反应为黄体酮的专属性反应。

5. **醋酸地塞米松** $C_{21}$ 位上具有酯键，可发生水解反应；$C_{17}$ 位上具有 $\alpha$-醇酮基具有还原性，可还原酒石酸铜，产生砖红色的 $Cu_2O$ 沉淀。

【实验准备】

1. **主要药品试剂** 雌二醇、炔诺酮、黄体酮、醋酸地塞米松、硫酸、三氯化铁、乙醇、甲醇、硝酸银、亚硝基铁氰化钠、碳酸钠、醋酸铵、异烟肼、乙醇制氢氧化钾、碱性酒石酸铜。

2. **主要仪器设备** 滴管、药勺、试管、烧杯、量筒及水浴锅等。

【实验操作】

1. **雌二醇** 取本品约 2mg，加硫酸 2ml 溶解，有黄绿色荧光，加三氯化铁试液 2 滴，呈草绿色，再加水稀释，则变为红色。

2. **炔诺酮**

（1）取本品约 2mg，加硫酸 2ml 溶解，有黄绿色荧光，再加水稀释，则变成黄褐色沉淀。

（2）取本品约 10mg，加乙醇 1ml 溶解后，加硝酸银 5～6 滴，即生成白色沉淀。

3. **黄体酮**

（1）取本品约 0.5mg，置小试管中，加异烟肼约 1ml 与甲醇 1ml 溶解后，加稀盐酸 1 滴，即显黄色。

（2）取本品 2mg，置小试管中，加甲醇 0.2ml 溶解后，加亚硝基铁氰化钠的细粉约 3mg、碳酸钠及醋酸铵各约 50mg，摇匀，放置 10～30 分钟，应显蓝紫色。

4. **醋酸地塞米松**

（1）取本品 50mg，加乙醇制氢氧化钾试液 2ml，置水浴中加热 5 分钟，放冷，加硫酸溶液（1→2）2 ml，缓缓煮沸 1 分钟，产生乙酸乙酯的香气。

（2）取本品约 10mg，加甲醇 1ml，微温溶解后，加入预热好的碱性酒石酸铜试液 1ml，即生成砖红色沉淀。

【注意事项】

1. 本次实验多次用到硫酸，对皮肤黏膜有极强的腐蚀性。硫酸溅到衣物上，会破坏衣物。所以使用硫酸时，一定要注意防护。

2. 加热时，试管口不能对着人。

【实验检测与反思】

1. 醇溶液为什么不能在酒精灯上明火加热，加热须在水浴锅中进行？

2. 通过实验，你发现要获得较为准确的试验结果应注意哪些问题？

3. 上述醋酸地塞米松的实验操作（2）中的碱性酒石酸铜试液能否用氨制硝酸银试液代替？现象如何？

（黄　敏）

# 实验 10　维生素性质实验

【实验目的】

1. 进一步验证、巩固和掌握所学维生素类药物的主要理化性质。

2. 掌握利用药物性质来鉴别维生素类药物的操作方法,培养、锻炼和提升动手实操技能。

3. 培养严谨、求实、仔细、认真的试验工作作风。

【实验原理】

1. **维生素 A**　能与三氯化锑发生显色反应显蓝色,逐渐变为紫红色。

2. **维生素 D**　基本母核是甾体,具有甾体的显色反应。

3. **维生素 E**　具有酚羟基结构,有较强的还原性,易发生氧化反应。

4. **维生素 $K_3$**　在水溶液中与甲萘醌、亚硫酸氢钠间存在动态平衡。遇酸、碱平衡破坏,产生甲萘醌沉淀。

5. **维生素 $B_1$**　含有机硫结构,易被氧化为硫色素,硫色素溶于正丁醇中显强的蓝色荧光;含有嘧啶环和噻唑环,能与生物碱沉淀试剂作用生成沉淀。

6. **维生素 $B_2$**　具有荧光并能被连二亚硫酸钠还原生成溶解性较小的无荧光物质,遇空气中的氧气又可被氧化成维生素 $B_2$,荧光复现。

7. **维生素 $B_6$**　$C_3$ 位上的烯醇型羟基可与三氯化铁作用显红色。$C_4$ 和 $C_5$ 位的醇羟基可被酯化。此外,$C_6$ 位的氢原子较活泼,能与氯化亚胺基-2,6-二氯醌试液作用生成蓝色化合物,继而转为红色。

8. **维生素 C**　具有连二烯醇结构,有较强的还原性,碱性条件下能与硝酸银作用产生黑色的金属银沉淀。还能与 2,6-二氯靛酚钠作用。

【实验准备】

1. **主要药品试剂**　维生素 A、维生素 $D_2$、维生素 $D_3$、维生素 E、维生素 $K_3$、维生素 $B_1$、维生素 $B_2$、维生素 $B_6$、维生素 C;氯仿、$0.1mol \cdot L^{-1}$ 三氯化锑氯仿液、醋酐-硫酸溶液、0.1%三氯化铁试剂、0.1%2,2-联吡啶溶液、无水乙醇、$0.1 mol \cdot L^{-1}$ 硝酸、$0.1 mol \cdot L^{-1}$ 氢氧化钠溶液、$0.1 mol \cdot L^{-1}$ 盐酸、$0.1mol \cdot L^{-1}$ 氨水、$0.1mol \cdot L^{-1}$ 铁氰化钾溶液、正丁醇、$0.1mol \cdot L^{-1}$ 硫酸、$0.1mol \cdot L^{-1}$ 碘试液、$0.1mol \cdot L^{-1}$ 碘化汞钾试液、$0.1mol \cdot L^{-1}$ 硝酸银试剂、0.1%2,6-二氯靛酚钠试液、4%硼酸溶液、20%醋酸钠溶液、氯化亚胺基-2,6-二氯醌试液。

2. **主要仪器设备**　试管、烧杯、天平、水浴锅。

【实验操作】

1. **维生素 A**　取本品约 5mg,加入 5ml 氯仿溶液溶解后,分成三份。一份滴入 $0.1 mol \cdot L^{-1}$ 三氯化锑氯仿液 5~10 滴,即显蓝色,逐渐变为紫红色;一份加入 10 滴醋酐-硫酸溶液,振摇,观察有无颜色出现;一份加入 5 滴氢氧化钾醇溶液并加热,然后加入 0.1%三氯化铁试剂振摇,观察有无颜色出现,再加入 2,2-联吡啶溶液振摇,观察有无颜色出现。

2. **维生素 D**　取维生素 $D_2$、$D_3$ 各约 0.5mg 分别装入两支试管,再分别加入 5ml 氯仿液溶解后,加醋酐 0.3ml 和硫酸 0.1ml,振摇,观察两支试管颜色变化。

3. **维生素 E**

(1)取本品约 30mg,加无水乙醇 10ml 溶解后,加硝酸 2ml,摇匀,在 75℃加热约 15 分钟,溶液显橙红色。

(2)取本品约 30mg,加无水乙醇 10ml 溶解后,加入 5 滴氢氧化钾醇溶液并加热,然后加入 5~10 滴三氯化铁试剂振摇,有黄色出现,再加入 2,2-联吡啶溶液振摇,溶液显红色。

4. **维生素 $K_3$**　取本品约 30mg,加水溶解后分成两份,一份加入氢氧化钠溶液,有黄色沉淀析出;另一份加入稀盐酸,有黄色沉淀析出并放出二氧化硫气体。

5. **维生素 $B_1$**

(1)取本品约 5mg,加氢氧化钠试液 2ml 溶解后,加铁氰化钾试液 0.5ml 与正丁醇 3ml,强力振摇 2 分钟,放置分层后,上面醇层即显蓝色荧光,加硫酸使成酸性,荧光即消失,再加碱使成碱性,荧光又复现。

（2）取本品约 20mg，加蒸馏水 2ml 溶解后，分为三份。一份中加碘试液 2 滴，即产生棕色沉淀；另一份加入碘化汞钾试液 2 滴，即产生黄色沉淀；第三份加入 $0.1mol \cdot L^{-1}$ 硝酸银与 $0.1mol \cdot L^{-1}$ 氨水溶液，产生白色沉淀。

如供试品为维生素 $B_1$ 片，则取本品片粉适量，加蒸馏水搅拌使溶，滤过，蒸干滤液，取残渣照上述方法试验。

6. **维生素 $B_2$** 取本品约 1mg，加水 100ml 溶解后，溶液在透射光下显淡黄绿色并有强烈的黄绿色荧光。将溶液分成两份，一份加入盐酸 3 滴，荧光即消失；另一份加入连二亚硫酸钠固体少许，摇匀后，黄色即消退，荧光即消失，若将此悬浊液在空气中振摇，荧光又复现。

7. **维生素 $B_6$** 取本品约 10mg，加水 100ml 溶解后，各取 1ml 分别置甲乙试管中，各加 20%醋酸钠溶液 2ml，甲试管加水 1ml，乙试管加入 4%硼酸溶液 1ml，混匀，迅速加氯化亚胺基-2,6-二氯醌试液 1ml，甲管中显蓝色，几分钟后即消失，并转为红色，乙管中不显蓝色。另取上述溶液各 1ml，分放两支试管，其中一支加入三氯化铁试液 2 滴，溶液显红色；另一支加入 $0.1mol \cdot L^{-1}$ 硝酸银试剂与 $0.1mol \cdot L^{-1}$ 氨水溶液，产生白色沉淀。

8. **维生素 C**

（1）取本品约 0.1g，加蒸馏水 5ml 使溶解后，分为三份。一份中加入 2,6-二氯靛酚钠试液 1～2 滴，试液颜色立即消失；其余两份中分别加入碘试液 1 滴或三氯化铁试液 1 滴，试液颜色均消失。

（2）取本品 0.1g，加蒸馏水约 5ml 使溶解，加入硝酸银试液 0.5ml，即生成银的黑色沉淀。

如供试品为维生素 C 片，则取本品片粉适量（约相当于维生素 C 0.2g），加蒸馏水 10ml 搅拌使溶，滤过，取滤液照上述方法试验。

**【注意事项】**

1. 醇溶液不能在酒精灯上明火加热，加热须在水浴锅中进行。

2. 加热时，试管口不能对着人。

3. 为减少误差，对比试验操作时尽量注意平行操作。

**【实验检测与反思】**

1. 醇溶液为什么不能在酒精灯上明火加热，加热须在水浴锅中进行？

2. 你在实验中观察得到的维生素类药物反应现象与理论现象之间有何差异？为什么会出现这些差异？在以后的实验中应注意哪些问题？

3. 通过实验，你发现要获得较为准确的试验结果应注意哪些问题？

（钟辉云）

# 实验 11　药物的化学稳定性实验

**【实验目的】**

1. 掌握易发生水解反应的药物的结构类型。

2. 理解 pH 对药物水解反应的影响。

3. 了解药物稳定性实验观察方法。

**【实验原理】**

药物溶液的酸碱性对药物的水解影响很大，常见的酯类、酰胺类和苷类药物的水解均受溶液 pH 的影响，酸和碱均可催化水解反应。一般情况下，对于酯类、酰胺类药物，溶液的 pH 增大，药物的水解反应速度加快，苷类药物 pH 较大或较小时，水解速度都较快。

盐酸普鲁卡因属于酯类药物，在酸性条件下直接水解成对氨基苯甲酸和具有挥发性的碱性的二乙氨基乙醇；在碱性条件下先生成普鲁卡因白色沉淀，继续加热进一步水解生成对氨基苯甲酸和具有挥发性的碱性的二乙氨基乙醇。

青霉素钠属于 $\beta$-内酰胺类药物，青霉素本身是一种弱酸，青霉素钠溶液在酸性条件下则会析出青霉素而出现沉淀，其 $\beta$-内酰胺结构可进一步发生水解反应。

苯巴比妥钠不稳定，其水溶液吸收 $CO_2$ 则会析出苯巴比妥，使溶液变浑浊。苯巴比妥钠属于酰胺类药物，在碱性条件下易水解放出氨气，可使红色石蕊试纸变蓝。

【实验准备】

1. 主要药品试剂　盐酸普鲁卡因、青霉素钠、苯巴比妥钠、盐酸、氢氧化钠、蒸馏水。

2. 主要仪器设备　水浴锅、托盘天平（精度 0.1g）、量筒、试管、pH 试纸。

【实验操作】

1. 盐酸普鲁卡因的水解反应

（1）取约 0.1g 盐酸普鲁卡因，加水 3ml 使溶解，试管口覆盖一条湿润的红色石蕊试纸，于水浴上加热，观察石蕊试纸的颜色变化。

（2）取盐酸普鲁卡因约 0.1g，加水 3ml，加 10%氢氧化钠溶液 1ml，于水浴中加热，观察石蕊试纸的颜色变化。

2. 青霉素钠的水解反应

（1）取青霉素钠约 0.1g，加水 5ml 使溶解，观察溶液是否澄清无色，放置 2 小时后，观察溶液有何变化。

（2）取青霉素钠约 0.1g，加水 5ml 使溶解，加稀盐酸 2 滴，观察有何现象发生。

3. 苯巴比妥钠的水解反应

（1）取苯巴比妥钠约 50mg，加水 2ml 使溶解，观察是否浑浊。放置 2 小时后再观察。

（2）取苯巴比妥钠约 50mg，加 10%氢氧化钠 2ml 使溶解，于水浴中加热 30 秒钟，有何现象产生，观察试管口红色石蕊试纸的颜色变化。

【注意事项】

1. 实验中各药的水解操作，应在水浴中进行，不能直火加热，否则药物会因温度过高，发生氧化或局部碳化，影响实验结果。

2. 加热试管时，试管口不能对着人。

3. 盐酸普鲁卡因的水解实验中，加入碱后，有白色的沉淀生成（游离普鲁卡因）。

4. 在酸性下，青霉素钠水解实验中，加入稀盐酸的量勿过多，否则产生的青霉二酸沉淀会进一步分解为青霉醛和青霉胺，而溶解在过量的盐酸中。

5. 为减少误差，本实验中的各项实验均应平行操作，即相同的试剂、加入剂量、反应的条件及时间等。

6. 本实验中对青霉素过敏者需注意。

【实验检测与反思】

1. 为什么青霉素钠和苯巴比妥钠的水溶液在空气中放置一段时间后，溶液会变浑浊？

2. 试列举几种易发生水解的药物，并分析其水解的原因。

（刘　艳　刘　娜）

# 实验 12　药物在输液中的稳定性观察及药物的配伍变化

【实验目的】

1. 进一步验证、巩固和掌握易发生稳定性变化的药物的主要理化性质。

2. 通过实训，熟悉一些常见药物相互配伍或与输液配伍时的化学反应。能分析配伍变化原因，并有的放矢地找到相应的防范措施。

3. 进一步树立安全用药意识，多措并举，确保临床用药安全有效。

【实验原理】

药物溶液的酸碱性对药物的稳定性影响很大，常见的脂类、酰胺类和苷类药物的水解均受溶液 pH 的影响，酸和碱均可催化水解反应。氯化钠溶液为中性溶液，pH=7，酸性或碱性环境下不稳定的药物，如青霉素类和头孢菌素类，最适合选择这种中性溶液；葡萄糖的化学结构含有多个羟基，具有弱的酸性，葡萄糖液的 pH 为 3.2~5.5，适合作大部分药品的溶剂，但青霉素类、头孢菌素类、氨茶碱以及其他生物碱药物，会被破坏或中和而失效。

注射给药为临床常用给药途径，约占用药总量的 50%，其中又以静滴给药最为常用。临床上经常出现联合注射给药，选择适宜的溶剂、药物合并后的相互作用和配伍禁忌都是临床使用中应注意的。从化学角度看，有的药物相互作用，可出现浑浊、沉淀、变色和活性降低。

临床中常用的药物大多为强酸弱碱盐或强碱弱酸盐，易发生水解反应产生沉淀而失效。如：苯巴比妥钠、青霉素钠、苯妥英钠、磺胺嘧啶钠等。

硫酸阿托品分子中含有酯键，它在弱酸性及近中性条件下较稳定，在碱性溶液中极易水解，在强酸中水解加速，生成莨菪酸及莨菪醇而失效。

有些药物结构中含有易氧化官能团，如：盐酸肾上腺素的酚羟基，盐酸氯丙嗪的吩噻嗪环，维生素 C 的连烯二醇等，在酸性溶液中稳定。遇到碱性药物或含重金属离子药物时易被氧化变色。

头孢曲松钠与钙剂配伍时易产生沉淀，对人体有毒副作用；四环素与钙剂配伍时生成配位化合物，影响钙剂的吸收。因此，这类药物禁与钙剂配伍。

【实验准备】

1. **主要药品试剂** 盐酸普鲁卡因注射液、注射用青霉素钠、硫酸阿托品注射液、维生素 C 注射液、注射用头孢曲松钠、0.9%氯化钠注射液、5%葡萄糖注射液、葡萄糖酸钙注射液、苯巴比妥钠、磺胺嘧啶钠、稀盐酸、1mol/L HCl 溶液、1mol/L NaOH 溶液、氯化钙、蒸馏水。

2. **主要仪器设备** 电子天平、药匙、量筒、试管、滴管、烧杯。

【实验操作】

1. **注射用苯巴比妥钠的配伍变化**

（1）取本品约 0.1g，加 5%葡萄糖注射液 5ml 振摇溶解，观察并记录现象。

（2）取本品约 0.1g，加 0.9%氯化钠注射液 5ml 振摇溶解，将上述溶液分为 2 份：①一份中加入稀盐酸溶液 2ml，摇匀；②另一份中加入盐酸普鲁卡因注射液 2ml，摇匀；分别于 10、20、30、60 分钟后观察并记录现象。

2. **注射用青霉素钠的配伍变化**

（1）取本品约 0.1g，加 5%葡萄糖注射液 5ml 振摇溶解，观察并记录现象。

（2）取本品约 0.1g，加 0.9%氯化钠注射液 5ml 振摇溶解，将上述溶液分为 2 份：①一份中加入稀盐酸溶液 2ml，摇匀；②另一份中加入盐酸普鲁卡因注射液 2ml，摇匀；分别于 10、20、30、60 分钟后观察并记录现象。

3. **硫酸阿托品注射液的配伍变化**

（1）取本品 2ml 置于一支洁净的试管中，加入 5%葡萄糖注射液 2ml，摇匀，将上述溶液分成 2 份：①一份中加入 1mol/L 的 HCl 溶液 1ml，摇匀；②另一份中加入磺胺嘧啶钠约 0.05g，摇匀；分别于 10、20、30、60 分钟后观察并记录现象。

（2）取本品 2ml 置于一支洁净的试管中，加入 0.9%氯化钠注射液 2ml，摇匀，将上述溶液分成 2 份：①一份中加入 1mol/L 的 HCl 溶液 1ml，摇匀；②另一份中加入磺胺嘧啶钠约 50mg，摇匀；分别于 10、20、30、60 分钟后观察并记录现象。

**4. 维生素 C 注射液的配伍变化**

（1）取本品 2ml 置于一支洁净的试管中，加入 5%葡萄糖注射液 2ml，摇匀，观察是否稳定。将上述溶液分成 2 份：①一份中加入 1mol/L 的 NaOH 溶液 1ml，摇匀；②另一份中加入苯巴比妥钠约 0.05g，摇匀；分别于 10、20、30、60 分钟后观察并记录现象。

（2）取本品 2ml 置于一支洁净的试管中，加入 0.9%氯化钠注射液 2ml，摇匀，观察是否稳定。将上述溶液分成 2 份：①一份中加入 1mol/L 的 NaOH 溶液 1ml，摇匀；②另一份中加入苯巴比妥钠约 0.05g，摇匀；分别于 10、20、30、60 分钟后观察并记录现象。

**5. 注射用头孢曲松钠的配伍变化**

（1）取本品约 0.1g，加 5%葡萄糖注射液 5ml 振摇溶解，观察是否稳定。将上述溶液分成 2 份：①一份中加入 $CaCl_2$，注射液 2ml，振摇；②另一份中加入葡萄糖酸钙注射液 2ml，振摇；分别于 10、20、30、60 分钟后观察并记录现象。

（2）取本品约 0.1g，加 0.9%氯化钠注射液 5ml 振摇溶解，观察是否稳定。将上述溶液分成 2 份：①一份中加入 $CaCl_2$，注射液 2ml，振摇；②另一份中加入葡萄糖酸钙注射液 2ml，振摇；分别于 10、20、30、60 分钟后观察并记录现象。

**【注意事项】**

1. 易氧化药物配伍变化实验中，可以通过与原液对照，有助于观察氧化后的颜色变化。

2. 有青霉素和头孢菌素过敏史的同学应注意防范过敏反应。

3. 在实训过程中同学们一定要仔细观察每一步实验现象，并通过认真仔细的纵向或横向对比，发现问题，分析问题，解决问题。

**【实验检测与反思】**

1. 酸弱碱盐、强碱弱酸盐分别与哪类药物配伍易生成沉淀？请举例说明。同时为防止沉淀的生成我们在配伍使用时应注意采取什么措施？

2. 通过实验，你觉得在临床上配置输液时需要注意哪些问题？

（蒋超意）

# 实验 13  未知药物的鉴别

**【实验目的】**

1. 复习和巩固已学过的部分典型药物的主要理化性质。

2. 掌握利用所学知识，鉴别已知范围内未知药物的方法和程序。

3. 培养分析问题、解决问题的能力和综合应用能力。

**【实验原理】**

**1. 初步实验**

（1）性状观察：维生素 $B_2$ 为橙黄色结晶性粉末；奥沙西泮、对乙酰氨基酚、磺胺嘧啶、硫酸链霉素、维生素 C 为白色或类白色结晶性粉末。

（2）溶解性实验：硫酸链霉素、维生素 C 溶于水；对乙酰氨基酚略溶于水；维生素 $B_2$、奥沙西泮、磺胺嘧啶不溶于水。

**2. 确证实验**

（1）三氯化铁显色反应：对乙酰氨基酚分子中含有酚羟基，与三氯化铁试液作用显蓝紫色。

（2）重氮化-偶合反应：奥沙西泮在酸性或碱性环境中加热水解，生成的 2-苯甲酰基-4-氯苯胺含有芳伯氨基，在酸性条件下与亚硝酸钠生成重氮盐后，再与碱性 $\beta$-萘酚偶合，可生成橙红色的偶氮化合物。磺胺嘧啶也含有芳伯氨基，也能发生重氮化-偶合反应。

（3）铜盐反应：磺胺嘧啶与硫酸铜试液发生取代反应，生成黄绿色的磺胺嘧啶铜沉淀。

（4）$SO_4^{2-}$沉淀反应：硫酸链霉素含有 $SO_4^{2-}$，可与氯化钡试液反应生成白色的 $BaSO_4$ 沉淀。

（5）硝酸银反应：维生素 C 含有连二烯醇结构，具有还原性，和硝酸银试液反应，可析出黑色的银沉淀。

**【实验准备】**

**1. 主要药品试剂** 维生素 $B_2$、维生素 C、奥沙西泮、对乙酰氨基酚、磺胺嘧啶、硫酸链霉素、硝酸银试液、氯化钡试液、三氯化铁试液、硫酸铜试液、0.4%氢氧化钠溶液、稀盐酸、0.1mol/L 亚硝酸钠溶液、碱性 $\beta$-萘酚。

**2. 主要仪器设备** 电热恒温水浴锅、试管、药匙、量筒、烧杯、研钵、试管夹、漏斗、胶头滴管。

**【实验操作】**

1. 对未知药品进行编号将每个药品分成 3 份，第一份做初步实验用；第二份做确证实验用；第三份保留供复查用。先进行初步实验，再进行确证实验。

2. 观察未知药品的颜色。

3. 取 6 支试管，分别加入少量未知药品，加入 1ml 水，观察药物的溶解性。

4. 根据初步试验结果，取 2 支试管，分别加入溶于水的两个药品约 0.2g，加水 10ml 溶解后，再取溶液 5ml，加硝酸银试液 0.5ml，产生黑色沉淀的为维生素 C，另支试管中的药品为硫酸链霉素；或者取 2 支试管，分别加入溶于水的 2 个药品约 0.2g，加水 2ml 溶解后，加氯化钡试液，生成白色沉淀的为硫酸链霉素，另一支试管中的药品为维生素 C。

5. 取 3 支试管，分别加入略溶于水、微溶于水或不溶于水的 3 个药品微量，加少许水溶解，向 3 支试管中各滴加 3 滴三氯化铁试液，显蓝紫色的为对乙酰氨基酚。

6. 取 2 支试管，分别加入未确证的 2 个药品约 0.1g，加水与 0.4%氢氧化钠溶液各 3ml 溶解后，过滤，取滤液，加硫酸铜试液 1 滴，生成黄绿色沉淀，放置后变为紫色的为磺胺嘧啶，另一支试管中的药品为奥沙西泮。

**【注意事项】**

1. 若未知药品为片剂，应先进行处理，再进行试验。

2. 试验取样中，不同的药品不能使用同一药匙，避免混淆掺杂而干扰试验结果。为便于操作与观察，药物的取用量可适当加减。

3. 做实验过程中，要注意观察，比较反应前后的现象，若出现矛盾或现象不明显则应检查操作或观察是否有错误，以保证结果的准确；对比试验操作时尽量注意平行操作。

**【实验检测与反思】**

1. 使用三氧化铁试液显色，可以鉴别具有哪种结构的药物？一般可能呈现什么颜色？

2. 采用重氮化-偶合反应，可以鉴别具有哪种结构的药物？使用哪些试剂？

3. 画出本次实验的流程图。

4. 总结未知药物定性鉴别的步骤。

（张志勇）

# 参 考 文 献

陈新谦，金有豫，汤光，2018. 新编药物学. 第 18 版. 北京：人民卫生出版社

方浩，2013. 药物化学. 第 3 版. 北京：人民卫生出版社

葛淑兰，张彦文，2018. 药物化学. 第 3 版. 北京：人民卫生出版社

国家药典委员会，2020. 中华人民共和国药典. 北京：中国医药科技出版社

胡兴娥，钟辉云，2015. 药物化学. 第 2 版. 北京：科学出版社

刘斌，张彦文，陈小林，2012. 药物化学. 第 2 版. 北京：高等教育出版社

许军，杨瑞虹，2017. 药物化学. 第 2 版. 西安：西安交通大学出版社

尤启东，2016. 药物化学. 第 8 版. 北京：人民卫生出版社

# 教学基本要求

## 一、课程性质和任务

药物化学基础是中等职业教育药剂专业的一门专业核心课程，也是重要的应用课程和桥梁课程。该课程直接为药品生产、合理用药、药物贮存养护等工作提供理论支持，同时也为后续药物分析、药物制剂、药事管理学等课程的学习提供支撑。其主要内容为临床应用基本药物的基本结构或结构特点、构效关系、理化性质、作用或临床主要用途等。其主要任务是使学生在具有一定的化学学科和医学基础学科知识基础上，掌握药学岗位所必需的基本知识和基本技能，具有进行药物理化性质分析和合理有效利用现有化学药物等的职业能力，也为学习后续课程奠定必要的基础。

## 二、课程教学目标

### （一）知识目标

1. 掌握典型药物的基本结构、结构特点、理化性质和主要用途。
2. 熟悉常用药物的法定名称、商品名称、结构特点、主要用途和贮存原则。
3. 了解典型药物的化学结构与药效的关系、合成方法。

### （二）能力目标

1. 能正确运用化学药物的结构特点，分析药物的理化性质。
2. 具有规范、熟练进行药物的性质实验和稳定性实验的操作技能。
3. 具有应用典型药物的理化性质，分析和解决该类药物的制剂调配、鉴别、贮存保管和临床使用问题的能力。

### （三）素质目标

1. 树立药品质量第一意识、依法执业意识和对患者高度负责的职业道德意识。
2. 能以科学严谨的态度认识化学药物的理化性质及相关临床应用。

## 三、教学内容和要求

本课程的教学内容由基础模块、实践模块和选学模块三部分构成。

1. 基础模块和实践模块是本课程必学的内容，主要包括药物化学的基础知识和基础技能。
2. 选学模块根据实际情况进行选择和安排教学，可利用机动学时、第二课堂，也可不学。主要根据学生的程度、不同职业岗位需要的知识性内容和实践性内容要求。

基 础 模 块

| 教学内容 | 了解 | 熟悉 | 掌握 | 教学活动参考 | 教学内容 | 了解 | 熟悉 | 掌握 | 教学活动参考 |
|---|---|---|---|---|---|---|---|---|---|
| 第1章 绪论 | | | | 讲授 实例分析讨论 | （二）氨基酮类 | | √ | | 讲授 多媒体演示 实例分析讨论 |
| 一、药物化学的概念与定位 | | √ | | | （三）苯吗喃类 | √ | | | |
| 二、药物化学的重要意义 | | | √ | | （四）其他类 | √ | | | |
| 三、药物的质量与评定 | | | √ | | 四、构效关系 | √ | | | |
| 四、化学药物的名称 | | | √ | | 第6节 神经退行性疾病治疗药 | | | | |
| 五、我国药物化学事业的发展概况 | √ | | | | 一、抗阿尔茨海默病药 | | √ | | |
| 第2章 麻醉药 | | | | 讲授 多媒体演示 演示实验—引出问题—学生讨论—归纳小结 | 二、抗帕金森病药 | | √ | | |
| 第1节 全身麻醉药 | | | | | 第4章 外周神经系统药物 | | | | |
| 一、吸入性麻醉药 | | √ | | | 第1节 影响胆碱能神经系统药物 | | | | |
| 二、静脉麻醉药 | | | √ | | 一、拟胆碱药 | | | | |
| 第2节 局部麻醉药 | | | | | （一）直接作用于胆碱受体的拟胆碱药 | | | √ | 讲授 多媒体演示 实物演示 实例分析讨论 |
| 一、对氨基苯甲酸酯类 | | | √ | | （二）胆碱酯酶抑制剂及胆碱酯酶复活剂 | | | √ | |
| 二、酰胺类 | | | √ | | 二、抗胆碱药 | | | | |
| 三、氨基酮类及其他局部麻醉药 | √ | | | | （一）平滑肌解痉药 | | | √ | |
| 四、局部麻醉药的构效关系 | √ | | | | （二）骨骼肌松弛药 | √ | | | |
| 第3章 中枢神经系统药 | | | | 讲授 多媒体演示 实例分析讨论 | （三）中枢性抗胆碱药 盐酸苯海索 | | √ | | |
| 第1节 镇静催眠药 | | | | | 第2节 影响肾上腺素能神经系统药物 | | | | |
| 一、巴比妥类 | | | | | 一、拟肾上腺素药 | | | | |
| （一）基本结构 | | | √ | | （一）苯乙胺类 | | | √ | |
| （二）构效关系 | | √ | | | （二）苯异丙胺类 | | | √ | |
| （三）理化通性 | | | √ | | （三）拟肾上腺素药的构效关系 | √ | | | |
| （四）典型药物 | | | √ | | 二、抗肾上腺素药 | | | | |
| 二、苯二氮䓬类 | | | | | （一）α受体拮抗剂 | | √ | | |
| （一）发展及结构类型 | | √ | | | （二）β受体拮抗剂 | | | √ | |
| （二）理化性质 | √ | | | | （三）α、β受体拮抗剂 | √ | | | |
| （三）典型药物 | | | √ | | 第5章 解热镇痛药和非甾体抗炎药 | | | | 讲授 多媒体演示 实物演示 实例分析讨论 |
| 三、其他类 | | | | | 第1节 解热镇痛药 | | | | |
| 第2节 抗癫痫药 | √ | | | 讲授 多媒体演示 实例分析讨论 | 一、水杨酸类 | | | √ | |
| 一、乙内酰脲类及其同形物 | | | √ | | 二、乙酰苯胺类 | | | √ | |
| 二、二苯氮䓬类 | | √ | | | 三、吡唑酮类 | √ | | | |
| 第3节 中枢兴奋药 | | | | | 第2节 非甾体抗炎药 | | | | |
| 一、黄嘌呤类 | | | √ | | 一、芳基烷酸类 | | | √ | |
| 二、酰胺类 | | √ | | | 二、邻氨基苯甲酸类 | | √ | | |
| 三、其他类中枢兴奋药 | √ | | | | 三、3，5-吡唑烷二酮类 | √ | | | |
| 第4节 抗精神失常药 | | | | | 四、1，2-苯并噻嗪类 | | | √ | |
| 一、吩噻嗪类 | | | √ | | 五、选择性COX-2抑制剂 | | √ | | |
| 二、其他类抗精神失常药 | √ | | | | 第3节 抗痛风药 | | | | |
| 第5节 镇痛药 | | | | | 别嘌醇 | | √ | | |
| 一、吗啡 | | | √ | | 丙磺舒 | | √ | | |
| 二、吗啡的半合成衍生物 | | | √ | | 秋水仙碱 | √ | | | |
| 三、吗啡的全合成代用品 | | | √ | | | | | | |
| （一）苯基哌啶类 | | | √ | | | | | | |

| 教学内容 | 了解 | 熟悉 | 掌握 | 教学活动参考 | 教学内容 | 了解 | 熟悉 | 掌握 | 教学活动参考 |
|---|---|---|---|---|---|---|---|---|---|
| 第6章 抗过敏药及消化系统药 | | | | | （二）分类 | | | √ | |
| 第1节 抗过敏药 | | | | | （三）通性 | | | √ | |
| 一、氨基醚类 | | | √ | | 二、磺胺类药物的作用机制与构效关系 | | | √ | |
| 二、丙胺类 | | | √ | | （一）作用机制 | | | √ | |
| 三、三环类 | | √ | | | （二）构效关系 | | | √ | |
| 四、其他类 | √ | | | 讲授 | 三、磺胺类代表药物 | | | √ | |
| 第2节 消化系统药 | | | | 多媒体演示 | 四、抗菌增效剂 | | √ | | |
| 一、抗溃疡药 | | | | 实例分析讨论 | 第2节 喹诺酮类药物 | | | | |
| （一）H₂受体拮抗剂 | | | √ | | 一、分类、结构特点与理化性质 | | | | |
| （二）质子泵抑制剂 | | | √ | | （一）分类 | | | √ | |
| 二、促胃肠动力药和止吐药 | | | | | （二）结构特点与理化性质 | | | √ | |
| （一）促胃肠动力药 | | √ | | | 二、构效关系与作用机制 | | √ | | |
| （二）止吐药 | √ | | | | （一）构效关系 | | √ | | |
| 第7章 心血管系统药物 | | | | | （二）作用机制 | | √ | | |
| 第1节 降血脂药 | | | | | 三、喹诺酮类代表药物 | | | √ | |
| 一、羟甲戊二酰辅酶A还原酶抑制剂 | | | √ | | 第3节 其他类合成抗菌药物 | | | | |
| 二、苯氧乙酸类 | | √ | | | 一、硝基呋喃类 | | √ | | 讲授 |
| 三、烟酸类 | √ | | | | 二、硝基咪唑类 | | √ | | 多媒体演示 |
| 第2节 抗心绞痛药 | | | | | 三、异喹啉类 | | √ | | 实例分析讨论 |
| 一、硝酸酯及亚硝酸酯类 | | | √ | | 四、噁唑烷酮类 | | √ | | 实物演示观察 |
| 二、钙拮抗剂 | | | | | 第4节 抗结核药物 | | | | |
| （一）二氢吡啶类 | | | √ | | 一、抗生素类抗结核病药 | | | √ | |
| （二）苯烷基胺类 | | | √ | | 二、合成类抗结构病药 | | | √ | |
| （三）苯并硫氮杂䓬类 | | | √ | | 第5节 抗真菌药物 | | | | |
| （四）二苯哌嗪类 | | √ | | | 一、抗生素类抗真菌药 | √ | | | |
| 第3节 抗高血压药 | | | | 讲授 | 二、氮唑类抗真菌药 | √ | | | |
| 一、中枢性降压药 | √ | | | 多媒体演示 | 三、其他类抗真菌药 | √ | | | |
| 二、作用于交感神经系统药 | | | √ | 实例分析讨论 | 第6节 抗病毒药 | | | | |
| 三、血管紧张素转化酶抑制剂（ACEI） | | | √ | | 一、核苷类抗病毒药 | | √ | | |
| 四、血管紧张素Ⅱ受体拮抗剂 | | √ | | | 二、非核苷类抗病毒药 | | √ | | |
| 五、利尿降压药 | | | √ | | 第7节 抗寄生虫药 | | | | |
| 第4节 抗心律失常药 | | | | | 一、驱肠虫药 | | | √ | |
| 一、钠通道阻滞药 | | | √ | | 二、抗血吸虫病和抗丝虫病药 | | | | |
| 二、延长动作电位时程药 | | √ | | | （一）抗血吸虫药 | √ | | | |
| 第5节 抗血栓药 | | | | | （二）抗丝虫病药 | √ | | | |
| 一、抗血小板药 | | √ | | | 三、抗疟药 | | | √ | |
| 二、抗凝血药 | | √ | | | 第9章 抗生素 | | | | |
| 第6节 抗心力衰竭药 | | √ | | | 第1节 β-内酰胺类抗生素 | | | | 讲授 |
| 第8章 合成抗感染药 | | | | 讲授 | 一、青霉素类 | | | | 多媒体演示 |
| 第1节 磺胺类药物 | | | | 多媒体演示 | （一）天然青霉素 | | | √ | 实例分析讨论 |
| 一、磺胺类药物的结构、分类与通性 | | | | 实例分析讨论 | （二）半合成青霉素 | | √ | | 实物演示观察 |
| （一）结构 | | | √ | 实物演示观察 | 二、头孢菌素类 | | √ | | |

| 教学内容 | 了解 | 熟悉 | 掌握 | 教学活动参考 |
|---|---|---|---|---|
| 三、β-内酰胺酶抑制剂 | | | √ | 讲授 多媒体演示 实例分析讨论 实物演示观察 |
| 第2节　氨基糖苷类抗生素 | | | √ | |
| 第3节　大环内酯类抗生素 | | √ | | |
| 第4节　四环素类抗生素 | | √ | | |
| 第5节　氯霉素类抗生素 | | √ | | |
| 第6节　其他抗生素 | √ | | | |
| 第10章　抗肿瘤药 | | | | |
| 第1节　烷化剂 | | | | |
| 一、氮芥类 | | | √ | |
| 二、乙烯亚胺类 | | √ | | |
| 三、甲磺酸酯类及多元醇类 | √ | | | |
| 四、亚硝基脲类 | √ | | | |
| 第2节　抗代谢抗肿瘤药 | | | | |
| 一、嘧啶类 | | | √ | |
| 二、嘌呤类 | | | √ | |
| 三、叶酸类 | | | √ | 讲授 多媒体演示 |
| 第3节　抗肿瘤植物药有效成分及其衍生物 | | | | |
| 一、长春碱类 | | √ | | |
| 二、喜树碱类 | | √ | | |
| 三、紫杉烷类 | | √ | | |
| 四、鬼臼毒素类 | | √ | | |
| 第4节　其他类抗肿瘤药 | | | | |
| 一、抗生素类抗肿瘤药 | | √ | | |
| 二、金属配合物类抗肿瘤药 | | √ | | |
| 三、新型靶向抗肿瘤药 | √ | | | |
| 第11章　激素及其有关药物 | | | | |
| 第1节　甾体激素 | | | | |
| 一、概述 | | | | |
| （一）基本结构与分类 | | | √ | |
| （二）甾体激素类药物的一般性质 | | | √ | |
| 二、雌激素类药物 | | | | |
| （一）结构特征 | | √ | | |
| （二）代表药物酚 | | | √ | 讲授 多媒体演示 实物演示观察 实例分析讨论 |
| 三、雄激素和蛋白同化激素类药物 | | | | |
| （一）雄激素的结构特征 | | √ | | |
| （二）雌激素代表药物 | | √ | | |
| （三）蛋白同化激素 | √ | | | |
| 四、孕激素和肾上腺皮质激素类药物 | | | | |
| （一）孕激素 | | | | |
| 1.结构特征 | | √ | | |
| 2.代表药物 | | | √ | |
| （二）肾上腺皮质激素 | | | | |

| 教学内容 | 了解 | 熟悉 | 掌握 | 教学活动参考 |
|---|---|---|---|---|
| 1.结构特征 | | √ | | |
| 2.代表药物 | | | √ | |
| 五、避孕药 | | √ | | |
| 第2节　降血糖药 | | | | 讲授 多媒体演示 实例分析讨论 实物演示观察 |
| 一、胰岛素及其类似药 | | | √ | |
| 二、胰岛素分泌促进剂 | | √ | | |
| 三、胰岛素增敏剂 | | √ | | |
| 四、α-葡萄糖苷酶抑制剂 | √ | | | |
| 第3节　骨质疏松治疗药 | √ | | | |
| 第12章　维生素 | | | | |
| 第1节　脂溶性维生素 | | | | |
| 一、维生素A | | √ | | |
| 二、维生素D | | √ | | |
| 三、维生素E | | √ | | 讲授 多媒体演示 实物演示观察 实例分析讨论 |
| 四、维生素K | | √ | | |
| 第2节　水溶性维生素 | | | | |
| 一、维生素B族　维生素B$_1$、维生素B$_2$、维生素B$_6$ | | √ | | |
| 二、维生素C | | √ | | |
| 第13章　药物的变质反应与贮存保管 | | | | |
| 第1节　药物的变质反应 | | | | |
| 一、药物的水解反应 | | | | |
| （一）盐类药物的水解 | | | √ | |
| （二）有机药物（非盐类）的水解 | | | √ | |
| 二、药物的自动氧化反应 | | | | |
| （一）药物的自动氧化反应过程 | | | √ | |
| （二）具还原性，易发生自动氧化反应的有机结构类型 | | | √ | 讲授 多媒体演示 演示实验 实例分析讨论 |
| （三）影响药物自动氧化的因素 | | | √ | |
| 三、其他的变质反应 | | | | |
| （一）药物的异构化反应 | | √ | | |
| （二）药物的聚合反应 | | √ | | |
| （三）药物的脱羧反应 | | √ | | |
| 四、二氧化碳对药物质量的影响 | | √ | | |
| 第2节　药物的贮存保管 | | | | |
| 一、影响药物变质的外界因素 | | | √ | |
| 二、药物贮存的原则和方法 | | | √ | |
| 第14章　药物构效关系 | | | | |
| 第1节　药物的基本结构和结构改造 | | | | 讲授 多媒体演示 实例分析讨论 |
| 一、药物基本结构对药效的影响 | | √ | | |
| 二、药物的结构改造 | | | | |
| （一）前药原理 | | | √ | |
| （二）生物电子等排原理 | | | √ | |

| 教学内容 | 教学要求 | | | 教学活动参考 | 教学内容 | 教学要求 | | | 教学活动参考 |
|---|---|---|---|---|---|---|---|---|---|
| | 了解 | 熟悉 | 掌握 | | | 了解 | 熟悉 | 掌握 | |
| 第2节 药物的理化性质与药效的关系 | | | | 讲授<br>多媒体演示<br>实例分析讨论 | 一、电子云密度分布对药效的影响 | √ | | | 讲授<br>多媒体演示<br>实例分析讨论 |
| 一、溶解度和分配系数对药效的影响 | | | √ | | 二、官能团对药效的影响 | √ | | | |
| 二、解离度对药效的影响 | | | √ | | 三、键合特性对药效的影响 | √ | | | |
| 第3节 药物的化学结构与药效的关系 | | | | | 四、立体结构对药效的影响 | √ | | | |

## 实 践 模 块

| 序号、单元题目<br>（对应基础模块单元序号） | 实践教学内容 | 教学内容要求 | |
|---|---|---|---|
| | | 学会 | 熟练掌握 |
| 第1章 绪论 | 实验1 药物化学实验实训基本知识及基本操作技能 | | √ |
| 第2章 麻醉药 | 实验2 盐酸普鲁卡因和盐酸利多卡因的性质试验 | | √ |
| 第3章 中枢神经系统药 | 实验3 苯妥英钠的合成与性质试验 | √ | |
| 第4章 外周神经系统药 | 实验4 拟胆碱药、拟肾上腺素药的性质试验 | | √ |
| 第5章 解热镇痛药和非甾体抗炎药 | 实验5 阿司匹林、对乙酰氨基酚的合成与性质试验 | √ | |
| 第7章 心血管系统药物 | 实验6 硝苯地平、卡托普利、普鲁卡因胺的性质试验 | | √ |
| 第8章 合成抗感染药 | 实验7 抗感染药的性质试验 | | √ |
| 第9章 抗生素 | 实验8 抗生素类药物的性质试验 | | √ |
| 第11章 激素及其有关药物 | 实验9 甾体激素药物的性质试验 | | √ |
| 第12章 维生素 | 实验10 维生素性质试验 | | √ |
| 第13章 药物的变质反应和贮存保管 | 实验11 药物的化学稳定性试验 | √ | |
| 综合实训 | 实验12 药物在输液中的稳定性观察及药物的配伍变化 | √ | |
| | 实验13 未知药物的鉴别 | √ | |

## 选 学 模 块

| 序号、单元题目<br>（对应基础模块单元序号） | 知识内容 | 实践内容 |
|---|---|---|
| 一、绪论 | 我国药物化学事业的发展概况 | |
| 二、麻醉药 | 局部麻醉药的构效关系 | |
| 三、中枢神经系统药 | 1. 艾司唑仑的主要理化性质 | |
| | 2. 抗精神病药的其他结构类型药物 | |
| | 3. 吗啡的结构修饰方法 | |
| | 4. 枸橼酸芬太尼的结构特点、主要理化性质 | |
| | 5. 内源性镇痛药 | |
| | 6. 吡拉西坦的结构特点、主要理化性质 | |
| 四、外周神经系统药 | 1. 盐酸苯海索的结构特点、主要理化性质 | |
| | 2. 拟肾上腺素药的构效关系 | |
| 五、解热镇痛药和非甾体抗炎药 | 1. 安乃近、吡罗昔康、丙磺舒结构特点、主要理化性质 | 实验：阿司匹林、对乙酰氨基酚的合成 |
| | 2. 解热镇痛药、非甾体抗炎药的作用机制 | |
| 六、抗过敏药及消化系统药 | 法莫替丁的结构特点、主要理化性质 | |
| 七、心血管系统药物 | 1. 非诺贝特的结构特点、主要理化性质 | |
| | 2. 甘露醇的结构特点、主要理化性质 | |
| 八、合成抗感染药 | 1. 双羟萘酸噻嘧啶、呋喃丙胺的结构特点、主要理化性质 | |
| | 2. 盐酸乙胺丁醇的结构特点、主要理化性质 | |
| | 3. 抗真菌药的结构类型 | |

| 序号、单元题目<br>（对应基础模块单元序号） | 知识内容 | 实践内容 |
|---|---|---|
| 九、抗生素 | 硫酸阿米卡星的主要理化性质 | |
| 十、抗肿瘤药 | 1. 卡莫司汀的主要理化性质 | |
| | 2. 其他抗肿瘤药 | |
| 十一、激素及有关药物 | 糖皮质激素的构效关系、氢化可的松的理化性质 | |
| 十三、药物的变质反应与贮存保管 | 1. 药物在体内的各种氧化反应类型 | |
| | 2. 药物在体内的各种结合反应类型 | |
| 十四、药物构效关系 | 药物分子的电子云密度分布、药物分子的立体结构和键合特性对药效的影响 | |

# 四、教学实施建议

## （一）学时分配建议

| 教学内容 | 学时分配建议 | | | | |
|---|---|---|---|---|---|
| | 理论 | 活动 | 实践 | 机动 | 合计 |
| 第1章 绪论 | 2 | 1 | 2 | | 5 |
| 第2章 麻醉药 | 3 | | 1 | | 4 |
| 第3章 中枢神经系统药 | 8 | | 2 | 1 | 11 |
| 第4章 外周神经系统药物 | 6 | | 1 | | 7 |
| 第5章 解热镇痛药和非甾体抗炎药 | 4 | | 2 | | 6 |
| 第6章 抗过敏药及消化系统药 | 3 | | | | 3 |
| 第7章 心血管系统药物 | 5 | | 1 | | 6 |
| 第8章 合成抗感染药 | 5 | | 1 | | 6 |
| 第9章 抗生素 | 5 | | 1 | | 6 |
| 第10章 抗肿瘤药 | 3 | | | | 3 |
| 第11章 激素及其有关药物 | 4 | | 1 | | 5 |
| 第12章 维生素 | 3 | | 2 | | 5 |
| 第13章 药物的变质反应与贮存保管 | 3 | 1 | 2 | | 6 |
| 第14章 药物构效关系 | 2 | | | | 2 |
| 实训指导 | | | 4 | 1 | 5 |
| 总计 | 56 | 2 | 20 | 2 | 80 |

## （二）教学方法建议

教师根据培养学生应具备的知识、能力和素质目标，通过学生的主动参与，教师的引导，使学生主动去构建知识结构、能力结构和素质结构，并在质量目标和过程评价的激励下引导学生主动学习。

课堂教学通过创设激发学生探索的问题或实例，本教材的部分教学内容安排有学生活动学时，教师善于采用师生双边活动，促进学生职业综合能力的形成。教学中了解学生的先备知识与经验，通过学生自已实践和思考解决疑惑的问题，在实践中发现问题，提高技能，发现规律。本教材大部分章节安排有实验内容，与理论内容互相融合，做中学，做中教，帮助学生对药物化学基础知识的理解，训练学生的操作技能。

教师应根据中等职业教育学生的学习能力，加强直观教学。善于利用药品的实物、模型、图表和现代教育技术等辅助教学手段，直观形象传授知识。重视培训和训练学生的基本操作技能，开展探究性或以项目开展教学活动，培养学生分析问题和解决问题的能力。

### （三）考核与评价建议

课程学习情况评价内容包含学生掌握药物化学基本知识、基本技能水平，考查学生认知能力、动手能力、知识正性迁移能力、创新思维能力，同时能衡量学生的学习态度、习惯、品质等综合职业能力的形成结果。采用开放灵活的多种考核方式，将终结性评价与形成性评价相结合，知识的考核与实践能力的考核相结合，练习、考试、小论文、实践操作、课题或项目实施等方式，同时与药师资格考试接轨，综合评定成绩，以期达到教学目标提出的各项任务。

# 五、教学基本要求说明

### （一）适用对象与参考学时

本教学基本要求主要供中等卫生职业教育药剂专业使用，总学时为 80 个，其中理论学时 56 学时，学生活动 2 学时，实践教学 20 学时，机动 2 学时。学生活动学时主要用于学生探究性活动或项目化内容学习，机动学时用于测验或学习选学内容。

### （二）教学要求

1. 本课程对理论教学部分要求有掌握、熟悉、了解三个层次。掌握是指对药物化学基础所学的基本知识、基本理论具有深刻的认识，并能灵活地应用所学知识分析、解释药品的质量和临床合理使用问题。熟悉是指能够解释、领会概念的基本含义并会应用所学技能。了解是指能够简单理解、记忆所学知识。

2. 本课程突出以培养能力为本位的教学理念，在实践技能方面分为熟练掌握和学会两个层次。熟练掌握是指能够独立、规范、熟练地完成实践技能操作。学会是指能够在教师指导下能进行正确实践操作。

# 自测题选择题参考答案

**第1章**

1.C　2.A　3.B　4.B　5.B　6.A　7.C　8.ABCDE　9.AC

**第2章**

1.C　2.B　3.B　4.D　5.C　6.A　7.B　8.D　9.A　10.B　11.ABCD　12.BC　13.AB
14.ABC　15.AC

**第3章**

1.B　2.D　3.A　4.C　5.D　6.C　7.D　8.B　9.B　10.D　11.C　12.D　13.B　14.A
15.C　16.B　17.C　18.C　19.B　20.C　21.D　22.B　23.A　24.A　25.C　26.C　27.B
28.C　29.D　30.B　31.C　32.A　33.D　34.D　35.B　36.C　37.C　38.B　39.A　40.D
41.A　42.B　43.C　44.D　45.B　46.D　47.A　48.E　49.C　50.B　51.ABCD　52.ABDE
53.ABDE　54.ABCD

**第4章**

1.D　2.E　3.C　4.D　5.B　6.E　7.C　8.B　9.B　10.B　11.D　12.C　13.B　14.E
15.A　16.C　17.E　18.D　19.A　20.B　21.E　22.D　23.C　24.B　25.A　26.B　27.D
28.E　29.B　30.A　31.D　32.C　33.E　34.A　35.BE　36.ABCD　37.AC　38.ABCDE
39.BCDE　40.ABDE　41.ABCDE　42.ABCDE　43.ABCE　44.BE　45.ABCDE　46.ABCE

**第5章**

1.C　2.C　3.B　4.D　5.E　6.A　7.A　8.D　9.B　10.B　11.E　12.D　13.C　14.B
15.A　16.B　17.D　18.A　19.C　20.E　21.AC　22.CD　23.AC　24.AD　25.BE

**第6章**

1.B　2.A　3.B　4.E　5.D　6.C　7.E　8.B　9.C　10.C　11.E　12.B　13.C　14.A
15.B　16.D　17.E　18.AB　19.ABD　20.CDE

**第7章**

1.D　2.B　3.B　4.A　5.C　6.E　7.C　8.D　9.A　10.B　11.D　12.A　13.C　14.C
15.A　16.C　17.E　18.C　19.A　20.A　21.C　22.D　23.A　24.B　25.E　26.B　27.C
28.A　29.D　30.E　31.BCDE　32.ABCDE　33.CD　34.ABCDE　35.DE　36.ABCDE
37.AB　38.ABCDE

**第8章**

1.C　2.B　3.C　4.A　5.D　6.E　7.D　8.B　9.A　10.B　11.A　12.E　13.D　14.B
15.A　16.E　17.E　18.D　19.E　20.B　21.A　22.C　23.AB　24.BCE　25.ABCE　26.ABDE

**第 9 章**

1. A 2. B 3. D 4. D 5. D 6. A 7. B 8. B 9. ABE 10. ABCDE 11. ABE 12. ACD
13. BD 14. ABE 15. AB 16. AD

**第 10 章**

1. D 2. B 3. A 4. E 5. B 6. C 7. B 8. A 9. A 10. C 11. E 12. B 13. D 14. C
15. A 16. ACD 17. AB

**第 11 章**

1. C 2. E 3. C 4. B 5. E 6. B 7. E 8. C 9. A 10. C 11. A 12. E 13. B 14. D
15. C 16. B 17. C 18. D 19. A 20. E 21. C 22. A 23. B 24. D 25. B 26. ABC
27. DE 28. BCD 29. ACDE 30. ACDE

**第 12 章**

1. E 2. C 3. A 4. D 5. B 6. C 7. A 8. C 9. B 10. E 11. D 12. A 13. E 14. C
15. B 16. D 17. C 18. B 19. A 20. E 21. E 22. A 23. B 24. C 25. D 26. BDE
27. ABCDE 28. ABE 29. CDE 30. ABCD

**第 13 章**

1. A 2. C 3. B 4. E 5. B 6. C 7. D 8. C 9. C 10. B 11. D 12. E 13. D 14. B
15. C 16. BCD 17. AE 18. ABCD 19. ABC 20. BDE 21. ABCDE 22. BC 23. ABCDE
24. ACE 25. AE

**第 14 章**

1. D 2. B 3. B 4. B 5. C 6. B 7. A 8. C 9. ABD 10. ACD 11. ABC 12. ABD
13. ABCD